TRAITÉ ÉLÉMENTAIRE
D'OPHTHALMOSCOPIE
D'OPTOMÉTRIE

ET DE

RÉFRACTION OCULAIRE

RÉDIGÉ CONFORMÉMENT

AU SYSTÈME MÉTRIQUE ET AVEC L'ÉQUIVALENCE EN POUCES DE PARIS

PAR

Le Dr H. ARMAIGNAC

Officier de l'Instruction publique
Ex-Professeur libre d'Ophthalmologie à l'École Pratique
de la Faculté de Médecine de Paris
Lauréat (prix Buignet, 1,500 fr.) de l'Académie, et de la Faculté
de Médecine (médaille d'argent) de Paris
Lauréat (médaille d'or) de l'Académie des Sciences,
Arts et Belles-Lettres de Bordeaux
Ancien chef de Clinique ophthalmologique à Paris
Membre fondateur
de la Société française d'Ophthalmologie

PARIS

V. ADRIEN DELAHAYE et Cᵉ, LIBRAIRES-ÉDITEURS

PLACE DE L'ÉCOLE-DE-MÉDECINE

1891

TRAITÉ ÉLÉMENTAIRE

D'OPHTHALMOSCOPIE

D'OPTOMÉTRIE

ET DE

RÉFRACTION OCULAIRE

TRAITÉ ÉLÉMENTAIRE
D'OPHTHALMOSCOPIE
D'OPTOMÉTRIE

ET DE

RÉFRACTION OCULAIRE

RÉDIGÉ CONFORMÉMENT

AU SYSTÈME MÉTRIQUE ET AVEC L'ÉQUIVALENCE EN POUCES DE PARIS

PAR

Le Dr H. ARMAIGNAC

Officier de l'Instruction publique
Ex-Professeur libre d'Ophthalmologie à l'École Pratique
de la Faculté de Médecine de Paris
Lauréat (prix Buignet, 1,500 fr.) de l'Académie, et de la Faculté
de Médecine (médaille d'argent) de Paris
Lauréat (médaille d'or) de l'Académie des Sciences,
Arts et Belles-Lettres de Bordeaux
Ancien chef de Clinique ophthalmologique à Paris
Membre fondateur de la Société française d'Ophthalmologie

PARIS

V. ADRIEN DELAHAYE et Ce, LIBRAIRES-ÉDITEURS

PLACE DE L'ÉCOLE-DE-MÉDECINE

1891

INTRODUCTION

Les connaissances médicales sont aujourd'hui tellement vastes, que plusieurs existences ne sauraient suffire à les embrasser toutes et permettraient à peine d'acquérir des notions générales sur les diverses parties de la Médecine, de la Chirurgie et de la Physiologie.

De là, sont nées les *spécialités*, dont le nombre et l'importance s'accroissent de jour en jour, et dont l'étude devient de plus en plus difficile à mesure que naissent et se développent de nouvelles découvertes, de nouveaux moyens d'observation et de nouvelles ressources thérapeutiques.

L'Ophtalmologie est une de ces spécialités ; connue et pratiquée d'une façon sérieuse depuis plus d'un siècle et demi, elle a donné lieu à des travaux considérables, qui ont immortalisé les Daviel, les Demours, les Scarpa, les Furnari, les Carron du Villards, les Mackenzie, etc.; mais les progrès les plus importants réalisés par cette branche de la médecine ne datent guère que d'une quarantaine d'années. C'est la découverte de l'ophtalmoscope par l'illustre Helmholtz, les travaux considérables qu'il a publiés sur l'optique physiologique, les études du non moins célèbre Donders, qui ont donné à cette science un degré de précision inconnu jusqu'alors et permis de résoudre des problèmes du plus grand intérêt, autant au point de vue de la science pure que de l'utilité pratique.

Mais tout le monde n'a ni le loisir ni les connaissances mathématiques suffisantes pour lire l'*Optique physiologique*, et cependant beaucoup de jeunes médecins, sans faire de l'oculistique d'une façon exclusive, voudraient être initiés au maniement de l'ophtalmoscope et connaître la manière de mesurer un champ visuel ou de déterminer approximativement le verre de lunette qui convient à un myope, à un hypermétrope ou à un presbyte. C'est pour eux aussi que j'ai écrit ce livre, dans lequel j'ai cherché à mettre à profit mon expérience, déjà assez longue, afin de leur simplifier les difficultés d'étude que j'avais rencontrées moi-même au début de ma pratique et de leur épargner des recherches trop longues ou des lectures stériles. S'il est souvent facile de compliquer une chose simple, il est, en général, beaucoup plus difficile de simplifier une chose compliquée, et cependant c'était là mon but : mes lecteurs me diront si j'ai réussi.

Ce n'est donc pas seulement aux ophtalmologistes qui commencent leurs études que j'ai voulu être utile, mais à tous les praticiens en général ; car, si les spécialistes ne doivent jamais cesser d'être médecins, les médecins, à leur tour, ont parfois besoin d'être un peu spécialistes. Ceux qui exercent en province, à la campagne, sont souvent consultés par des malades jeunes ou vieux, qui, sans présenter aucune trace de lésions apparentes, soit dans les parties externes, soit dans les parties profondes de l'œil, se plaignent néanmoins de ne pas y voir bien clair et de se fatiguer rapidement après quelques instants de lecture ou d'un travail minutieux. Il suffira de posséder quelques notions d'optique physiologique et de réfraction pour rassurer immédiatement le malade et lui donner un conseil utile tout en évitant de faire, comme cela a lieu si souvent, un traitement inutile et parfois dangereux.

Je ne me dissimule pas, cependant, que l'optique est une science difficile; mais si le praticien l'ignore la plupart du temps, c'est qu'elle est rarement exposée dans les livres avec une simplicité et une clarté suffisantes pour en rendre l'étude attrayante et facile.

Loin de moi la pensée d'avoir complètement triomphé de ces difficultés; toutefois, je me suis efforcé de bannir de ce livre tout ce qui pouvait rebuter les commençants, et j'ai fait mon possible pour n'employer que les calculs arithmétiques ou géométriques les plus élémentaires.

L'introduction du système métrique en ophtalmologie, quoique longue à se faire, s'est aujourd'hui généralisée et, dans quelques années, il ne sera plus question, que comme d'un souvenir historique, des pieds et des pouces employés jadis pour les mesures focales des verres de lunettes.

Et pourtant, malgré l'utilité incontestable de cette substitution, pour une science si précise et si mathématique, on continue encore à se servir, dans l'industrie, des vieilles mesures pour les objectifs de lunettes d'approche ou d'appareils photographiques; j'espère que cet usage aura bientôt disparu.

En raison des habitudes du public et d'un grand nombre d'opticiens de la vieille école, j'ai cru devoir, dans cette édition, conserver encore la numération des verres de lunettes en pouces, mais, chaque fois, j'ai donné l'équivalence en dioptries, et le moyen d'opérer la transformation des pouces en dioptries, et *vice versâ*.

Dans la prochaine édition, je ne laisserai plus exister que la numération métrique, car l'autre aura vécu et tout le monde sera déjà familiarisé avec l'emploi de la numération nouvelle.

On trouvera, dans cet ouvrage, d'assez longs développements sur l'usage et l'emploi rationnel des lunettes. C'est une question de plus en plus indispensable à connaître à mesure que les nécessités de la vie exigent un travail oculaire de plus en plus considérable. Mes lecteurs me sauront gré, je l'espère, de leur avoir donné quelques conseils utiles sur ce sujet qui, habituellement, n'est pas traité dans les livres, ou est exposé d'une façon tout à fait insuffisante.

Dr H. ARMAIGNAC.

Octobre 1891.

TRAITÉ ÉLÉMENTAIRE

D'OPHTHALMOSCOPIE

D'OPTOMÉTRIE

ET DE

RÉFRACTION OCULAIRE

LIVRE PREMIER

PROLÉGOMÈNES

CHAPITRE PREMIER

§ 1. — De la lumière.

Un ouvrage d'optique ne saurait commencer par un sujet plus directement en relation avec la matière traitée que ne l'est la *lumière*. Nous ne chercherons pas à rappeler tout ce qui a été dit et écrit sur ce phénomène singulier qui permet à notre *moi* de se mettre en communication à distance avec les objets extérieurs et d'en apprécier l'étendue, la forme, la couleur, le mouvement. Ce *quelque chose*, qu'on appelle lumière est tellement variable dans ses effets, rapide dans sa marche, inconnu dans son essence, que tous les savants et les philosophes de tous les temps et de tous les pays se sont évertués à en chercher l'origine, et leur imagination, plus ou moins féconde et enthousiaste, a pu se lancer sans réserve dans le domaine infini de l'hypothèse et multiplier les conceptions les plus simples ou les plus étranges. Depuis le *primo die fecit lucem* de la Bible jusqu'aux hardies inspirations des Pascal, des Newton, des Arago, et de tous les savants dont les travaux immortels ont enrichi la science, il y a, chacun le comprend, un pas immense.

La nature de la lumière nous est complétement inconnue; ce que nous savons, c'est qu'elle peut revêtir un nombre infini de couleurs ou de teintes et présenter tous les degrés d'intensité, depuis la clarté indécise jusqu'à l'éclat insupportable du soleil, de la lumière électrique, du magnésium enflammé ou de la combustion du phosphore dans l'oxygène. Pour chercher à expliquer les phénomènes lumineux, les savants ont imaginé un certain nombre d'hypothèses parmi lesquelles deux surtout ont eu un grand crédit : la première, due à Newton, c'est la théorie de l'*émission*, d'après laquelle les astres lumineux et les corps en combustion produiraient un fluide doué d'une vitesse prodigieuse, car nous savons que la lumière parcourt environ 77 000 lieues par seconde; un fluide, disons-nous, qui viendrait directement frapper notre rétine et l'impressionner. Cette lumière serait modifiée, quant à sa couleur, à son intensité et à ses autres propriétés, par les corps qu'elle traverserait. Cette théorie, due à un si grand génie, a eu un grand nombre de partisans, car elle se prête à merveille à la plupart des problèmes d'optique.

La deuxième théorie, due à un génie non moins grand que le premier, à Descartes, c'est la théorie des *ondulations*. Dans cette hypothèse on admet l'existence d'un fluide extrêmement subtil appelé *éther*, qui remplit non-seulement les espaces planétaires, mais encore les espaces intermoléculaires des corps. Ce fluide serait ébranlé par les corps lumineux, et, suivant la nature de l'ébranlement, produirait des ondes lumineuses différentes, à la façon des ondes sonores. Cette théorie, plus abstraite que la première, mais d'une application plus générale, est celle qui règne aujourd'hui presque universellement dans la science.

Nous savons qu'un certain nombre de fluides admis théoriquement offrent entre eux des analogies frappantes : c'est ainsi que la chaleur rend tous les corps lumineux lorsqu'ils arrivent vers 400 ou 500° de température ; c'est ainsi que la chaleur produit de l'électricité, laquelle, de son côté, produit de la chaleur et de la lumière. Il semble donc que ces trois agents soient des manifestations diverses d'un même fluide, de l'éther, et puissent se substituer les uns aux autres ou exister simultanément.

Rayon lumineux. — On appelle *rayon lumineux* la ligne que suit la lumière en se propageant ; la réunion de plusieurs rayons lumineux émanés de la même source se nomme un *pinceau* ou un *faisceau* de lumière. Un pinceau

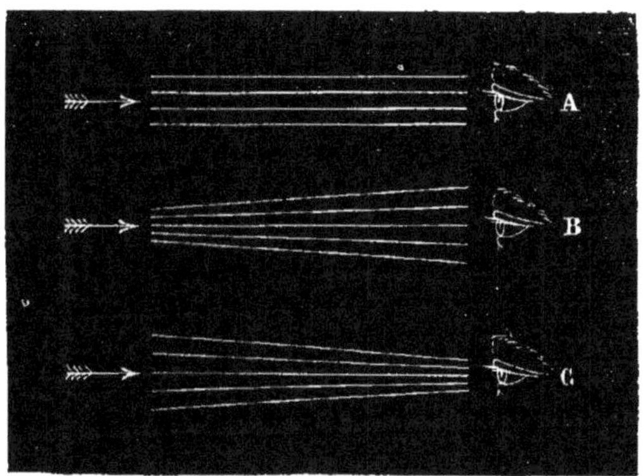

Fig. 1.

ou un faisceau de lumière est dit parallèle lorsque les rayons qui le composent sont eux-mêmes parallèles (fig. 1, A). Il est dit divergent (fig. 1, B,) ou convergent (fig. 1, C) selon que ces rayons vont en s'écartant ou en se rapprochant les uns des autres.

Ces rayons lumineux, quoique admis hypothétiquement, sont cependant susceptibles d'être maniés de différentes façons par l'expérimentateur; on peut les décomposer en plusieurs autres rayons de différentes couleurs et possédant des propriétés complétement distinctes. On peut les rendre à volonté parallèles, divergents ou convergents, soit par *réflexion*, soit par *réfraction*.

Il n'existe dans la nature que des rayons lumineux divergents ou tout au plus parallèles; et encore les rayons parallèles n'existent pas mathématiquement. Cependant les rayons venant du soleil ou des astres diffèrent si peu du parallélisme, qu'il est impossible par l'expérience de le démontrer, aussi les appelle-t-on rayons parallèles. En ophthalmoscopie et en optométrie on n'a pas besoin d'une si grande précision, et l'on considère comme parallèles les rayons émis par un point lumineux situé à 6 mètres, et c'est pour cette distance qu'on essaye les verres destinés à voir à l'infini. Nous verrons plus tard, en effet, que les verres adaptés pour cette distance diffèrent de ceux qui feraient voir à l'infini d'une quantité tout à fait négligeable dans la pratique.

§ 2. — De la propagation de la lumière.

La propagation de la lumière est sa marche à travers l'espace ou les milieux transparents. Elle est soumise aux trois lois suivantes :

Première Loi. *Dans un milieu homogène, la lumière se propage en ligne droite.*

Pour démontrer cette loi, il suffit d'interposer un corps opaque sur la droite qui va de l'œil au corps lumineux; celui-ci cesse à l'instant d'être aperçu.

Deuxième Loi. *L'intensité de la lumière est en raison inverse du carré de la distance.*

Soit un point lumineux L placé au sommet d'un cône et envoyant des rayons divergents vers le petit cercle *ab*. Cette surface recevra la totalité des rayons lumineux partis de L. Mais maintenant, si on remplace ce cercle par un autre parfaitement transparent, les rayons lumineux, toujours en même nombre, continueront leur marche rectiligne et divergente, et, quelle que soit la distance à laquelle on fasse une section perpendiculaire à l'axe du cône, cette section sera toujours un cercle. Supposons que nous fassions la section en AB et que LA = 2L*a*. On démontre en géométrie que ce cercle AB aura une surface quadruple de *ab*, et comme la quantité de rayons lumineux ne change pas, il s'ensuit que cette surface sera 4 fois moins éclairée.

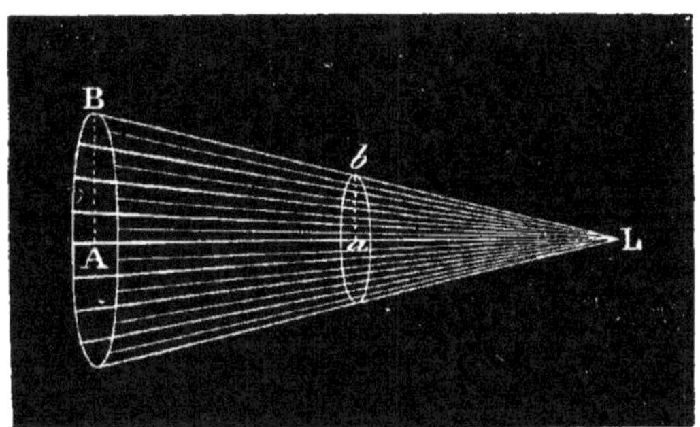

Fig. 2.

Si la distance LA était triple de L*a*, le cercle AB serait 9 fois plus grand que *ab*, ce qui démontre la loi.

Troisième Loi. *L'intensité de la lumière varie avec l'inclinaison de la surface qui l'émet ou qui la reçoit.*

Supposons qu'une surface oblique telle que AB émette des rayons parallèles vers S. L'intensité de ce faisceau lumineux sera la même que s'il provenait de la projection AC de cette surface, perpendiculaire à AS, car tous les rayons passent par cette projection. Plus la surface AB sera inclinée, plus elle sera étendue, et si sa projection reste toujours AC, il est clair que tous les rayons lumineux émis par cette surface oblique passeront par AC ; cette seconde surface est évidemment moins étendue que la première, et comme elle contient le même nombre de rayons lumineux, le plan AC sera plus éclairé. Si,

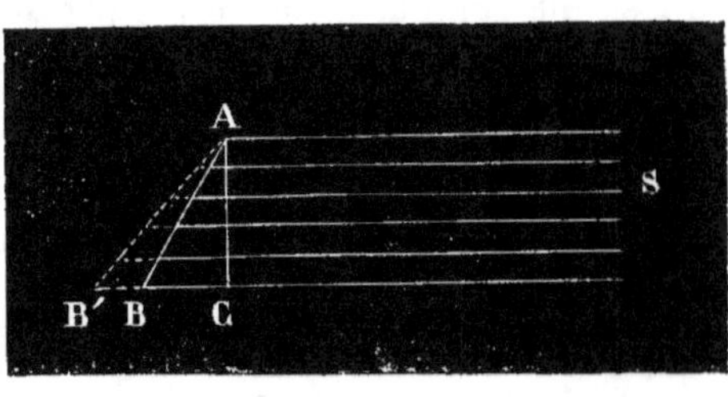

Fig. 3.

au contraire, c'est le plan AC qui émette la lumière vers AB, plus A B sera incliné, plus cette surface sera étendue et moins elle recevra de lumière. On démontre par le calcul que l'intensité de la lumière émise ou reçue par une surface oblique est proportionnelle au sinus de l'angle que forment ces rayons avec cette surface.

§ 3. — De la réflexion de la lumière.. — Miroirs.

Toutes les surfaces frappées par les rayons lumineux absorbent une partie de ces rayons et renvoient les autres selon les lois dont nous parlerons dans un instant. Plus la surface sera polie, plus elle réfléchira de rayons lumineux, et *vice versâ*.

Une surface polie, quelle que soit sa nature et sa forme, s'appelle un *miroir*. Pour nous, nous n'avons à nous occuper que des miroirs métalliques ou en verre étamé ou non, et quant à la forme, nous ne ferons usage que des miroirs à surface régulière, *plane, sphérique concave* ou *convexe*, *cylindrique*. Nous n'avons pas besoin de définir ces mots, leur nom suffit pour les expliquer.

Miroir sphérique concave. — Ce miroir est formé par une portion quelconque, mais généralement circulaire, de la surface interne d'une sphère creuse dont le rayon est évidemment le rayon de courbure du miroir et peut varier à l'infini. Une confusion que l'on fait quelquefois, et qu'il faut éviter avec soin, c'est de prendre, dans les miroirs, le foyer pour le rayon de courbure et réciproquement. Disons en passant que dans les miroirs concaves ou convexes, la distance focale est égale à la moitié du rayon de courbure, que ce foyer soit *réel* ou *virtuel*.

Miroir sphérique convexe. — Ce miroir est formé par une portion également circulaire de la surface externe d'une sphère d'un rayon quelconque. Nous verrons plus tard dans quelles limites sont comprises les surfaces et les distances focales des miroirs employés en ophthalmoscopie.

Miroir cylindrique. — Ce miroir est formé par une surface régulière de même nom. Il est concave ou convexe, suivant que c'est la surface interne ou externe du cylindre qui agit comme miroir. Le rayon du cylindre est le rayon de courbure du miroir.

§ 4. — **Miroirs plans.**

Ce qui précède étant admis, voyons ce qui se passe lorsqu'un faisceau lumineux tombe sur un miroir.

Supposons le cas le plus simple, c'est-à-dire des rayons parallèles tombant sur un miroir plan. Ces rayons peuvent tomber perpendiculairement ou obliquement par rapport au plan du miroir.

Dans un cas comme dans l'autre, le phénomène est soumis aux deux lois suivantes :

Première loi. *L'angle d'incidence est égal à l'angle de réflexion.*

L'angle d'*incidence* est formé par le rayon incident et la *normale*, c'est-à-dire la perpendiculaire élevée au point d'incidence.

L'angle de *réflexion* est formé par cette même normale et le rayon réfléchi.

Deuxième loi. *Le rayon incident, le rayon réfléchi et la normale sont dans un même plan perpendiculaire à la surface réfléchissante.*

On démontre facilement ces deux lois au moyen d'un cercle gradué posé perpendiculairement sur une glace AB, renfermée dans une chambre noire. Si on fait tomber un rayon lumineux R dans la direction RC, ce rayon se réflé-

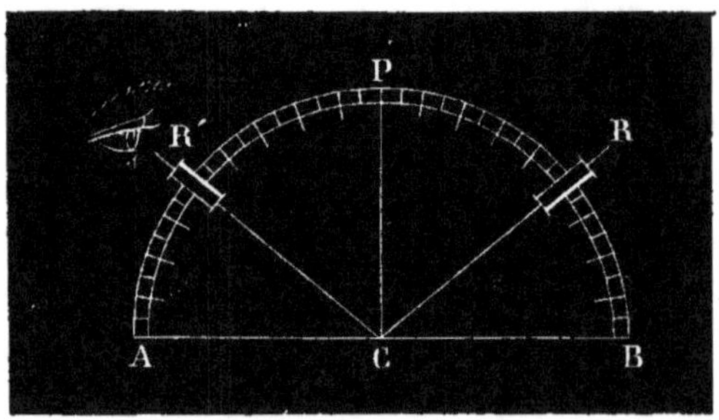

Fig. 4.

chit au point C et prend la direction CR'. On voit alors que les deux angles RCP et PCR' sont égaux, et comme ils sont contenus dans un plan perpendiculaire à la surface réfléchissante, les deux lois se trouvent ainsi démontrées. Si le rayon lumineux tombait suivant PC, l'angle d'incidence serait nul, de même que l'angle de réflexion, et le rayon reviendrait sur lui-même.

Images fournies par les miroirs plans. — La connaissance de ces lois va nous servir à la construction des images fournies par les miroirs plans.

On distingue en optique deux sortes d'images : les images *réelles* et les images *virtuelles*. Les premières peuvent être recueillies sur un écran et ont dans l'espace une place fixe, déterminée. Ces images peuvent être droites ou renversées; agrandies, diminuées ou égales à l'objet.

Les images *virtuelles* n'existent pas dans l'espace; ne peuvent pas être recueillies sur un écran, et sont rapportées par notre œil à un lieu qu'elles n'occupent pas en réalité (1).

(1) Les miroirs plans ne donnent que des images virtuelles, droites et symétriques tant qu'ils ne recoivent que des rayons parallèles ou divergents car seulement les rayons convergents peuvent donner des images réelles.

Mais si on rend les rayons incidents convergents à l'aide d'une lentille convexe interposée entre l'objet et le miroir réflecteur, alors il se produit une image *réelle* qui est renvoyée par le miroir et peut être recueillie sur un écran. On le démontre facilement à l'aide de l'appareil disposé comme le représente la fig. 5.

La bougie A envoie vers le miroir MN des rayons divergents, et l'œil F, placé sur le trajet des rayons réfléchis, voit en A′ l'image de la bougie A. C'est donc une image virtuelle et qui changera de position en

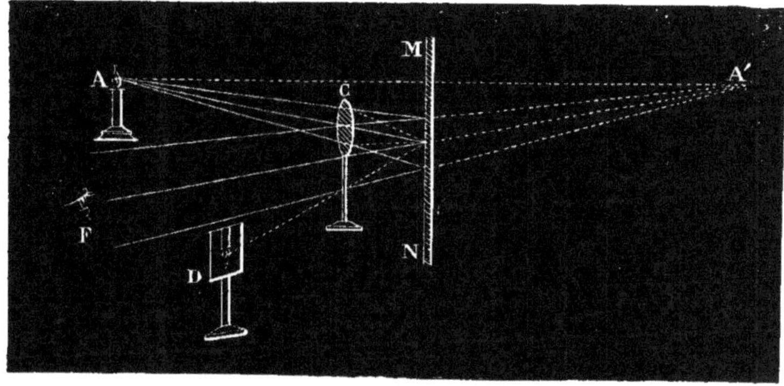

Fig. 5.

même temps que l'œil F. Mais si nous interposons entre le miroir et la bougie une lentille convergente C, de telle sorte qu'elle réunisse sur le miroir les rayons lumineux partis de A, nous aurons une image *réelle* qui, réfléchie à son tour par le miroir, se formera en un point déterminé de l'espace et pourra être recueillie sur un écran et vue par

1.

Chaque objet peut être considéré comme formé par une multitude de points contigus les uns aux autres ; l'image de cet objet sera l'image formée par tous les points qui composent sa surface.

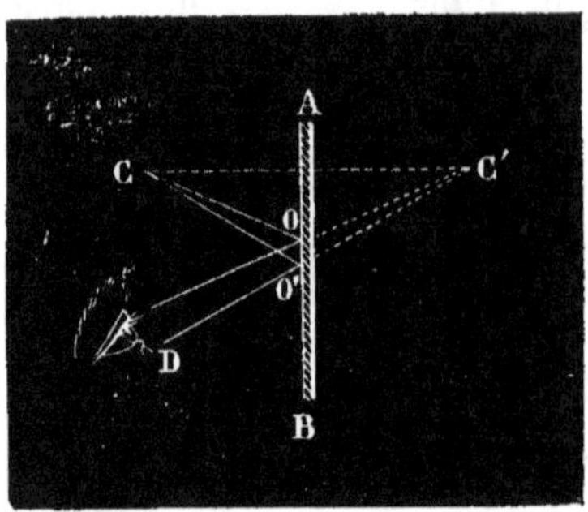

Fig. 6.

Connaissant la manière de construire l'image d'un point, il nous sera dès lors très-facile de construire l'image d'une surface ou d'une ligne.

Soit, par exemple, le miroir AB et le point C placé devant ce miroir. L'image de C sera en C′, et l'œil placé au point D ne pourra l'apercevoir que si elle se trouve sur le prolongement du rayon réfléchi OD. Supposons un rayon lumineux partant de C et tombant au point O. Nous savons que l'angle de réflexion est égal à l'angle d'incidence, par conséquent COA = DOB.

Abaissons du point C la normale et prolongeons-la jusqu'à la rencontre du prolongement du rayon réfléchi DC′. La rencontre de ces deux lignes aura lieu au point C′. En effet, les deux triangles COA, C′OA sont égaux comme ayant un côté commun OA adjacent à deux angles égaux : les deux angles CAO, C′AO, qui sont droits par construction, et les deux angles COA, C′OA, qui sont égaux entre eux comme étant tous les deux égaux à l'angle DOB. Donc, le

l'œil dans quelque position qu'il se place. C'est donc une image réelle. Le même phénomène se produirait si l'on plaçait la lentille convergente sur le trajet des rayons réfléchis vers F, entre le miroir et l'œil. Alors l'image réelle se formerait au voisinage du foyer de la lentille. Dans un cas comme dans l'autre, l'image réelle serait *renversée* et plus *petite* que l'objet, ainsi que nous le verrons plus tard quand nous parlerons des lentilles convexes, si le point A ou A′ est à une distance de la lentille supérieure au double de la longueur focale.

point C′ est situé derrière le miroir à la même distance que le point C, et comme il est sur le prolongement du rayon réfléchi OD, l'œil verra le point C en C′, la même démonstration s'appliquant à tout autre rayon lumineux partant du point C, tel que CO′ par exemple. On voit par cette figure que tous les rayons lumineux émis par le point C et tombant sur le miroir arrivent à l'œil avec la même divergence qu'ils ont en tombant sur la surface réfléchissante ; c'est pour cela que l'image est semblable à l'objet, mais paraît à une distance égale à DC′, équivalente à DO + OC, car le petit triangle OO′C est égal à OO′C′, et si on rabat le premier sur le second, on voit que les prolongements OC′, O′C′ ne sont autre chose que les rayons incidents OC, O′C.

Comme nous l'avons dit en commençant, l'image d'un objet s'obtiendra en construisant l'image de chacun de ses points ou seulement de ses points principaux.

L'inspection seule de la figure 7 nous dispense de toute démonstration et prouve en outre que l'image A′B′ est égale et *symétrique* à AB, dans le sens que l'on attache à ce mot en géométrie.

Nous ne parlerons pas des images formées par la réflexion sur deux miroirs plans parallèles ou à faces plus ou moins inclinées, cela nous entraînerait trop loin, et comme nous n'écrivons pas ici un traité de physique, nous ne nous occuperons que de ce qui nous est absolument indispensable. Cependant, à ce propos, il faut dire qu'il y a une grande différence entre un miroir en verre et un miroir métallique. Dans ce dernier, en effet, il n'y a qu'une sur-

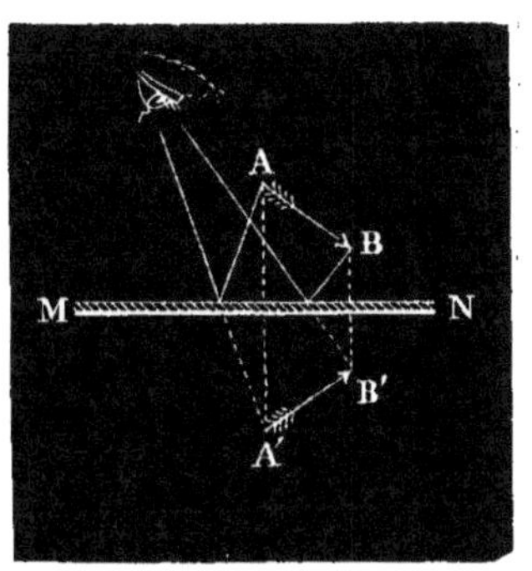

Fig. 7.

face réfléchissante, et un objet ne donne qu'une seule image, tandis que dans un miroir en verre, surtout s'il est d'une certaine épaisseur, il y a toujours deux surfaces réfléchissantes parallèles et qui donnent un grand nombre d'images. De là le précepte d'employer des miroirs métalliques ou des miroirs de verre très-minces. Les miroirs métalliques toutefois ont un grave inconvénient, qui les a fait presque bannir de la pratique en ophthalmoscopie, c'est de se dépolir et de se rouiller avec une grande facilité.

Jusqu'ici, en parlant des images, nous n'avons considéré que la réflexion régulière des rayons lumineux. Or, quand un pinceau lumineux tombe sur un corps qui n'est pas parfaitement plan et poli, il y a toujours une partie plus ou moins considérable de cette lumière qui est irrégulièrement réfléchie et qui se disperse dans toutes les directions. C'est cette lumière que l'on désigne sous le nom de *lumière diffuse*, qui nous permet de voir les objets. La réflexion régulière et complète, en effet, ne donne que l'image du corps lumineux et non celle du corps qui la reçoit. Une glace parfaitement polie et parfaitement propre échapperait à nos regards si nous n'étions pas prévenus de sa présence.

§ 5. — **Miroirs sphériques.**

Nous avons dit qu'un miroir sphérique était formé par une calotte sphérique et que ce miroir était appelé *concave* ou *convexe* suivant que c'était la surface interne ou la surface externe de la sphère qui était polie.

Dans un miroir sphérique, on appelle *centre de figure* le milieu du miroir. Le *centre géométrique* ou centre de *courbure* est le centre de la sphère à laquelle appartient

ce miroir. La ligne indéfinie R*y*, qui joint ces deux points,
c'est l'*axe principal* du miroir. Toute autre ligne qui vient rencontrer le miroir en passant par le centre de courbure s'appelle un *axe secondaire*. Enfin, l'ouverture du miroir MON est mesurée par l'angle que forment les deux rayons passant par les extrémités opposées d'un diamètre du miroir (1).

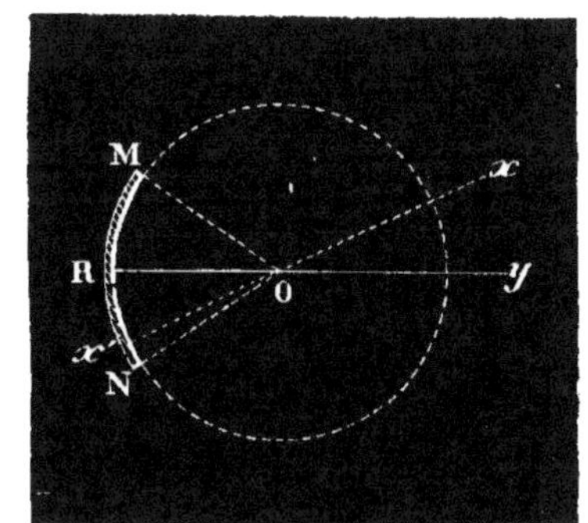

Fig. 8.

La réflexion de la lumière sur les surfaces courbes se fait suivant les mêmes lois que nous avons vues régir les miroirs plans. En effet, on peut décomposer une surface circulaire en surfaces planes excessivement petites, et chacune de ces dernières agissant indépendamment fera l'effet d'un miroir plan.

Soit, en effet, un rayon lumineux CR tombant obliquement sur une surface sphérique MN, si nous concevons un plan tangent AB passant par le point d'incidence R, il est évident que le rayon se réfléchira sur la surface sphérique comme il le ferait au même point sur la droite AB. Mais la normale ne sera autre que le rayon OR prolongé, de sorte qu'on aura l'angle CRA=C′RB.

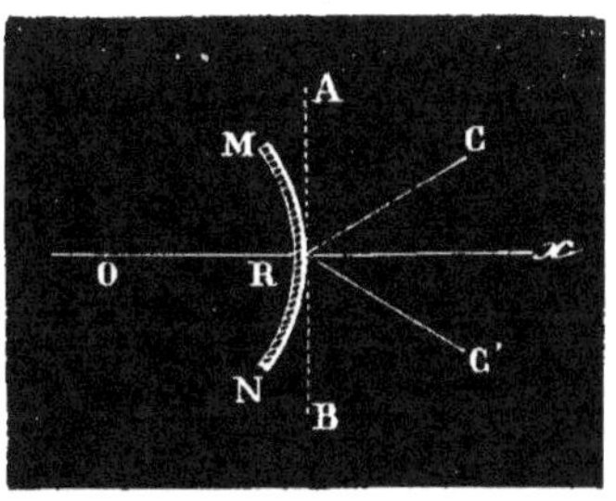

Fig. 9.

(1) Voir pour plus de détails : Gavarret, *Des images par réflexion et par réfraction*, p. 6 et suiv.

§ 6. — **Effets des miroirs sphériques convexes.**

Le *foyer*, dans les miroirs sphériques, c'est-à-dire le point où viennent s'entre-croiser, après leur réflexion, les rayons réfléchis ou leurs prolongements, peut être *réel, virtuel* ou *conjugué*.

Dans les miroirs convexes, le foyer est toujours *virtuel*.

Considérons un rayon L'P (fig. 10) tombant sur le miroir convexe MN parallèlement à l'axe principal Ox et au point

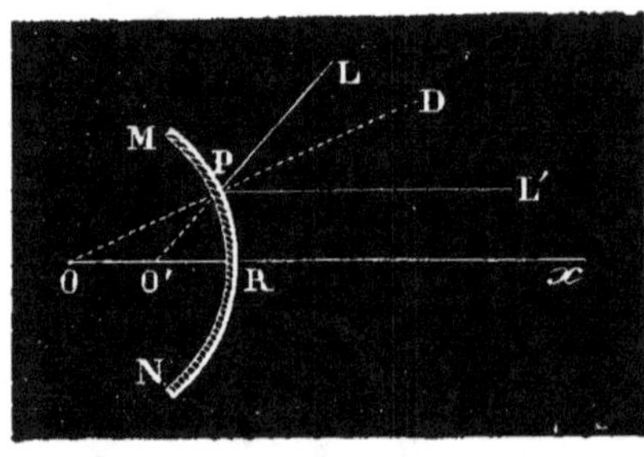

Fig. 10.

P. Ce rayon, après sa réflexion, prendra la direction PL en faisant avec la normale, c'est-à-dire le rayon OP prolongé passant par ce point, l'angle de réflexion DPL égal à l'angle d'incidence L'PD. Or, nous avons supposé le rayon incident L'P parallèle à l'axe Ox, dès lors l'angle L'PD est égal à l'angle xOD. Mais comme il est égal aussi à l'angle de réflexion DPL et que ce dernier est égal à OPO' comme opposés par le sommet, il s'ensuit que ces quatre angles sont égaux et que le triangle OO'P est isocèle. Alors OO'=O'P. Mais l'arc PR étant très-petit, la ligne O'P ne diffère pas sensiblement de O'R, et le point O' est à peu près au milieu du rayon OR, d'autant plus près que le rayon incident est plus voisin de l'axe principal.

Il résulte de cette démonstration que le foyer principal, dans les miroirs convexes, est virtuel, et que ces miroirs ne donnent que des *images virtuelles* également et qui sont *droites* et *plus petites* que les objets.

Supposons, en effet, un objet AB (fig. 11) placé devant un miroir convexe MN, à une distance quelconque. Le point B situé sur l'axe principal fera son foyer virtuel au point B' où les rayons émis par ce point et prolongés après leur réflexion vont rencontrer cet axe. Le point A fera de même son foyer au point A' de l'axe secondaire AO. Tous les points compris entre A et B feront également leur image entre A' et B', de sorte que l'image totale A'B' sera *virtuelle*, *droite* et *plus petite* que l'objet.

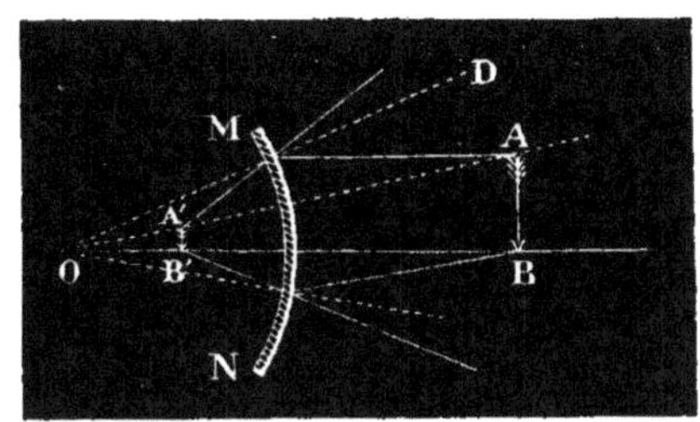

Fig. 11.

Elle sera d'autant plus petite que l'objet sera plus éloigné du miroir et que ce dernier sera plus convexe; ce qui se comprend aisément, puisque le maximum de grandeur de l'image sera donné par le miroir dont la convexité se rapprochera le plus du miroir plan, car alors l'axe secondaire OA tendra de plus en plus à devenir parallèle à l'axe principal OB.

§ 7. — Effets des miroirs sphériques concaves.

Dans les miroirs sphériques concaves, les rayons parallèles à l'axe principal vont après la réflexion concourir en un point situé au milieu du rayon et qu'on appelle foyer principal.

Soit DD' (fig. 12) la coupe d'un miroir sphérique concave, et RD un rayon lumineux parallèle à l'axe principal xx'. Le rayon de courbure OD est perpendiculaire au plan tangent que l'on pourrait supposer mené par le point D et sur lequel se réfléchirait le rayon RD, comme nous l'avons vu pour les miroirs plans. Soit DO′ ce rayon réfléchi. Nous disons qu'il passe par le milieu de OB′. En effet, l'angle RDO égale l'angle DOO′ comme alterne interne, mais il égale aussi par construction l'angle ODO′. Donc le triangle OO′D est isocèle, et aux angles égaux correspondent des côtés égaux ; par conséquent OO′ = O′D. Et si nous supposons le rayon incident assez voisin de l'axe principal, la ligne O′B′ sera sensiblement égale à O′D, ayant toutefois en moins la quantité B′B qu'indique la ligne ponctuée DB, puisqu'une circonférence ayant O′D pour rayon passerait par le point B. On voit également par cette figure que plus le rayon incident parallèle se rapprochera de l'axe principal xx', plus petite aussi sera la différence.

Les rayons parallèles sont donc transformés par un miroir concave en rayons convergents. Ceci établi, voyons comment

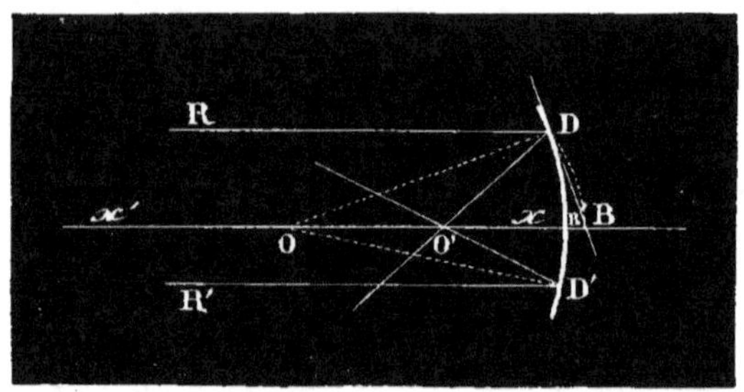

Fig. 12.

se forment les images des objets lumineux placés devant le miroir. Supposons d'abord l'objet AB (fig. 13) placé à une distance moyenne, beaucoup plus grande que le rayon de courbure du miroir, et sur l'axe principal du miroir MN.

Menons le rayon parallèle AD qui, après réflexion, prend la direction DO′. Menons également le rayon ON dont le prolongement passe par le point A ; c'est un axe secondaire, et nous savons que les rayons qui suivent un tel axe reviennent sur eux-mêmes, parce qu'ils tombent perpendiculairement au plan tangent supposé mené au point d'incidence. Les rayons parallèles émis par le point A et les

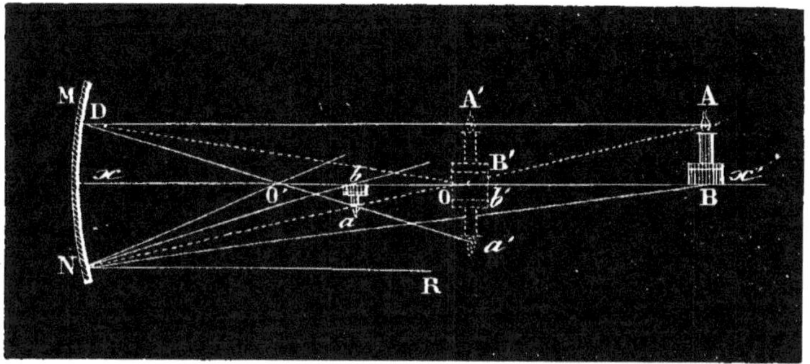

Fig. 13.

rayons divergents émis par ce même point vers toute la surface du miroir viennent tous passer par le point a, c'est donc en ce point que se fera l'image du point A. Le point B, à son tour, envoie des rayons qui suivent l'axe principal et reviennent sur eux-mêmes, puis des rayons divergents qui viennent tous couper l'axe principal au point B. Soit en effet BN un de ces rayons. Menons la normale ON et construisons le rayon réfléchi NB. Ce rayon vient couper l'axe principal au point b, entre le foyer principal et le centre de courbure, car l'angle d'incidence BNO étant plus petit que l'angle formé au point N par un rayon parallèle à l'axe, tel que RN par exemple, l'angle de réflexion sera aussi plus petit que l'angle de réflexion du rayon parallèle qui, comme on le sait, passe par le foyer principal. Tous les autres rayons divergents émis par le point B viendront donc passer par le point b, ce sera donc en ce point que sera l'image du point B. Pour les mêmes raisons, tous les points situés entre A et B viendront former leur image entre *a* et *b;* et on aura en *ab* une image de l'objet AB *réelle, renversée* et *plus petite* que l'objet; d'autant plus petite que le miroir sera plus concave.

Les positions relatives de A et *a*, B et *b*, forment ce qu'on appelle des foyers *conjugués;* cela veut dire que ces points sont le foyer l'un de l'autre, et que si l'objet est en *a*, son foyer sera en A; si l'objet est en A, son foyer sera en *a*, et de même pour tous les points situés entre *a* et *b* et entre A et B.

Supposons encore l'objet AB placé à une distance de plus en plus grande du centre O. Le rayon AD parallèle à l'axe se réfléchira toujours suivant DO', mais il viendra couper l'axe secondaire mené du point A en un point de plus en plus voisin du foyer principal, à mesure que le point A s'éloignera davantage, et l'image *ab* sera toujours renversée et de plus en plus petite. Enfin, si la distance est infinie, tous les rayons émis par le point A pourront être considérés comme parallèles, et par suite se réfléchiront en passant par le foyer principal O' où se formera une image extrêmement petite et renversée.

Maintenant, voyons ce qui se passe lorsque l'objet AB est placé au centre de courbure du miroir ou entre ce point et le miroir.

Dans le premier cas, le rayon A'D parallèle à l'axe principal se réfléchit suivant D*a'*, et l'axe secondaire mené par le point A' coupant ce rayon au point *a'*, nous avons en *a'b'* une image renversée et égale à l'objet A'B'. En effet, dans le triangle A'D*a'*, la normale OD divise l'angle en deux parties égales, l'angle A'D*a'* et par suite le côté opposé A'*a'*.

. Dans le second cas, trois circonstances peuvent se présenter :

1° *L'objet* AB *est situé entre le centre de courbure* O *et le foyer principal* O'.

Nous avons vu tout à l'heure que les points symétriques

des images *a b* et AB (fig. 13) étaient des foyers conjugués les uns des autres, et que l'image AB placée au-delà du centre de courbure donnait une image *ab* renversée et plus petite. Par

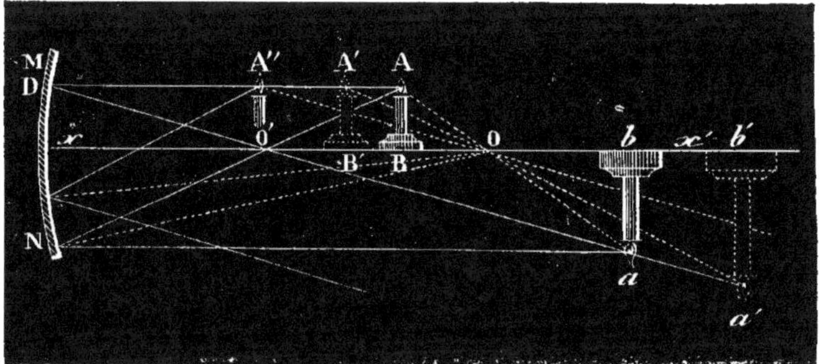

Fig 14.

conséquent, l'objet AB (fig. 14), placé aussi entre le centre de courbure O et le foyer principal O′, donnera une image *ab* située au-delà du centre et plus grande que l'objet; d'autant plus grande que celui-ci sera placé plus près du point O′, comme l'indique la construction : *a′b′* étant l'image de A′B′.

2° *L'objet* AB *est placé au foyer principal*. Nous savons que les rayons parallèles tombant sur le miroir dans le voisinage de l'axe principal convergent tous vers le foyer principal. Pour la même raison, les rayons partant de ce point seront parallèles après leur réflexion, et iront former leur image à l'infini, c'est-à-dire qu'il n'y aura pas d'image que l'on puisse recevoir sur un écran.

Il est facile de démontrer géométriquement que les rayons émis par le point A″ sont parallèles après leur réflexion sur le miroir.

En effet, les rayons partant du point A″ parallèlement à l'axe se réfléchiront toujours suivant DO′, mais cette ligne ne coupera pas l'axe secondaire A″O, parce que la figure

DA″OO′ est un parallélogramme : DA″ et OO′ sont parallèles par hypothèse, et DA″ est égal à xO′ et par conséquent à OO′ ; donc les deux autres côtés DO′, A″O, sont aussi parallèles, ainsi que leurs prolongements, et ne peuvent se rencontrer.

3° *L'objet est placé entre le foyer principal et le miroir.*

Dans ce cas, le rayon réfléchi DF (fig. 15) et l'axe secondaire AO sont divergents, et le trapèze DAOF ayant pour côtés parallèles DA, OF, les deux autres côtés, OA et FD convergent vers le miroir et se rencontrent derrière au point *a*. L'œil placé devant le miroir recevra tous les rayons partis de A comme s'ils venaient de *a*. Il observera par conséquent, une image *virtuelle*, *droite* et *agrandie* de l'objet AB en *ab*.

C'est le même phénomène qui se produit lorsqu'on se re-

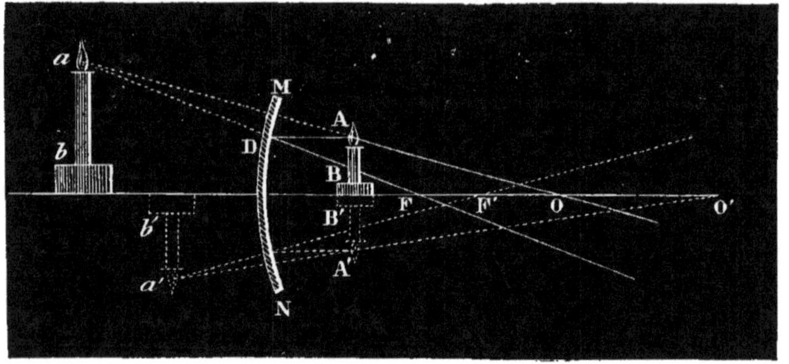

Fig. 15.

garde dans les glaces concaves à long foyer, que certaines personnes emploient pour se faire la barbe, et qui font paraître le visage considérablement agrandi. Chacun de nous peut s'en rendre compte en se regardant dans le miroir d'un ophthalmoscope concave à long foyer.

En résumé, les miroirs sphériques concaves donnent des

images réelles plus *petites* que l'objet et *renversées* quand ce dernier est placé au-delà du centre de courbure; *réelles, égales* à l'objet et *renversées* quand cet objet est placé au centre de courbure; *réelles, renversées* et plus grandes que l'objet quand celui-ci est placé entre le centre de courbure et le foyer principal; *pas d'image* quand l'objet est placé au foyer principal; une image *virtuelle droite* et *amplifiée* quand l'objet est placé entre le miroir et le foyer principal.

Donc, plus le rayon de courbure du miroir concave sera court, plus l'image virtuelle sera grande. La figure 15 le fera aisément comprendre : le même objet lumineux AB est placé en A'B' à la même distance du miroir MN dont nous augmentons le rayon en supposant son centre de courbure en O' et son foyer en F'. La construction nous montre que l'image virtuelle de A'B' devient *a'b'*, plus pe-

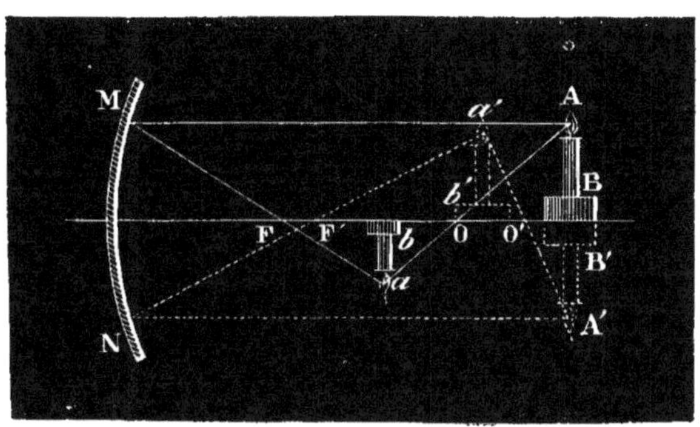

Fig. 15.

tite que *ab*, d'autant plus petite que le rayon de courbure augmentera davantage. Cette image deviendra égale à l'objet lorsque le rayon du miroir égalera ∞, c'est-à-dire lorsque celui-ci sera plan.

Inversement, plus le rayon de courbure de ce même miroir sera court, plus l'image réelle sera petite. La simple inspection de la figure 16 montre que l'image réelle AB est *ab* lorsque le rayon de courbure du miroir est OM; mais si laissant l'objet à la même distance du miroir, nous transportons en O′ son centre de courbure et par suite son foyer principal en F′, l'image de A′B′ devient *a′b′*, c'est-à-dire plus grande que *ab*, d'autant plus grande que le rayon de courbure du miroir augmentera davantage.

Si l'on place donc un objet lumineux, ou simplement éclairé, devant un miroir sphérique concave au-delà du centre de courbure, on obtiendra une image *réelle, renversée, plus petite* que l'objet (fig. 16), mais qui grandira à mesure que la concavité du miroir diminuera.

Nous avons vu, à propos des miroirs convexes, que l'image virtuelle donnée par ces miroirs grandit en même temps que le rayon de courbure du miroir. Ces principes trouveront leur application lorsque nous étudierons le phénomène de l'accommodation, au moyen des images de Purkinje.

Voilà à peu près ce que nous avions à dire sur les miroirs plans et sphériques, qui sont les plus employés en ophthalmologie. Cependant nous serions plus tard embarrassés quand nous parlerons de l'astigmatisme, si nous ne disions pas quelques mots de certains autres miroirs convexes ou concaves qui donnent des images irrégulières, déformées. Nous serons très-bref sur ce sujet, qui nous entraînerait trop loin, et nous nous contenterons de signaler les particularités les plus intéressantes et les plus utiles dans la pratique relativement aux miroirs cylindriques.

§ 8. — **Effets des miroirs non sphériques concaves et convexes.**

En passant devant les boutiques des opticiens ou en visitant les cabinets de physique, tout le monde a pu voir des miroirs dans lesquels notre figure était étrangement déformée ; tantôt elle s'allongeait verticalement et paraissait d'une longueur démesurée : tantôt horizontalement et paraissait alors affreusement large ou aplatie de haut en bas. Dans d'autres miroirs la figure ressemblait à celle d'un hydrocéphale, démesurément large vers la partie supérieure et pointue vers le menton ; enfin dans d'autres miroirs, une moitié de la figure était rejetée d'un côté ou de l'autre en bas ou en haut. Les variétés de déformations sont infinies ; il y en a autant que de surfaces irrégulières.

Ce phénomène en apparence étrange est de la plus grande

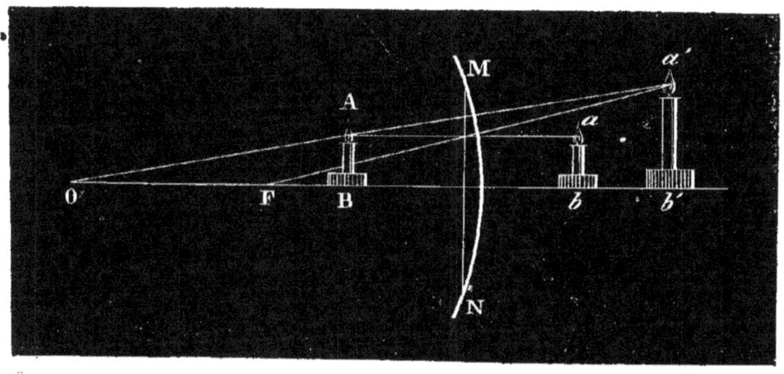

Fig. 17.

simplicité. Il est produit par des miroirs *cylindriques*, à axe vertical, horizontal ou oblique ; *ovoïdes*, *ellipsoïdes*, *paraboliques*, etc. On sait que chacun de ces miroirs peut être convexe ou concave et qu'il est fourni par la surface externe ou interne des solides géométriques de même nom.

La démonstration géométrique des images formées par ces miroirs est facile. Prenons le cas le plus simple, celui d'un miroir cylindrique concave MN (fig. 17) dont l'axe, c'est-à-dire la direction de la génératrice, est vertical. Soit un objet AB placé entre le foyer F et le miroir. D'après ce que nous avons vu nous aurons une image virtuelle. Les rayons émis horizontalement par le point A se réfléchiront tous de la même façon car leur réflexion aura lieu sur une surface régulièrement sphérique, puisqu'un plan perpendiculaire à l'axe d'un cylindre est un cercle. Mais tout autre plan oblique passant par le point A ne sera plus un cercle mais bien une ellipse dont le grand axe sera d'autant plus grand que ce plan se rapprochera davantage de la verticale ; par conséquent les rayons lumineux qui frapperont tout autre plan du miroir se réfléchiront et donneront une image d'autant plus petite que la surface sera moins courbe, et l'image sera égale à l'objet quand la surface sera plane, c'est-à-dire quand les rayons frapperont le diamètre vertical du cylindre.. Dans le premier cas l'image de AB, sera $a'b'$, plus grande que l'objet ; dans le second cette image sera $a\,b$ égale à l'objet.

Si, au lieu d'être placé entre le foyer principal et le miroir, l'objet était placé au-delà du centre de courbure, on aurait alors évidemment une image *réelle, renversée* et *plus petite* que l'objet ; d'autant plus petite que le rayon de courbure du miroir sera lui-même plus court.

En vertu des lois que nous venons de démontrer, un objet tenu devant un miroir concave cylindrique à axe vertical, par exemple, et entre ce miroir et son foyer principal, donnera une image *virtuelle* d'autant plus *grande* que les rayons émis seront davantage dans le plan horizontal. L'objet paraîtra donc élargi horizontalement.

Mais si nous éloignons cet objet jusqu'au-delà du centre

de courbure du méridien le moins concave, nous obtiendrons une image *réelle* d'autant plus petite qu'elle sera fournie par un méridien à moindre rayon de courbure, et, comme c'est le méridien horizontal qui est dans ce cas, l'objet sera élargi verticalement, c'est-à-dire en sens inverse de l'image virtuelle.

S'il s'agit de miroir cylindrique convexe, c'est la même démonstration. Tout le monde connaît ces boules de verre étamées intérieurement et qu'on voit suspendues dans les jardins. L'image des objets extérieurs donnée par ces boules, agissant comme miroirs convexes, est d'autant plus grande que le rayon de courbure de celles-ci est lui-même plus considérable; cela ressort de ce que nous avons dit des miroirs convexes, qui ne donnent que des *images virtuelles*, plus petites que l'objet, et d'autant plus petites que l'objet est plus éloigné et le rayon de courbure du miroir plus court. Si le miroir convexe est cylindrique, l'objet donnera dans le sens de l'axe (faisant l'office de miroir plan), une image égale à l'objet, quelle que soit sa distance, mais, dans tout autre sens, la surface sera convexe, d'autant plus convexe qu'elle se rapprochera davantage du plan perpendiculaire à l'axe, et, par suite, l'image sera d'autant plus petite qu'elle se formera dans un plan plus voisin de ce dernier, cas auquel elle atteindra son minimum de dimension.

Dans un miroir convexe non sphérique, le *maximum* de grandeur de l'image correspondra au méridien *le moins convexe* et le *minimum* au méridien *le plus convexe*.

Il est très-facile de se faire une idée des miroirs convexes ou concaves non sphériques ni cylindriques, mais de courbures différentes, en regardant sa propre image dans le miroir formé par la surface interne ou externe d'une cuiller d'argent parfaitement polie et plus ou moins grande. En inclinant plus ou moins un axe quelconque de ces miroirs, on produira dans l'image des déformations suivant les lois que nous avons précédemment établies.

Nous verrons plus loin, à propos de l'astigmatisme, le profit que l'on peut tirer de la connaissance de ces phénomènes pour le diagnostic de cette affection.

Nous nous sommes un peu étendu sur la réflexion de la lumière, mais cela était nécessaire, non-seulement pour comprendre le mécanisme de l'ophthalmoscope, mais encore pour l'étude de l'accommodation qui emprunte ses plus fortes preuves à l'examen des images réfléchies par les surfaces des milieux réfringents de l'œil et qu'on désigne sous le nom d'images de Purkinje ou de Sanson.

CHAPITRE II

§ 1. — **Réfraction de la lumière.**

On appelle *réfraction* le changement de direction que prend un rayon lumineux quand il passe obliquement d'un milieu dans un autre. Ce rayon paraît brisé au point de séparation des deux milieux.

Tous les corps diaphanes, solides, liquides ou gazeux, sont réfringents, mais leur réfringence est très-variable et augmente généralement avec leur densité. Mais cette proposition n'est pas vraie pour tous les milieux. D'ailleurs la *réfrangibilité* est loin d'être proportionnelle à la densité.

Les gaz, les liquides et les corps solides fondus, tels que le verre, ou cristallisés dans le premier type ou type cubique, comme le sel marin, ne possèdent que la réfraction simple, mais tous les autres corps cristallisés dans les cinq autres types présentent le phénomène de la double réfraction, c'est-à-dire que le rayon incident donne lieu à deux rayons réfractés. Ceci explique pourquoi les pierres précieuses cristallisées, et en général très-réfringentes, ne peuvent être que grossièrement imitées avec du verre ou du cristal fondu, qui est beaucoup moins réfringent et ne possède que la réfraction simple.

Une foule d'expériences connues de tout le monde donnent

une idée de la réfraction ; c'est ainsi qu'un bâton CD (fig. 18) plongé obliquement dans l'eau paraît brisé au point d'immersion.

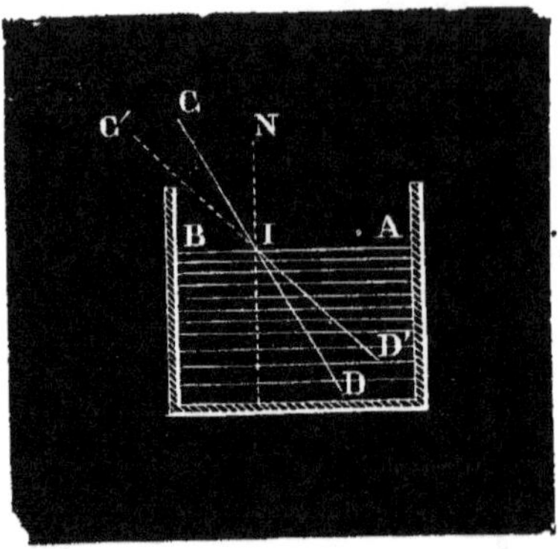

Fig. 18.

La partie ID paraît soulevée et semble avoir la direction ID' ; les rayons lumineux partis de ces divers points, au lieu de paraître sur le prolongement de IC, prennent la direction IC' et le bâton paraît avoir la forme coudée CID'. Une autre expérience, aussi connue que la première, consiste à placer une pièce de monnaie D au fond d'un vase à parois opaques (fig. 19) et à s'éloigner jusqu'à ce que l'axe visuel, rasant le bord du vase, aille tomber au-delà de la pièce de monnaie, qui alors ne sera plus aperçue. Mais si on verse de l'eau dans le vase, l'œil restant à la même place, aussitôt la pièce de monnaie devient apparente. Il faut pour cela que les rayons lumineux partant de D se soient coudés au

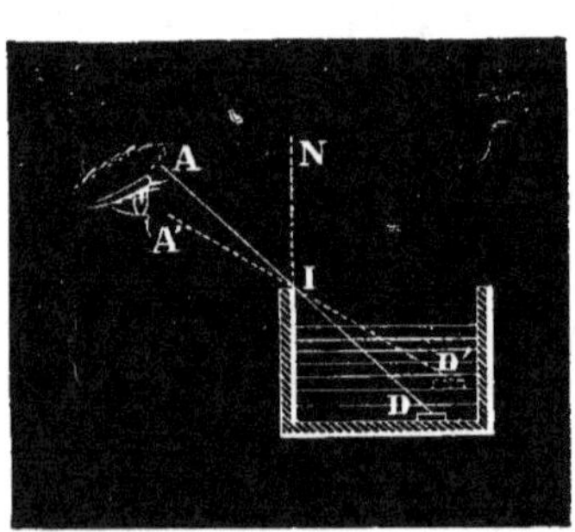

Fig. 19.

pointI, de manière à prendre la direction IA' pour pénétrer dans la pupille de l'œil placé au point A'. L'objet nous paraîtra sur le prolongement de ce rayon, c'est-à-dire au point D'.

La perpendiculaire abaissée au point d'incidence s'appelle la *normale*. Le rayon lumineux partant d'un point lumineux ou simplement éclairé, pour traverser un milieu, s'appelle rayon *incident* : dès que ce rayon change de milieu, il porte le nom de rayon *réfracté*. Dans la figure 19, NI est la *normale* ; DI, le rayon *incident* : IA' le rayon *réfracté*. Dans cet exemple, le rayon lumineux passe de l'eau dans l'air ; si le contraire avait lieu, le rayon incident deviendrait le rayon *réfracté* et *vice versâ* ; la normale ne changerait pas. L'*angle d'incidence* est l'angle formé par le rayon incident et la normale ; l'*angle de réfraction* est formé par cette même normale avec le rayon réfracté.

§ 2. — **Lois de la réfraction.**

Le phénomène de la réfraction est soumis aux deux lois suivantes, qu'on désigne encore sous le nom de *lois de Descartes*.

Première loi. — *Le rayon incident, le rayon réfracté et la normale sont dans un même plan perpendiculaire à la surface du milieu réfringent.*

Deuxième loi. — *Le sinus de l'angle d'incidence et le sinus de l'angle de réfraction sont dans un rapport constant pour les mêmes milieux.*

Ces deux lois découvertes par Descartes peuvent se démontrer facilement au moyen de l'appareil suivant : Soit un vase ABFG (fig. 20) hémisphérique et rempli d'eau jusqu'au niveau du centre O ; muni dans son méridien

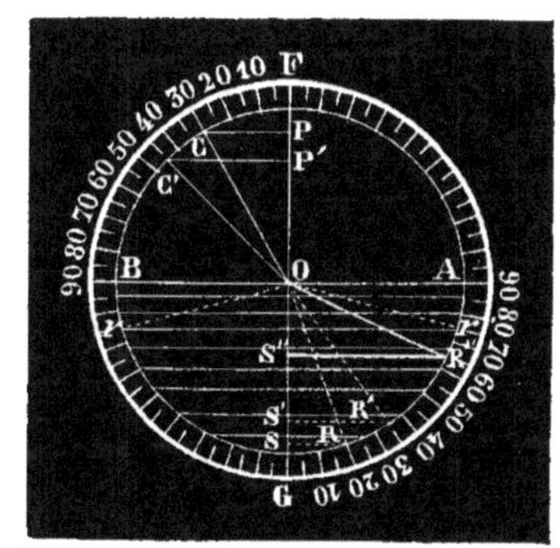

Fig. 20.

vertical d'un limbe gradué, et noirci sur toute sa surface, excepté sur une ligne méridienne qui accompagne la graduation. Ceci établi, faisons tomber vers le centre O un rayon lumineux CO. Si nous mettons notre œil en face du prolongement de ce rayon, nous ne l'apercevrons pas, nous serons obligé de nous rapprocher de la normale OG, et ce sera au point R par exemple que nous apercevrons ce rayon lumineux. Faisons tomber un autre rayon lumineux plus obliquement; soit C'O ce rayon; nous voyons qu'il vient sortir au point R'. Si, au contraire, le rayon lumineux tombait suivant FO, c'est-à-dire perpendiculairement à la surface AB, nous l'apercevrions au point G, il ne serait donc pas réfracté. Ces expériences nous démontrent que seulement les rayons obliques sont réfractés et qu'ils se trouvent, tant avant qu'après leur réfraction, dans un même plan perpendiculaire à la surface AB, ce qu'indique la construction même de l'appareil. La première loi se trouve ainsi démontrée.

Pour démontrer la seconde nous construisons sur le papier un cercle d'un rayon égal à celui de la sphère. Nous faisons les constructions géométriques indiquées dans la figure 20, c'est-à-dire que nous abaissons sur la normale FG les perpendiculaires CP, RS, C'P', R'S' qui sont les sinus des angles correspondants. CP est donc le sinus de l'angle d'incidence COF, et RS le sinus de l'angle de réfraction GOR. Le rapport de ces deux quantités sera par exemple 4/3. Mesurons maintenant les sinus des deux autres angles formés par le second rayon C'O. Ces deux sinus sont C'P' et R'S'. Si nous comparons ces deux quantités nous trouvons encore le même rapport 4/3. Il en serait de même de tout autre rayon plus ou moins oblique. Deux quantités égales à une troisième sont égales entre elles; donc :

$$\frac{CP}{RS} = \frac{C'P'}{R'S'} = \frac{4}{3}.$$

Ce qui démontre la seconde loi.

Indice de réfraction. — Le rapport constant des sinus de

l'angle d'incidence et de l'angle de réfraction, pour un même milieu, se nomme *indice de réfraction*. On comprend aisément que cette quantité est en fonction de la réfringence des deux corps traversés par le rayon lumineux, car si la lumière passe de l'air dans l'eau, le rapport des sinus ne sera pas le même que si la lumière passe du verre dans l'eau, par exemple. En prenant toujours l'air à la même température pour premier terme du rapport, le dénominateur de la fraction indiquera le pouvoir réfringent de tout autre corps dont l'indice de réfraction aura été calculé de cette façon. Si le numérateur restant constant, le dénominateur devient 2, 3, 4 fois plus petit, le pouvoir réfringent de ces corps sera 2, 3, 4 fois plus grand et réciproquement. L'appareil que représente la figure 20 peut servir à déterminer expérimentalement le degré de réfringence des divers liquides dont on peut le remplir.

Plus le rayon réfracté OR′ (fig. 20) se rapprochera de OG, plus l'angle sera petit et plus le sinus le sera aussi. On démontre en géométrie que le rapport des angles et des sinus est le même. Si l'on voulait avoir l'indice de réfraction de l'air par rapport à un autre corps, il faudrait mettre pour numérateur le pouvoir réfringent de ce corps et pour dénominateur celui de l'air. Dans l'exemple précédemment cité, de l'air dans l'eau, si l'indice est 4/3 pour l'eau, l'indice sera de 3/4 pour l'air. En désignant par N, l'indice de réfraction, par I l'angle d'incidence et par R l'angle de réfraction, nous avons la formule

$$N = \frac{\sin\ I}{\sin\ R}.$$

La plus petite valeur de l'angle d'incidence est 0°; alors le rayon lumineux tombera suivant la normale, et l'angle de réfraction sera aussi égal à zéro.

Angle, limite, réflexion totale. — Lorsqu'un rayon lumineux passe d'un milieu plus réfringent dans un milieu moins réfringent, nous avons vu qu'il s'éloigne de la normale. Soit le rayon FO (fig. 21) passant de l'eau dans l'air. L'angle de réfraction étant plus grand que l'angle d'incidence, le rayon réfracté sera OD. Si le rayon FO continue à tourner autour du point O, le rayon OD l'accompagnera dans ce mouvement

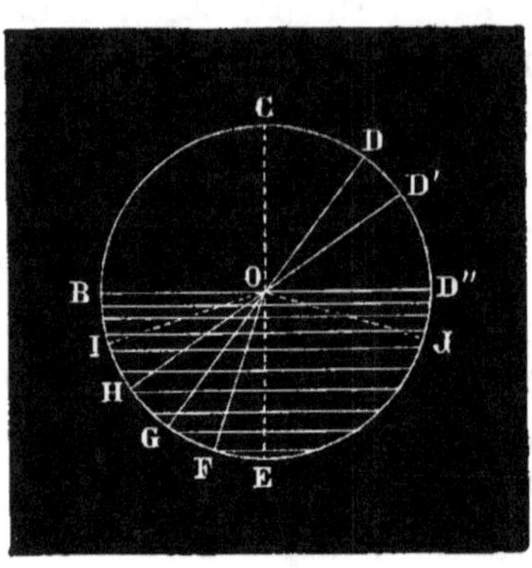

Fig. 21.

et tendra de plus en plus à se rapprocher de OD″. Cela aura lieu quand le rayon incident aura la direction HO. L'angle HOE porte alors le nom d'*angle limite*, et on l'appelle ainsi parce que tout autre rayon, tel que IO, par exemple, formant un angle d'incidence plus grand, ne sera plus réfracté. Il sera réfléchi sur la surface D″B comme sur un miroir plan et retournera dans le liquide en prenant la direction OJ et suivant les lois de la réflexion.

Ce phénomène porte le nom de *réflexion totale* parce que les rayons incidents qui le présentent sont réfléchis totalement sans rien perdre de leur intensité.

§3. — Réfraction à travers des milieux à faces parallèles.

Jusqu'ici nous ne nous sommes occupé que de la direction du rayon lumineux dans le milieu réfringent, nous allons voir maintenant ce que devient ce rayon après être sorti de ce milieu lorsqu'il passe dans un autre.

Si cet autre milieu est semblable au premier, le rayon réfracté devient rayon incident et obéit aux mêmes lois que précédemment, c'est-à-dire qu'il s'éloigne ou se rapproche de la normale selon que ce dernier milieu est moins réfringent ou plus réfringent que le précédent. Si les deux surfaces sont parallèles, le rayon incident sortira parallèlement à la direction initiale; il sera seulement déjeté latéralement et d'autant plus que le corps intermédiaire sera plus épais.

Soit en effet le rayon LO (fig. 22) tombant de l'air dans le verre. Le rayon se réfractera en se rapprochant de la normale et prendra la direction OR, mais arrivé au point R, il s'éloignera de la normale de la même quantité qu'il s'en est approché, et reviendra à sa direction initiale en faisant avec la normale RJ menée au point R un angle JRR' égal à LON, et comme les deux normales sont parallèles, les deux lignes LO, RR' le sont aussi, mais on voit que le rayon émergent n'est plus sur le prolongement de LO mais déjeté du côté de la normale NN'. Si le verre n'avait que l'épaisseur ABEF, le rayon LO aurait en sortant la direction SS' et serait d'autant plus près de OL' que la plaque de verre serait plus mince. On peut facilement produire ce phénomène en regardant un objet à travers une cuve en verre à parois parallèles et remplie d'eau, ou bien au travers d'un bloc de verre à faces parallèles.

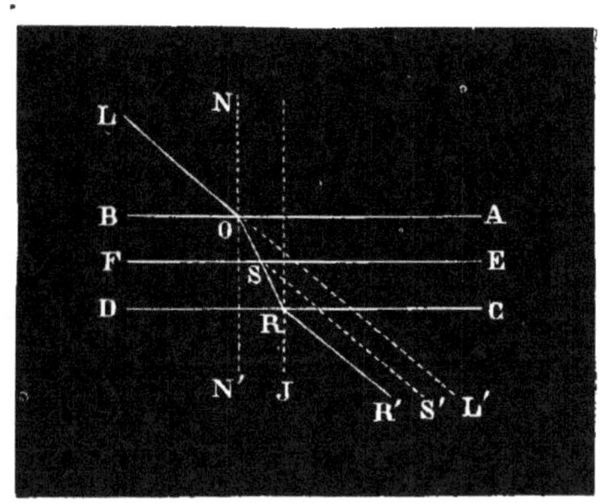

Fig. 22.

§ 4. — **Réfraction à travers des milieux à faces non parallèles.**

Mais si les faces, au lieu d'être parallèles, sont inclinées l'une sur l'autre, leurs prolongements finiront par se couper et nous aurons un solide qui portera le nom de *prisme*. Voyons ce qui se passe dans ce cas.

Soit un bloc de verre ABC (fig. 23) dont les deux faces AB, AC, inclinées l'une sur l'autre, se réunissent, soit en réalité, soit par leurs prolongements, au point A. Faisons tomber un rayon lumineux LO obliquement sur la surface AB. Menons la normale ON. L'angle d'incidence est alors NOL. Mais le rayon lumineux passant de l'air dans le verre qui est plus réfringent, se rapprochera de la normale ON et prendra la direction OR. Menons au point R la normale RN′. Le rayon OR passant alors du verre dans l'air s'éloignera de la normale et prendra la direction RJ ; de sorte que l'œil, placé en ce point, rapportera le point L au point L′ situé sur le prolongement du rayon JR et vers l'angle A qu'on appelle *sommet* du prisme. On comprend aisément que plus la face AC sera inclinée sur AB, c'est-à-dire plus l'angle du prisme sera grand, plus le point L′ paraîtra dévié vers le sommet. L'angle LIJ formé par le prolongement des rayons LO et JR est ce qu'on appelle la *déviation* du prisme.

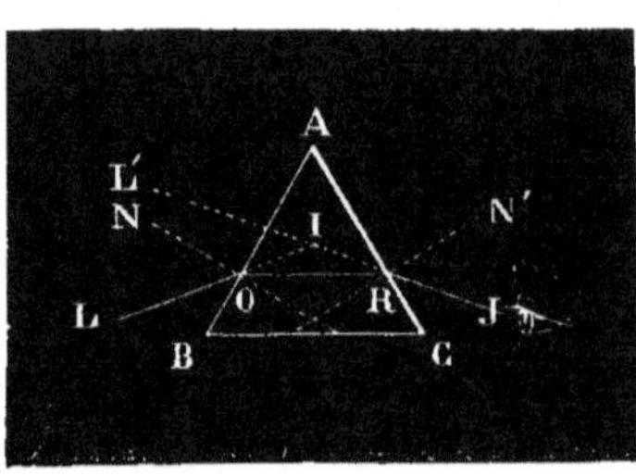

Fig. 23.

Nous avons vu en parlant de la réfraction en général ce

qu'on entendait par *angle limite* et nous savons que les rayons lumineux tombant avec une obliquité plus grande ne sont plus réfractés mais seulement réfléchis. Le même phénomène a lieu pour les prismes, qui eux aussi présentent la *réflexion totale*. Soit un prisme rectangle ABC (fig. 24). Si nous faisons tomber un rayon lumineux RJ perpendiculairement à la surface AB, ce rayon ne sera pas réfracté dans le verre, mais tombant sur la face inclinée AC sous un angle plus grand que *l'angle limite*, ce rayon se réfléchira sur cette face et prendra la direction JR′ perpendiculaire à CB et à JR qui lui est parallèle. En effet l'angle CJR′ est égal à l'angle CAB qui vaut 45°, mais il est aussi égal par construction à l'angle AJR qui est l'angle de réflexion. La somme de ces deux angles vaut un angle droit; d'où il résulte que le troisième angle RJR′ est droit, puisque la somme des angles construits en un point et au-dessus d'une ligne égale deux angles droits. De la sorte l'œil placé au point R′ verra le point R en R″ sur le prolongement de R′J.

Nous n'aurions pas parlé de la réflexion totale des prismes, s'il n'existait pas des ophthalmoscopes fondés sur cette propriété particulière. Un de ces instruments, imaginé par M. A. Sichel, permet à deux observateurs d'examiner en même temps le fond de l'œil. C'est le plus simple et en même temps le meilleur des instruments de ce genre. Nous aurons occasion d'en parler quand il sera question des

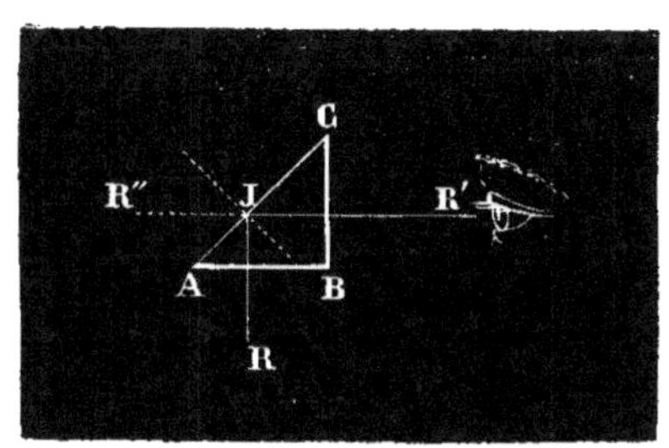

Fig. 24.

moyens d'exploration des parties internes de l'œil; il suffit pour l'instant de le mentionner.

§ 5. — **Décomposition de la lumière par le prisme.**

Un objet regardé à travers un prisme est non-seulement
dévié vers le sommet du prisme, mais encore il est *irisé*,

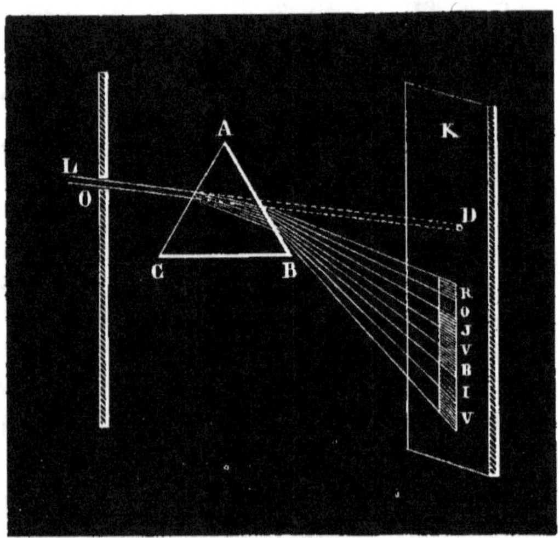

Fig. 25.

c'est-à-dire qu'il présente sur ses bords les couleurs de
l'arc-en-ciel ; nous allons dire deux mots de ce phénomène, qui est une conséquence de la décomposition de la
lumière blanche. Si par l'ouverture O, pratiquée dans le volet
d'une chambre noire (fig. 25), on fait pénétrer un faisceau de
lumière solaire L, ce faisceau dessine sur la paroi opposée
de la chambre noire une petite image blanche et ronde **D**.
Mais si sur le trajet de ce faisceau nous interposons un
prisme ABC, le faisceau lumineux donnera une image
oblongue, déviée vers la base du prisme et présentant les
couleurs de l'arc-en-ciel, c'est cette image qu'on appelle le
spectre solaire. Elle se compose d'un nombre considérable

de couleurs et de raies obscures, mais les couleurs prédominantes sont : le *rouge*, l'*orangé*, le *jaune*, le *vert*, le *bleu*, l'*indigo* et le *violet*, en allant de haut en bas.

Si on fait passer chacune de ces couleurs à travers un second prisme, on obtient une image de même couleur. Ces sept couleurs simples et inaltérables ont reçu le nom de couleurs *élémentaires*; cependant quelques expériences récentes tendraient à en restreindre encore le nombre.

Quoi qu'il en soit, si la série de ces images colorées est oblongue, c'est parce que chacune de ces couleurs est inégalement réfrangible : le rouge, qui occupe la partie supérieure du spectre, est donc le moins réfrangible, tandis que le violet l'est le plus.

On peut encore démontrer l'inégale réfrangibilité des diverses couleurs en examinant à travers un prisme un carton noir sur lequel on a collé à la suite l'une de l'autre une bande rouge et une violette de même largeur. Ces bandes sont inégalement réfractées et ne paraissent plus sur la même ligne. Il en serait de même avec les autres couleurs.

Recomposition de la lumière. — Tous les corps transparents à surfaces non parallèles décomposant la lumière, la plupart des instruments d'optique seraient défectueux si l'on n'avait trouvé le moyen d'empêcher cette décomposition : on y parvient facilement en formant les substances réfringentes de deux moitiés exactement appliquées et collées l'une sur l'autre, et formées de substances ayant un pouvoir réfringent différent, ce qui amène la fusion des rayons colorés. Nous en reparlerons dans le chapitre suivant à propos des lentilles et de l'achromatisme; disons pour le moment qu'il suffit de faire passer le faisceau de rayons colorés à travers une lentille convergente ou un second prisme dont la base est du côté opposé à celle du premier pour avoir de nouveau la lumière blanche.

CHAPITRE III

§ 1. — **Lentilles**.

On désigne, en optique, sous le nom de lentilles, des milieux transparents terminés par des surfaces courbes ré-
gulières. Ces surfaces sont généralement sphériques; cependant, comme nous aurons à étudier une affection dont la
cause est précisément un défaut de sphéricité de l'œil, nous
ferons, au préalable, une étude élémentaire des lentilles
ellipsoïdales et cylindriques.

Parlons d'abord, pour plus de simplicité, des lentilles
sphériques.

D'après l'action qu'elles exercent sur les rayons lumi-

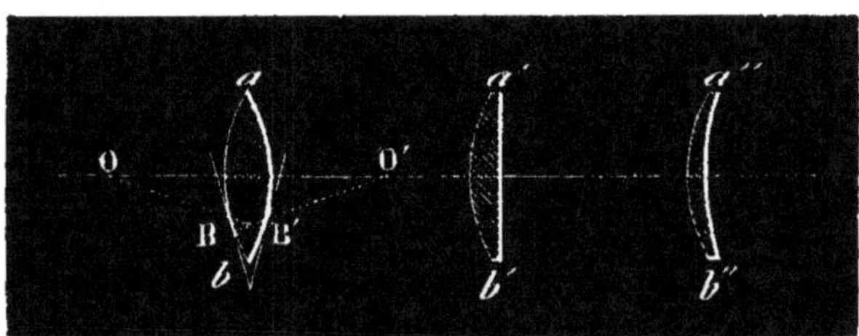

Fig. 26.

neux, on les divise en *lentilles convergentes* et en *lentilles
divergentes*.

Les premières (fig. 26) sont plus épaisses au milieu que

sur les bords. On en distingue trois espèces : la première ou *biconvexe*, ayant les deux faces sphériques (*a b*); la seconde *plan convexe* (*a′ b′*); la troisième *ménisque convergent* (*a″b″*) ayant une face convexe et une face concave d'un rayon de courbure plus grand que le premier.

Les lentilles *divergentes* (fig. 27) sont toutes celles qui

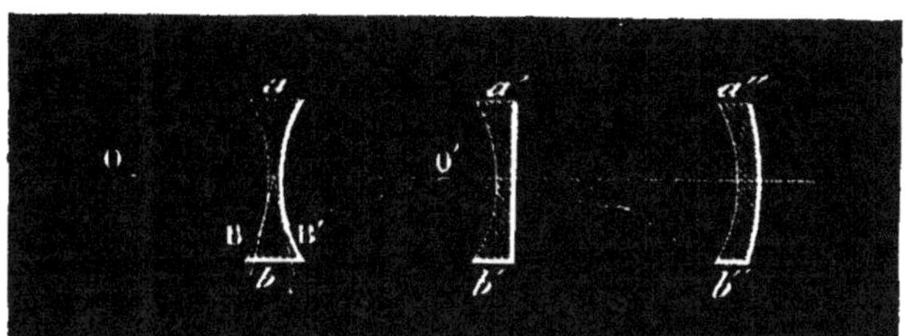

Fig. 27.

sont plus minces au milieu que sur les bords ; on en distingue aussi trois espèces : *biconcave* (*a b*), *plan concave* (*a′ b′*), *ménisque divergent* (*a″ b″*); leur nom dispense de toute explication relative à leur forme.

Les lentilles convexes font converger tous les rayons lumineux qui les traversent sans passer par le centre optique : si ceux-ci étaient divergents, ils deviennent moins divergents, ou parallèles, ou même convergents, selon la force de la lentille ; s'ils étaient parallèles, ils deviennent toujours *convergents*; s'ils étaient déjà convergents, ils le deviennent davantage.

L'action des lentilles concaves est la même relativement à la divergence.

Il est facile de comprendre cette action des lentilles. Si nous menons aux extrémités des rayons de courbure OB, O′B′ (fig. 26) des plans tangents, ces plans formeront les deux faces inclinées d'un prisme dont la base sera vers le milieu dans les lentilles convexes et vers le bord dans les lentilles concaves (fig. 27). Dès lors les rayons lumineux se comporteront exactement de la même manière que nous l'avons vu pour les prismes. Cet effet prismatique des lentilles, nous le mettrons à profit plus tard dans certains cas pour la prescription des lunettes.

La réfraction dans les lentilles obéit entièrement aux lois de la réfraction en général, qui nous sont déjà connues et tous les phénomènes optiques peuvent s'expliquer par des constructions géométriques, comme nous allons le voir.

Toutefois la marche des rayons lumineux dans les lentilles, ou dans les systèmes réfringents formés de plusieurs lentilles séparées par des milieux transparents est assujettie à la connaissance de six points, qu'on appelle *points cardinaux* et dont la détermination est du ressort des hautes mathématiques. Nous supposerons donc ces points connus et nous renvoyons aux traités complets d'optique pour la discussion des formules. Avec ces points connus, il suffit de

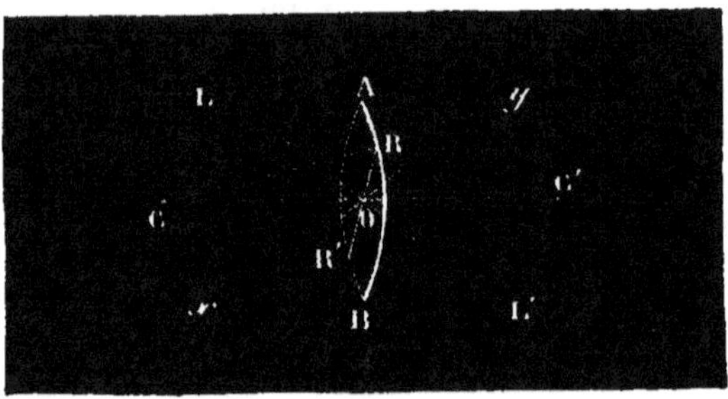

Fig. 28.

constructions géométriques très-simples pour avoir la direction d'un rayon réfracté, connaissant la direction du rayon incident (1).

(1) Pour simplifier encore cette étude nous ne ferons usage que des points focaux et du centre optique. Pour l'étude complète des lentilles, voir : Gavarret, *Des Images par réflexion et par réfraction*, Paris, 1867.

§ 2. — **Lentilles biconvexes. — Axes. — Foyers.**

Axe principal, axe secondaire, centre optique. — On appelle *axe principal* d'une lentille la ligne qui joint les deux centres de courbure. Si la lentille est plane d'un côté, ce sera la perpendiculaire abaissée du centre unique de courbure sur cette surface plane. Dans la fig. 28, CC' est l'axe principal.

Si nous menons les deux rayons de courbure parallèles CR, C'R', l'intersection de la droite R'R avec l'axe principal est ce que l'on nomme le *centre optique* de la lentille. On démontre par le calcul que tout rayon lumineux passant par ce point n'est pas dévié et sort de la lentille avec une direction parallèle à celle qu'il avait avant d'y entrer parce qu'il rencontre deux faces parallèles. Toute ligne, autre que l'axe principal, passant par ce point, se nomme *axe secondaire;* xy, LL' sont des axes secondaires. On comprend que le nombre de ces axes est indéfini, car de tous les points de l'espace on peut mener une droite passant par le centre optique de la lentille.

Foyers dans les lentilles biconvexes. — Les lentilles biconvexes ont avec les miroirs concaves une grande analogie : la seule différence c'est que l'image, au lieu de se former en avant des miroirs comme dans les miroirs concaves, se forme de l'autre côté de la lentille. Les lentilles convexes présentent trois espèces de foyers : le *foyer principal*, les *foyers conjugués* et le foyer *virtuel*.

1° *Foyer principal.* — Nous supposerons toujours que les lentilles n'ont pas plus de 6 ou 8 degrés d'*ouverture*, car si la lentille était plus grande, les résultats ne seraient plus les mêmes. Cependant il est important d'observer que l'*ouverture* étant la même, le diamètre de la lentille sera d'autant plus grand que sa distance focale sera elle-même plus étendue. C'est pour cette raison que les objectifs de lunettes astronomiques qui offrent quelquefois plus de 25ᶜ de diamètre, donnent des images aussi nettes que les objectifs puissants de microscopes qui n'ont qu'une fraction de centimètre de diamètre (1).

Le *foyer principal* d'une lentille biconvexe est le point de l'axe principal où convergent tous les rayons lumineux parallèles à l'axe et voisins de cet axe. On démontre facilement qu'il en est ainsi en projetant l'image du soleil sur un écran de verre dépoli. Quand cette image est très-nette, et la plus petite possible, si on mesure la distance qui la sépare de la lentille de verre, on la trouve sensiblement égale au rayon de courbure. Ce point, c'est le *foyer principal;* il coïncide donc à peu près avec le centre de courbure dans les lentilles en verre. Si la matière employée était plus ou

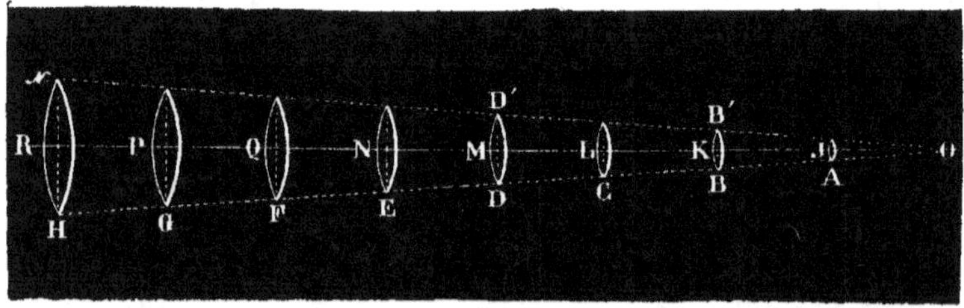

Fig. 29.

(1) Ces lentilles de lunettes astronomiques, en effet, ont une distance focale de plusieurs mètres, tandis que celles du microscope n'ont que quelques millimètres. Si nous faisons un angle de 8° au point O (fig. 29) et que sur un axe principal commun OR nous échelonnions les lentilles A, B, C, D, etc., dont les longueurs focales sont successivement 1, 2, 3, 4, etc., centimètres, leurs diamètres croîtront dans la même proportion que leurs distances focales, car nous avons une série de triangles semblables dont les côtés homologues sont proportionnels. Prenons par exemple les triangles DMO, et BKO. Ils sont semblables puisque KB est parallèle à MD. Mais le côté OM est deux fois plus grand que OK par construction, donc MD sera aussi deux fois plus grand que KB et, par suite, DD′ = 2 BB′. Il en serait de même pour tous les autres triangles.

moins réfringente on observerait une légère différence. On peut aussi construire géométriquement la marche d'un rayon lumineux à travers une lentille biconvexe. .

Soit un rayon lumineux LD (fig. 30) parallèle à l'axe prin-

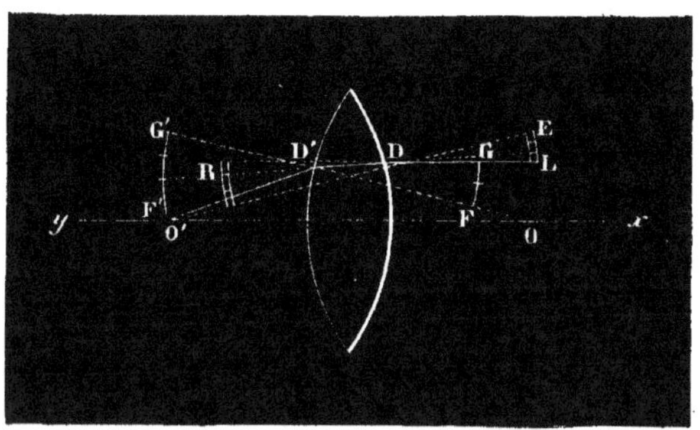

Fig. 30.

cipal xy et traversant une lentille de verre dont l'indice de réfraction est 3/2. Arrivé au point D, ce rayon passant de l'air dans le verre se rapprochera de la normale O'D : il prendra la direction DR car l'angle RDO' est les deux tiers de l'angle d'incidence LDE. Maintenant le rayon passera du verre dans l'air. Il s'éloignera donc de la normale OD' menée du point O au point D'. De ce dernier point comme centre, décrivons avec le même rayon les deux arcs de cercle FG, F'G'. L'angle d'incidence dans le verre est mesuré par l'arc FG ; divisons cet arc en deux parties, et reportons trois fois une de ces parties sur l'arc G'F' ; nous aurons la direction du rayon réfracté D'O' et nous voyons qu'il passe par le centre de courbure O' de la lentille. Une construction analogue pour tout autre rayon parallèle nous montrerait que le rayon réfracté passe toujours par le centre O'. Mais ces mêmes constructions, exécutées pour des rayons de plus en plus éloignés de l'axe, nous feraient

voir ce qu'on observe dans l'expérience, c'est-à-dire que le
foyer des rayons parallèles à l'axe principal est toujours sur
çet axe, mais à des distances de plus en plus rapprochées de
la lentille, à mesure que ces rayons
sont de plus en plus excentriques.

Foyers conjugués. — A propos
de l'influence de l'éloignement ou
du rapprochement de l'œil des
verres convexes sur la vision, nous
donnerons l'explication et la démonstration complète des foyers
conjugués. Pour l'instant, bornons-
nous à dire qu'on appelle ainsi des
points tels que l'objet lumineux
placé à un de ces points a son foyer
sur l'autre et réciproquement. Les
foyers conjugués des lentilles biconvexes sont toujours situés, d'un
côté et de l'autre de la lentille, entre
le foyer et l'infini. La démonstration géométrique des foyers conjugués est très-facile.

Soit (fig. 31) une lentille L dont le
foyer principal est en F. Tout rayon
lumineux partant de ce point, et
traversant la lentille, sortira parallèlement à l'axe principal, suivant
Df, au lieu de suivre la direction Fc.
La lentille exerce donc sur ce rayon
une influence telle qu'il est dévié
d'une quantité mesurée par l'angle

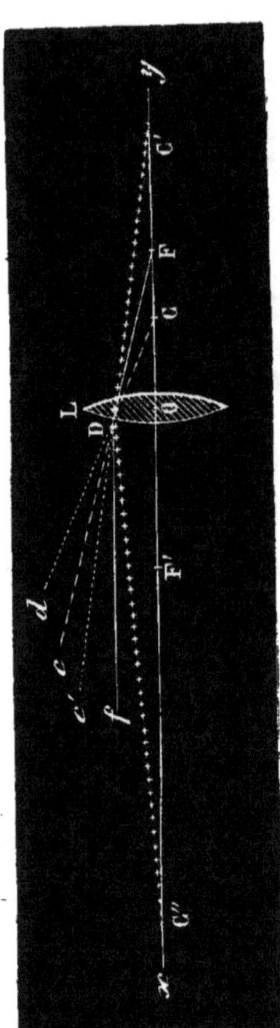

Fig. 31.

cDf. La réfringence de la lentille restant la même, si le
rayon incident part d'un point situé entre le foyer F et la
lentille, de C par exemple, l'angle d'incidence DCO sera

plus grand que le premier DFO, il faudra donc une lentille plus puissante, c'est-à-dire d'une longueur focale égale à CD, pour que ce rayon sorte de la lentille parallèlement à l'axe. Or, ici la lentille est restée la même, donc elle sera impuissante à ramener le rayon émergent Dd au parallélisme, et celui-ci prendra la direction Dc; il sera donc divergent et ne coupera nulle part l'axe principal.

Mais si, au lieu du point C nous prenons le point C', situé au-delà du foyer, l'angle DC'O sera plus petit que l'angle DFO et le rayon C'D sera moins divergent que FD. Comme la puissance de la lentille reste toujours la même, nous devons déduire de l'angle DC'O, ou de c'DF qui lui est égal, l'angle de réfraction cDF, et comme celui-ci est plus grand que le premier, il est évident qu'il le dépassera au-dessous du rayon parallèle fD. Dès lors le rayon émergent Dc', au lieu de suivre la direction Df prendra la direction DC'' et viendra couper l'axe principal en C'' qui sera le foyer conjugué du point C', car un objet placé en C'' aurait son foyer en C'. Plus le point C' s'éloignera de F, plus C'' se rapprochera de F', et enfin, lorsque C' sera à l'infini, C'' coïncidera avec F' qui est le second foyer principal de la lentille. Tous les points intermédiaires entre F et l'infini auront leur foyer conjugué entre l'infini et F' de telle sorte que lorsque l'un de ces points se rapprochera du foyer ou de la lentille, l'autre s'en éloignera. Les distances de ces foyers à la lentille et la longueur focale de celle-ci, liées par des rapports mathématiques invariables, sur lesquels nous nous étendrons davantage dans un paragraphe ultérieur dont nous avons parlé au commencement de cet article, nous donneront ce qu'on appelle la formule des foyers conjugués.

Une particularité importante et facile à démontrer, c'est que le point situé à une distance de la lentille double de la longueur focale a son foyer conjugué de l'autre côté de la lentille à égale distance. Nous avons déjà vu que dans les

3.

miroirs concaves il en était de même pour les images réfléchies.

Foyer virtuel. — Jusqu'ici nous avons supposé le point
lumineux placé à l'infini, entre l'infini et le foyer principal ou
au foyer principal; mais si nous le plaçons entre ce dernier point et la lentille, au point L (fig. 32) par exemple,

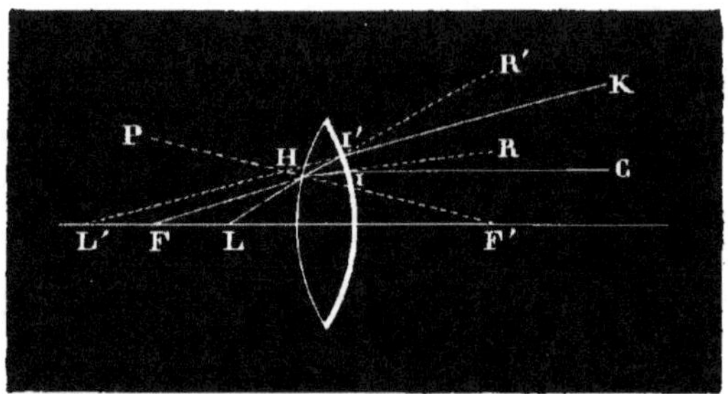

Fig. 32.

l'angle d'incidence LHP est plus grand que l'angle FHP
formé par le rayon FH, partant du foyer principal, avec la
même normale HP; dès lors l'angle de réfraction correspondant au premier, c'est-à-dire F'HR', sera plus grand que
F'HR qui correspond au second, et comme après la réfraction
dans le verre, où il suit la ligne HI, le rayon FH est parallèle
à l'axe et devient IC, il faudra nécessairement que le rayon
LH prenne, par exemple, la direction HI' dans le verre,
puis I'K dans l'air. Il sera divergent par rapport à l'axe FF',
et ces deux lignes ne se rencontrant pas du côté de K, il
n'y aura pas d'image aérienne et l'œil placé de l'autre côté
de la lentille verra le point L au point L' sur le prolongement de KI' et au point d'intersection du rayon KI' avec l'axe
principal. Tous les autres rayons lumineux émis par le
point L sortiront aussi divergents, et viendront tous couper
par leurs prolongements l'axe principal au point L'. Ce sera
donc le foyer du point L, mais le foyer *virtuel*, puisqu'il

est situé du même côté que l'objet lumineux et qu'il ne peut être reçu sur un écran.

Si le point lumineux L, au lieu d'être sur l'axe principal, était en dehors de cet axe, son foyer se formerait de la même façon sur l'axe secondaire mené de ce point.

§ 3. — Formation des images dans les lentilles biconvexes.

Les lentilles convexes produisent comme les miroirs concaves des images réelles et des images virtuelles. Ces images sont constituées par l'ensemble des foyers de chacun des points de l'objet.

1° *Images réelles.* — Pour que ces images se forment, il faut que l'objet lumineux, ou simplement éclairé, soit placé *au-delà du foyer principal* de la lentille.

Si cet objet est placé à une distance finie, en AB (fig. 33)

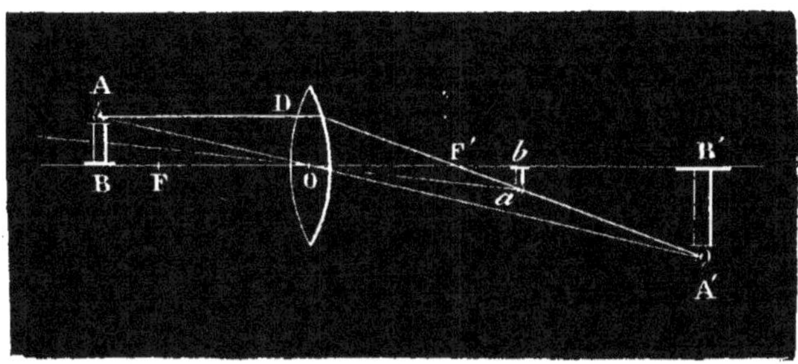

Fig. 33.

par exemple, le point A enverra vers la lentille des rayons parallèles à l'axe, tels que AD, qui viendront couper cette ligne au foyer F′, et des rayons divergents. Le rayon AO passant par le centre optique ne sera pas dévié, car c'est un axe secondaire, et il suivra la direction OA′ venant couper le rayon DF′ au point A′. Tous les autres rayons non parallèles tombant sur toute la surface de la lentille viendront également converger au point A′ qui sera le foyer du point A. De même le point B aura son foyer conjugué en B′ et tous les points situés entre A et B formeront leur image entre A′ et B′, de sorte qu'on aura en A′B′ une image *réelle, renversée,* et *plus grande que l'objet* AB. Si l'objet s'écarte de plus en plus du foyer F, le rayon parallèle AD suivra toujours la même direction DF′, mais l'axe secondaire AO sera de moins en moins divergent et viendra couper le rayon D′F′ en un point de plus en plus rapproché du foyer F′. Le point B à son tour aura son foyer conjugué de plus en plus près du point F′, de telle sorte que l'objet AB, transporté très-loin du foyer F aura son image en *ab*. Inversement, plus l'objet se rapprochera de F, plus l'intersection de l'axe secondaire avec le rayon parallèle réfracté aura lieu sur un point éloigné, et plus l'image sera grande. Enfin, si l'objet est au foyer, tous les rayons qui en partiront sortiront de la lentille parallèles et iront former l'image à l'infini.

Comme nous l'avons vu pour le foyer d'un point situé à une distance double de la distance focale, l'image d'un objet placé à cette distance sera aussi à une distance égale de

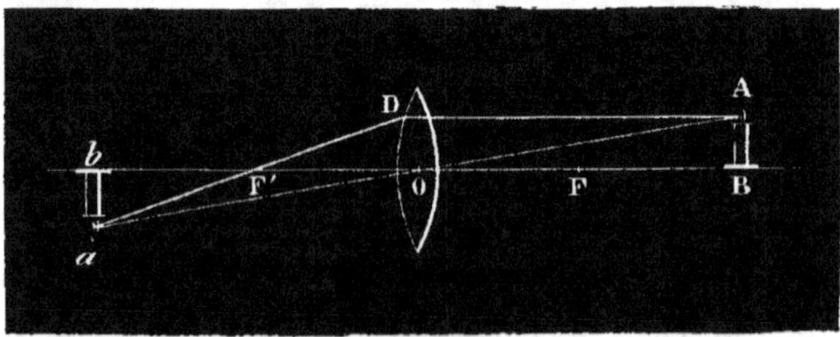

Fig. 34.

l'autre côté de la lentille. De plus l'image sera égale à l'objet.

Le rayon parallèle AD (fig. 34) et son rayon réfracté D*a* forment avec l'axe secondaire A*a* un triangle AD*a*, dans lequel nous avons la ligne OF′ parallèle à la base AD, par hypothèse, ce qui nous donne un autre triangle OF′*a* semblable au premier. Les côtés homologues étant proportionnels et OF′ étant la moitié de AD (qui égale B*o*, double de la distance focale) O*a* sera aussi égal à la moitié de A*a*. Dès lors, les triangles rectangles OAB, O*ab*, sont égaux, comme ayant un angle aigu égal et l'hypoténuse égale, et AB = *ab*.

2ᵉ *Images virtuelles. Loupe.* — L'objet est placé entre le foyer F et la lentille, en AB (fig. 35). Le point A enverra

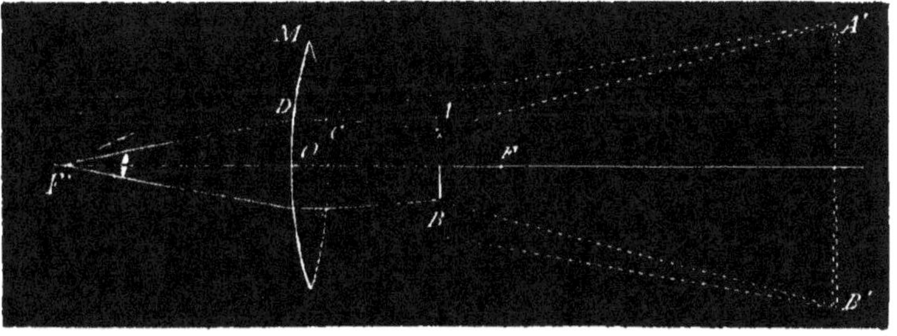

Fig. 35. — Théorie de la loupe.

vers la lentille des rayons lumineux dont l'un AO passera par le centre optique O de cette lentille et ne sera pas dévié, ce sera un axe secondaire, et l'autre A*c*, parallèle à l'axe principal, qui après sa sortie du verre en D passera par ce foyer antérieur de la lentille où se trouve l'œil de l'observateur. Mais la lentille ayant ses deux faces de même courbure, ses distances focales antérieure et postérieure seront égales. Dès lors la figure DAOF′ est un trapèze dans lequel les deux côtés AD et OF′ sont parallèles par hypothèse; mais OF′ égale la distance focale, tandis que AD est plus court par construction; les deux autres côtés AO, DF′ convergeront donc vers le côté le plus court DA et se rencontreront en A′ qui sera le foyer virtuel de A. Pareillement B′ sera le foyer de B et ainsi de suite pour les points intermédiaires entre A et B qui auront aussi leurs foyers virtuels entre A′ et B′. De sorte qu'on aura en A′B′ une image de AB, *virtuelle, droite* et *plus grande que l'objet;* d'autant plus grande que celui-ci sera placé plus près du foyer. En effet, le rayon parallèle AD restera le même; son rayon réfracté DF′ aura aussi toujours la même direction, mais l'axe secondaire AO sera de moins en moins convergent, et viendra couper le prolongement du premier rayon DA en un point de plus en plus éloigné; par conséquent l'image sera aussi plus éloignée. Mais la quantité des rayons lumineux restant la même, plus l'image sera petite plus elle sera brillante; plus elle sera grande, moins elle sera éclairée. A partir d'une certaine distance, ce qu'on gagnera en grandeur on le perdra en netteté.

C'est cette image virtuelle que nous voyons lorsque nous examinons un objet à la *loupe,* laquelle n'est autre chose qu'une lentille biconvexe. Le grossissement est d'autant plus considérable que l'objet est placé plus près du foyer principal et que la convexité de la lentille est plus grande.

§ 4. — Lentilles biconcaves. — Foyers.

Ces lentilles ne donnent que des images et des foyers *virtuels;* par conséquent tous les rayons lumineux qui les traversent en sortent divergents et ne peuvent former leurs foyers que sur le prolongement de ces rayons, c'est-à-dire du même côté que l'objet. Le centre optique de ces lentilles s'obtient de la même manière que pour les lentilles biconvexes, et, de même que pour ces dernières, tous les rayons lumineux passant par ce point sortent parallèlement à leur direction initiale et ne sont pas déviés; ce sont des *axes secondaires.*

Foyers dans les lentilles biconcaves. — On distingue le

foyer *principal* et les foyers *conjugués*. Soit un rayon lumineux *b*D (fig. 36) parallèle à l'axe principal. Menons au point
D la normale DC. Les mêmes constructions géométriques que
nous avons faites pour les lentilles convexes et pour les
prismes nous n'avons qu'à les répéter ici : si l'indice de ré-

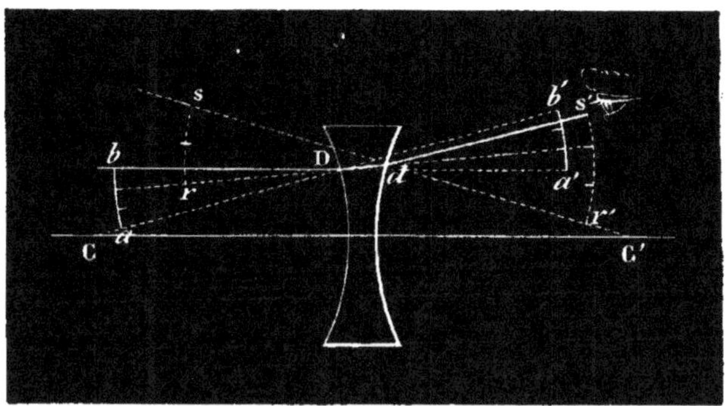

Fig. 36.

fraction de la lentille est 3/2, décrivons du point D comme
centre, et avec le même rayon, deux arcs de cercle *ab*, *a'b'*;
divisons l'arc *ab* en trois parties ; reportons deux de ces parties sur l'arc *a'b'* à partir de la normale prolongée D*b'* et nous
aurons en D*d* la direction du rayon réfracté dans le verre. Ce
rayon sera déjà divergent et s'éloignera de l'axe principal,
mais à sa sortie du verre si nous répétons les mêmes constructions, que nous divisions l'arc *s r* en deux parties et que nous
reportions trois de ces parties sur l'arc *s'r'* à partir de la normale C'*d*, la ligne *ds'* nous donnera le rayon réfracté du verre
dans l'air. Ce rayon, comme on le voit, sera encore plus
divergent que le premier D*d* et son prolongement viendra
couper l'axe principal au point C qui coïncide avec le centre de courbure. Tous les autres rayons parallèles à l'axe
viendraient par leurs prolongements aboutir au même
point qui sera le foyer *principal virtuel* de la lentille car

tous ces rayons sembleront, à l'œil placé en *s'*, venir du point C.

Les rayons non parallèles à l'axe principal tombant sur la lentille en divergeant, divergeront encore plus après leur sortie du verre et viendront couper l'axe principal entre le foyer principal et la lentille, d'autant plus près de celle-ci que l'objet sera lui-même plus rapproché. Ce point sera le foyer conjugué du point qui a émis le rayon divergent.

On comprend que, si le point lumineux était en dehors de l'axe principal, son foyer conjugué se ferait sur un axe secondaire.

§ 5. — Formation des images dans les lentilles biconcaves.

Soit une bougie AB placée sur l'axe principal d'une lentille biconcave (fig. 37). Menons du point A le rayon AI parallèle à l'axe. En appliquant la loi des sinus (indice 3/2)

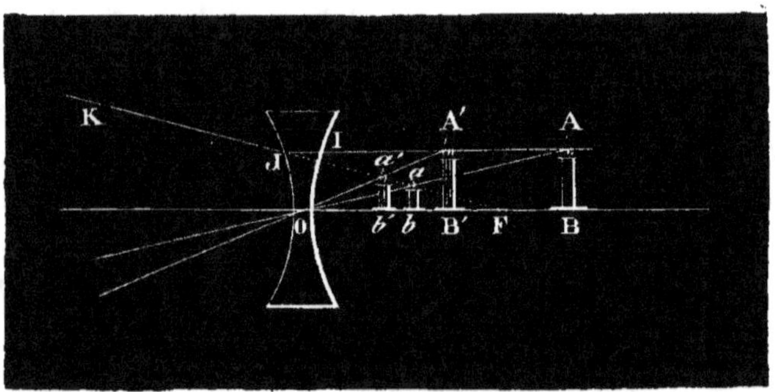

Fig. 37.

nous aurions en JK la direction de ce rayon après sa sortie de la lentille et dont le prolongement JF passerait par le foyer F. Mais nous avons vu que les rayons passant par le centre optique O n'étaient pas déviés, alors le rayon AO sera un axe secondaire qui viendra couper le prolongement du rayon réfracté JK en *a;* ce sera le foyer du point A. On déterminerait de la même manière le foyer du point B et de tous les points compris entre A et B, de sorte qu'on aura en *ab* une image *virtuelle droite* et *plus petite* que l'objet AB.

Plus l'objet se rapprochera de la lentille, plus l'axe secondaire viendra couper le rayon parallèle réfracté en un point plus voisin de la lentille, et plus l'image virtuelle sera grande. Celle-ci sera égale à l'objet quand ce dernier touchera à la lentille (1).

Aberration de sphéricité et de chromicité. — Achromatisme. — Nous avons vu que les rayons lumineux qui traversaient une lentille à une certaine distance de l'axe principal venaient former leur image entre la lentille et le foyer principal : c'est ce qu'on appelle l'*aberration de sphéricité.* De tels rayons ne serviraient qu'à rendre diffuse l'image des points un peu éloignés de l'axe, aussi dans les instruments d'optique on remédie à cet inconvénient en interposant des *diaphragmes* de diamètre variable sur le trajet des rayons incidents de manière à intercepter les rayons marginaux.

Les objets regardés à travers une loupe paraissent souvent *irisés* comme à travers les prismes, quoique à un plus faible degré, et les contours de l'image sont diffus et mal limités. Cela dépend de l'inégale réfrangibilité des divers rayons lumineux colorés : chacun d'eux vient former son foyer en un point distinct et l'ensemble forme ainsi un *spectre.* C'est ce qu'on appelle l'*aberration de chromicité.*

Ce défaut des lentilles restreindrait beaucoup leurs applications et les microscopes composés ne rendraient aucun service si l'on n'avait trouvé le moyen d'empêcher cette dé-

---

(1) Gavarret, *loc. cit.*

composition de la lumière. Ce moyen est bien simple : il consiste à former la lentille de deux morceaux de verre possédant un pouvoir réfringent différent et s'appliquant exactement l'un sur l'autre. Les verres habituellement choisis sont le *flint glass* et le *crown glass*. Leur épaisseur respective est donnée par la pratique. Cette modification de la lentille et de ses propriétés porte le nom d'*achromatisme* et les verres ainsi construits sont dits *achromatiques* ou *achromatisés*. Ce sont les seuls que l'on emploie dans tous les instruments de précision.

Remarque. — On désigne encore sous le nom de lentilles *positives* les lentilles convexes ou convergentes; tandis que les lentilles concaves ou divergentes sont appelées *négatives*.

§ 6. — Des lentilles ellipsoïdales et cylindriques positives et négatives. — Images qu'elles donnent.

Nous laisserions volontiers ce paragraphe de côté s'il n'avait pas de très-importantes applications en ophthalmoscopie et s'il ne devait pas nous rendre compte des phénomènes les plus intéressants de l'astigmatisme. Après l'étude que nous venons de faire des lentilles sphériques, positives et négatives, ce sujet comportera peu de développements et nous n'aurons que quelques considérations à ajouter.

Nous avons vu qu'une lentille biconvexe sphérique était produite par l'intersection de deux sphères tandis qu'une lentille biconcave résultait d'une masse transparente dans laquelle on aurait taillé deux sphères tangentes l'une à l'autre; ou, en un mot, c'est l'espace qui sépare deux sphères tangentes ou plus ou moins rapprochées, car les lentilles *théoriques* sont considérées comme sans épaisseur, mais dans la pratique on comprend que cela est impossible.

Que l'on remplace maintenant les sphères par des *ellipsoïdes de révolution* dont les axes homonymes seront parallèles, l'on aura une lentille ellipsoïdale convergente ou divergente selon que les ellipsoïdes seront sécants ou tangents. Au lieu d'ellipsoïdes *de révolution* on pourrait encore employer des solides qui ne fussent pas de révolution, ou bien des ovoïdes, et alors on aurait des lentilles très-compliquées dont l'étude sortirait de notre sujet.

Images données par les lentilles ellipsoïdales convexes. — De même que dans les lentilles sphériques, nous aurons des images *virtuelles* et des images *réelles*, suivant que l'objet sera placé entre la lentille et *ses foyers* ou au-delà de ces foyers. Examinons d'abord le premier cas.

a. Images virtuelles. — Les divers méridiens d'une telle lentille passant par son centre de figure auront une convexité d'autant plus petite qu'ils se rapprocheront davantage du plan du grand axe et d'autant plus grande qu'ils se rapprocheront davantage du plan passant par le petit axe. La réfraction étant en raison directe de la courbure, l'image virtuelle sera agrandie de la même façon, et, si l'objet est un cercle ou un carré, son image sera un ovale ou un rectangle dont le grand axe ou la plus grande longueur sera dans le méridien le plus convexe, car on sait que la loupe a un pouvoir amplifiant d'autant plus grand que son rayon de courbure est plus petit.

b. Images réelles. — L'image réelle donnée par une lentille biconvexe est d'autant plus grande que son rayon de courbure est lui-même plus long, et d'autant plus petite que ce rayon est plus court. Il résulte de cette loi, que nous avons démontrée précédemment, que l'image réelle fournie par une lentille ellipsoïdale sera *plus petite* dans le méridien le *plus convexe* et *plus grande* dans le méridien le *moins convexe*, c'est-à-dire contrairement à ce qui se produit dans l'image virtuelle. Nous verrons, à propos de l'astigmatisme,

le parti que Schweigger a tiré de la connaissance de ce phénomène.

Le problème, toutefois, n'est pas aussi simple que l'explication précédente pourrait le faire supposer, et l'image
donnée par la lentille ellipsoïdale sera bien plus sujette à
l'aberration de sphéricité que celle qui est donnée par une
lentille sphérique. En effet, quelque voisins de l'axe principal qu'on suppose les rayons incidents, ces rayons rencontrant des surfaces inégalement courbes, formeront leurs

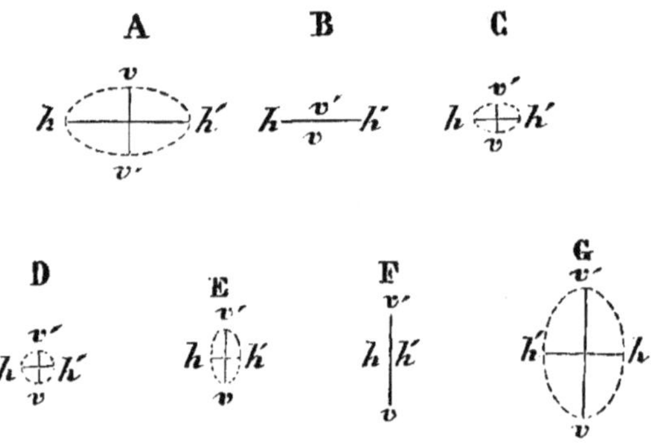

Fig. 38.

foyers à des distances différentes, et nulle part l'image ne
sera parfaitement nette. La forme même de l'image sera
différente suivant le point où elle sera recueillie. Si c'est au
point d'entrecroisement des rayons passant par le méridien
le plus convergent, l'image sera allongée dans le sens du
méridien le moins convergent; si c'est au point d'entrecroisement des rayons les moins convergents, l'image sera
allongée dans le sens opposé. La figure suivante, empruntée
à Donders, donne une très-bonne idée de ce qui se produit
en pareil cas.

Soit une lentille dont le méridien vertical a un rayon de
courbure plus petit que le méridien horizontal. Si un cône

lumineux, partant d'une ouverture pratiquée dans le volet de la chambre noire, par exemple, tombe sur cette lentille parallèlement à l'axe principal, les rayons lumineux subiront une réfraction proportionnelle à la courbure des surfaces ou des méridiens. Supposons, pour plus de simplicité, le méridien vertical vv' et le méridien horizontal hh'. Si nous plaçons un écran à une certaine distance de la lentille en A, moins éloignée que le foyer du méridien vertical, aucun rayon ne se sera encore entrecroisé, mais les rayons verticaux, dont v et v' représentent les extrêmes, sont plus près de leur entrecroisement que les rayons extrêmes horizontaux hh', et l'image est un ovale à grand diamètre horizontal. Un peu plus loin, en B, c'est-à-dire au foyer des rayons verticaux ou du méridien vertical, les rayons vv' s'entrecroisent, mais les rayons horizontaux hh' ne le font pas encore, et l'image a atteint ses plus petites dimensions en hauteur, et se rapproche plus ou moins d'une ligne horizontale. Un peu plus loin, en C, les rayons horizontaux se sont encore rapprochés, mais déjà les rayons verticaux divergent et sont devenus $v'v$; l'image est de nouveau ovale, à grand diamètre horizontal, mais plus petite que A. Ces rayons horizontaux et verticaux continuant, les premiers à converger, les seconds à diverger, il arrive un moment, en D, où la divergence des unes égale la convergence des autres, et les deux diamètres hh', $v'v$ sont égaux, l'image est ronde. Un peu plus loin encore, en E, les rayons verticaux continuant de diverger, les horizontaux se rapprochent de plus en plus, et cette fois l'image redevient ovale, mais à grand diamètre vertical. Enfin, nous sommes arrivés au foyer du méridien horizontal, en F ; les rayons hh' s'entrecroisent et l'image a la forme d'une ligne verticale. Continuons d'éloigner l'écran ; en G l'image redevient ovale à grand diamètre vertical, par suite de la divergence des rayons hh' qui sont devenus $h'h$, et la figure est toujours ovale dans le même sens et restera ainsi, mais de plus en plus grande quelle que soit la distance à laquelle on éloigne l'écran, et comme tous les rayons sont entrecroisés, vv' est devenu $v'v$ et hh' est devenu $h'h$.

L'espace situé entre les foyers B et F du méridien vertical et du méridien horizontal est appelé *intervalle focal de Sturm*. On comprend facilement que plus sera grande la différence de courbure des deux méridiens, plus sera étendu l'intervalle focal, et *vice versa*. Il n'y aura qu'un point, situé au milieu de l'intervalle focal, où un objet rond donnera une image également ronde, mais peu nette, attendu que les rayons horizontaux ne se seront pas encore croisés et que les rayons verticaux seront déjà divergents. Ce ne sera donc réellement qu'aux foyers extrêmes B et F qu'on aura une image distincte, soit des rayons verticaux, soit des rayons horizontaux.

L'œil astigmate pouvant être assimilé comme effet réfringent à une semblable lentillle, il est clair que l'image d'un point lumineux ne sera jamais un point, mais une tache de diffusion qui changera de forme et d'étendue suivant la position de la rétine. Inversement, une surface ronde située sur la rétine, la papille du nerf optique, par exemple, donnera au dehors une image ovale, et, si la papille est elle-même ovale, elle pourra donner une image ronde si la direction de son grand axe coïncide avec le méridien le plus réfringent.

Ce que nous avons dit des lentilles ellipsoïdales convexes nous dispensera de donner de plus longs détails sur les lentilles concaves, dont les images *virtuelles* seront déformées aussi, car les rayons sortiront de la lentille d'autant plus divergents qu'ils passeront par un méridien plus concave. Il résulte de là que les objets regardés à travers une semblable lentille paraîtront rétrécis ou rapetissés *au maximum* dans le sens du méridien *à maximum* de courbure.

A propos des lentilles ellipsoïdales, nous devrions parler des lentilles cylindriques, que l'on peut considérer comme des lentilles ellipsoïdales dont le grand axe serait infini. Toutes les démonstrations seraient analogues, et comme nous devons nous en occuper dans un chapitre spécial (voir *Verres cylindriques*, livre IV, chap. II), nous nous contenterons de signaler l'analogie; ce sont, du reste, les seules que l'on emploie dans la pratique, soit seules, soit associées à un verre sphérique. Dans ce dernier cas, l'effet total de la lentille est celui d'une lentille ellipsoïdale. Cela est très-facile à comprendre et il nous semble inutile d'y insister. Pour corriger l'astigmatisme, il faut que la lentille cylindrique ou ellipsoïdale, ajoutée à l'œil, donne une surface réfringente égale dans tous les méridiens.

§ 7. — **Lunette de Galilée.**

Comme nous aurons à parler plus tard de l'examen ophthalmoscopique de l'œil à l'aide d'un verre concave placé entre cet organe et l'œil de l'observateur, il nous semble utile de dire quelques mots de la lunette de Galilée qui est formée d'un objectif convexe et d'un oculaire concave. Rappelons que dans l'examen de l'œil tel que nous l'avons indiqué tout à l'heure, le cristallin de l'observé joue le rôle d'objectif par rapport au fond de l'œil vers lequel se dirigent les investigations.

La lunette de Galilée (fig. 39), ou de spectacle, se compose d'un objectif convexe M et d'un oculaire R divergent et placé au-delà du foyer de la lentille convergente, de telle sorte que le foyer virtuel de cette dernière tombe entre la première lentille et son foyer principal. Supposons un objet AB assez éloigné de l'objectif M. Le point A de cet objet enverra vers la lentille M des rayons divergents et des rayons parallèles à l'axe principal, qui tous viendront se croiser au point *a* qui sera le foyer *conjugué* de A. Tous les rayons partant de B viendront également former leur foyer en *b;* il en sera de même des autres points de l'objet compris entre A et B qui viendront former leur foyer entre *a* et *b*, de sorte que nous aurons en *a b* une image réelle et renversée de AB. Si nous interposons une lentille divergente R, qu'arrivera-t-il? Les rayons convergents venant de la lentille M divergeront après leur sortie de la lentille R, et viendront former en *a' b'* une image *virtuelle droite* et *un peu agrandie* de AB; c'est ce que l'inspection de la figure montre suffisamment, et dont on pourra trouver la démonstration dans tous les traités de physique.

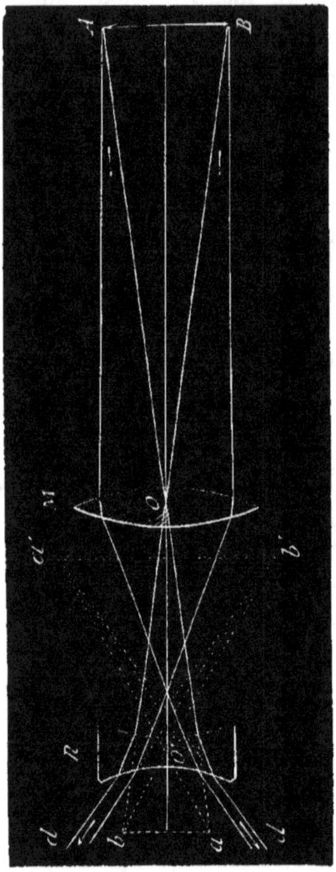

Si un objet est grossi deux, trois fois, nous le voyons sous un angle double, triple, et sa distance nous paraît réduite à la moitié, au tiers. C'est pour cette raison que la lunette de Galilée semble rapprocher les objets et porte le nom de *lunette d'approche*.

Fig. 39. — Lunette de Galilée.

On emploie en ophthalmologie une loupe composée, appelée *loupe de Brucke*, qui n'est autre chose qu'une petite lunette de Galilée. Cet instrument a sur la loupe ordinaire l'avantage de donner un plus fort grossissement pour une même distance, et par conséquent de permettre à l'observateur de se placer à 5 ou 8 centimètres du point à examiner tout en ayant un grossissement de 3 à 10 fois.

Tout le monde sait que dans les instruments d'optique formés de plusieurs verres, celui qui est tourné vers l'objet porte le nom d'*objectif* tandis qu'on appelle *oculaire* celui qui est placé vers l'œil de l'observateur. L'oculaire comme l'objectif peut être formé lui-même de plusieurs lentilles, iudépendamment de celles qui sont nécessaires pour produire l'achromatisme.

LIVRE II

CHAPITRE PREMIER

§ 1. — **Anatomie et physiologie comparée de l'œil.**

L'œil est l'organe au moyen duquel les animaux se mettent en rapport, à distance, avec les objets extérieurs et en apprécient la couleur, la forme, le volume, la situation et le mouvement. Ce merveilleux instrument, très-compliqué chez les animaux supérieurs, devient de plus en plus simple à mesure qu'on descend l'échelle des êtres organisés, et finit par se réduire à un petit sac transparent, quelquefois caché sous la peau, et même sous les muscles, et renfermant un liquide dans lequel baigne une membrane qui est la seule partie indispensable pour la perception lumineuse et qui fait suite au nerf optique. Au dire de certains naturalistes, quelques animaux, vivant éternellement dans les ténèbres, seraient dépourvus d'yeux, ce qui semble indiquer que la lumière est indispensable pour l'exercice de la vision. Cette question est encore en litige, et, tandis que quelques-uns croient que certains animaux voient dans l'obscurité, d'autres leur nient ce pouvoir; d'autres même, en font des animaux *photogènes*, c'est-à-dire produisant eux-mêmes une certaine quantité de lumière suffisante pour leurs besoins nocturnes.

Si, partant des animaux inférieurs, on remonte dans le règne animal, on voit l'organe de la vue se compliquer peu à peu, et cet état de simplicité primitive, qui ne pouvait guère permettre aux animaux que la distinction vague du jour et de la nuit, acquiert chez certains d'entre eux une perfection de plus en plus complète, qui atteint son dernier degré chez l'homme et les oiseaux. Dans chaque espèce animale l'appareil est merveilleusement disposé, selon les nécessités individuelles et selon le milieu dans lequel elle vit. L'œil est souvent multiple et placé sur diverses parties du corps, parfois très-éloignées les unes des autres, et permettant à l'animal de voir en même temps de plusieurs côtés. L'œil est tantôt enfoncé dans une orbite, tantôt saillant à l'extérieur, tantôt porté par un pédicule plus ou moins allongé et plus ou moins flexible et rétractile. Tout ce que nous venons de dire est relatif à la situation et à la forme extérieure ; mais, si nous cherchons à en étudier l'organisation intérieure et le mécanisme de son fonctionnement, nous allons trouver des différences encore plus considérables.

Avant d'aborder l'étude de l'œil humain, il ne sera pas inutile de dire quelques mots sur la structure de cet organe chez les divers animaux, et cette étude ne sera pas longue, car toutes les variétés peuvent se rapporter à deux types : les yeux à *image droite* et les yeux à *image renversée*. Les yeux rudimentaires, dont nous avons parlé au commencement de ce chapitre, n'entrent pas, il est vrai, dans cette classification, car ils ne donnent pas d'image, mais leur étude est négligeable et inutile pour nous.

Les yeux à image droite peuvent encore s'appeler yeux à *rétine convexe*, tandis que les autres seront des yeux à *rétine concave*. La figure suivante empruntée à M. Giraud-Teulon donne une idée bien simple et bien précise de ces dénominations. L'espace qui nous entoure étant circulaire, il était tout naturel que l'organe destiné à la perception de cet espace affectât la même forme. Cependant il eût été impossible de faire un organe entièrement sphérique et percevant la lumière par toute sa surface, car il aurait fallu pour cela que l'œil fût entièrement isolé et suspendu dans l'espace, qu'il n'eût pas de pédicule ni de lien avec le reste de l'organisme ou bien qu'un autre organe semblable suppléât au premier dans la portion déficiente du champ visuel. Aussi la partie perceptible de l'espace n'embrasse-t-elle pour un même œil qu'une quantité plus ou moins considérable de degrés. Supposons un demi-cercle ABC (fig. 40)

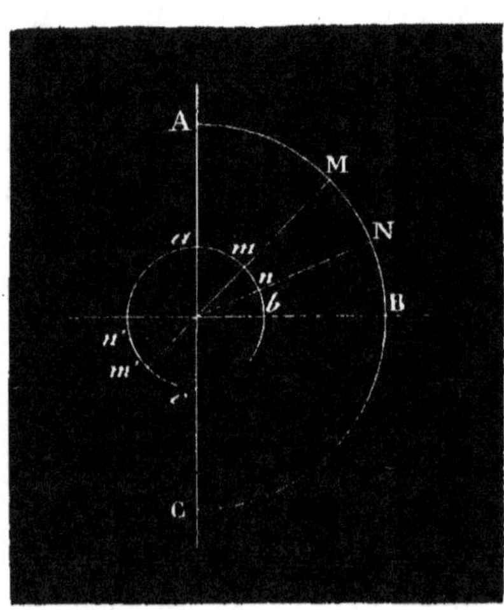

Fig. 40.

envoyant vers le petit cercle *abc* des rayons lumineux, la même démonstration s'appliquant aux deux sphères concentriques dont ces cercles sont les sections produites par un même plan. Si la petite sphère représente la rétine, ce sera la partie convexe *abc* qui percevra l'image venant de la grande circonférence si cette image est droite : en effet la figure nous montre que les rayons partant de M et convergeant vers le centre O de la rétine atteindront cette membrane en avant en *m*, en arrière en *m'*; que les rayons partant de N couperont également la rétine en *n* et *n'*. Or si nous supposons la rétine convexe les images *m* et *n* seront superposées dans le même sens que les objets M et N et ces images seront droites par rapport aux objets; mais si nous supposons que c'est le segment postérieur de la petite sphère qui est sensible, nous voyons immédiatement que les images *m* et *n* sont superposées en sens inverse des objets M et N, et que par conséquent l'image est renversée et s'abaisse d'autant plus vers la verticale que l'objet s'élève davantage. Au lieu de simples rayons partant des points M et N, nous pouvons supposer des cônes lumineux, mais ce sera toujours l'axe de ce cône, représenté par les rayons M*m*, N*n* qui donnera à la rétine la conscience de la direction du cône entier. Ceci nous fournit un puissant argument en faveur du *principe de direction* que nous invoquerons tout à l'heure et que nous pourrons appliquer tout aussi bien aux yeux à image droite qu'aux yeux à image renversée.

Le type des premiers est offert par les yeux à *facettes* des insectes qui, comme on le sait, ont parfaitement conscience de la direction des objets puisqu'ils fuient toujours du côté opposé à l'ennemi qui les poursuit, ou au corps qui menace de les frapper.

Ces yeux se composent d'une rétine convexe *abc* (fig. 41) envoyant dans toutes les directions, et toujours suivant la normale partant du centre O, de petits prolongements filiformes extrêmement ténus et renfermés chacun dans un petit cône isolateur à paroi recouverte de pigment et à base externe. Ce petit cône est rempli d'un liquide transparent et présente quelquefois comme un petit cristallin. La base de tous ces cônes, au nombre de plusieurs milliers quelquefois, est fermée par une cornée et l'ensemble forme une mosaïque fort régulière et à configuration variable.

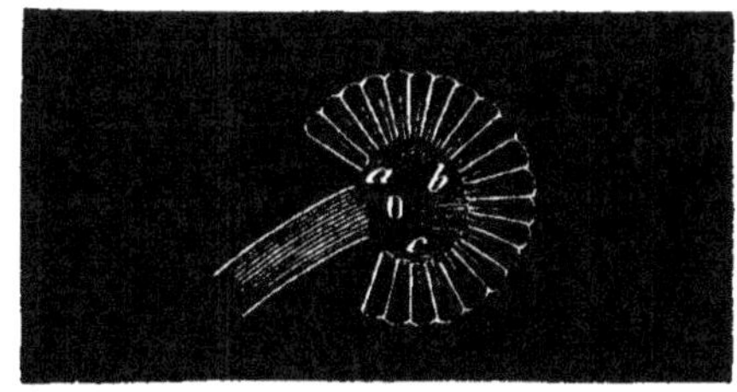

Fig. 41.

Tout rayon incident, quelle que soit sa direction, trouvera toujours un cône ayant la même direction que lui, et c'est seulement ce cône qui admettra le rayon car tous les autres le recevront obliquement et leur paroi pigmentée l'absorbera sans qu'il soit utilisé pour la vision.

Nous verrons un peu plus loin que dans l'œil humain, ou à image renversée, les cônes incidents frappent la rétine suivant une direction déterminée par la normale au point d'incidence, et, tout en donnant plus de lumière, se rattachent également au grand principe de *direction de la lumière*.

§ 2. — De l'œil humain.

Cet organe, considéré d'une manière générale, comprend des parties propres à la vision et des parties accessoires, telles que les paupières. Les premières seules doivent nous intéresser. Parmi ces parties, une seule, avons-nous dit, est indispensable pour la perception lumineuse, c'est la rétine ; toutes les autres sont des agents de perfectionnement ou de nutrition. Examinons succinctement chacune de ces parties.

De dehors en dedans, nous trouvons d'abord la sclérotique, qui est une membrane de forme sphérique, de nature fibreuse, résistante et qui donne au globe oculaire sa forme particulière ; légèrement aplatie en arrière, elle est bombée en avant au niveau d'une partie transparente appelée *cornée transparente*, par opposition à la sclérotique qui autrefois se nommait *cornée opaque*. La sclérotique a environ 12 à 13 millim. pour rayon de courbure dans tous les sens.

La cornée appartient donc à une section de sphère d'un rayon plus petit que celui du globe. Elle est enchâssée obliquement dans la sclérotique avec laquelle ses fibres se continuent et s'unissent de la façon la plus intime. A la jonction de ces deux membranes existe un espace circulaire appelé *canal de Schlemm* (H, fig. 42). Les recherches de Helmholtz sur la courbure de la cornée ont prouvé qu'elle n'est pas celle d'une sphère, mais bien à peu près celle d'un ellipsoïde dont le demi grand axe mesurait, chez un sujet, 13mm,027, et le demi petit axe, 9mm,777. Dans plusieurs cas, le centre de la surface externe de la cornée coïncidait avec le point culminant de l'ellipsoïde, tandis que, dans la plupart des cas, l'axe visuel tombe un peu en

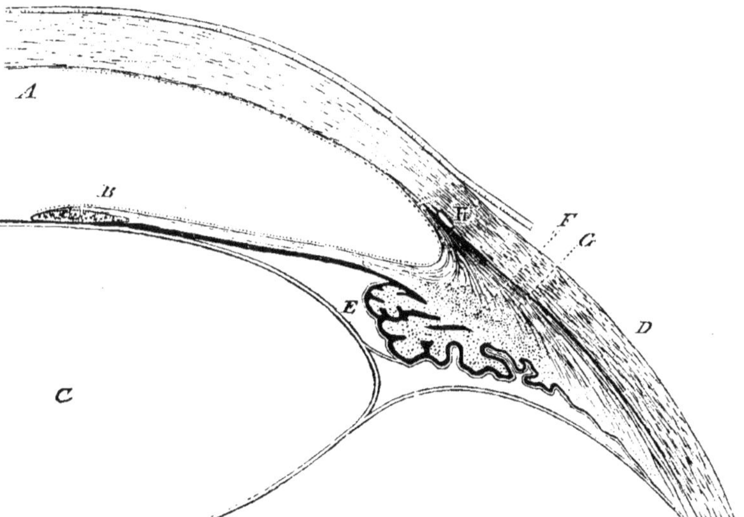

Fig. 42. — Coupe de la région ciliaire. — A, cornée ; B, iris; C, cristallin ; D, sclérotique; E, procès ciliaires; F, fibres circulaires du muscle ciliaire; G, Fibres longitudinales; H, canal de Schlemm.

dedans. La sclérotique présente à la partie postérieure un trou pour le passage du nerf optique, et se continue avec la gaîne externe de ce nerf.

Immédiatement appliquée à la sclérotique, on trouve la *choroïde*, membrane mince formée presque entièrement de vaisseaux parmi lesquels on trouve de nombreuses cellules pigmentaires irrégulières. La face interne de la choroïde est tapissée par deux ou trois couches de cellules pigmentaires très-régulières que l'on décrit généralement aujourd'hui avec la rétine dont elles paraissent faire partie. Cette membrane, comme la précédente, est percée en avant et en arrière et se termine à la partie antérieure par une petite bandelette appelée *ligament ciliaire* ou *muscle ciliaire* (fig.42), depuis que MM. Bowmann et Brücke y ont découvert des fibres musculaires, et sur lequel nous reviendrons à propos de l'accommodation. La partie antérieure du ligament ciliaire se divise elle-même en deux couches : l'une externe formée par un anneau à section triangulaire, présentant à la partie externe des fibres musculaires lisses radiées (fig. 42, G), s'étendant de la sclérotique au corps ciliaire et s'insérant à la paroi interne du canal de Schlemm, et des fibres annulaires, F, découvertes par H. Müller : c'est le muscle ciliaire proprement dit; l'autre interne, formée de replis à direction antéro-postérieure, et constitués par des lacis de vaisseaux, c'est le corps ciliaire ou *procès ciliaires* qui se terminent au niveau de la jonction de l'iris avec la choroïde.

Encore plus en avant la choroïde semble se détacher de la coque oculaire et se replier vers l'intérieur de l'œil pour former l'*iris*. En effet cet organe a la forme d'un diaphragme percé à son centre et dont la grande circonférence semble se continuer sans ligne de démarcation avec le *corps ciliaire*. Comme ce dernier, en effet, l'iris est formée de fibres musculaires, de vaisseaux et de pigment. La couche pigmentaire de la choroïde tapisse toute cette membrane ainsi que les procès ciliaires, et l'iris jusqu'au bord de la petite circonférence.

Contre la face interne de la choroïde on trouve la *rétine*, couche nerveuse, mince et transparente formée par l'épanouissement des fibres du nerf optique et dont la description détaillée nous entraînerait trop loin. Qu'il nous suffise de dire qu'il est aujourd'hui parfaitement établi que les fibres nerveuses du nerf optique ne sont pas sensibles à la lumière, mais seulement les extrémités de ces fibres qui se terminent par de petits corps appelés *cônes* et *bâtonnets*, et dont l'ensemble constitue une couche continue qui forme la couche externe de la rétine, celle qui est immédiatement appliquée contre la choroïde.

La rétine a donc la forme d'un miroir concave, percé d'un trou à la partie postérieure pour le passage du nerf optique et terminé antérieurement par un bord frangé, appelé *ora serrata*, et situé au niveau du commencement du corps ciliaire. Il n'est pas sans importance d'ajouter que le trou pour le passage du nerf optique n'est pas situé à l'extrémité de l'axe antéro-postérieur de l'œil, mais bien un peu en dedans. A l'extrémité de cet axe antéro-postérieur se trouve une petite tache jaune (macula lutea) formée presque entièrement de cônes, souvent très-difficile à apercevoir, et qui jouit d'une exquise sensibilité. C'est sur ce point que vient se former l'image dans ce qu'on appelle la *vision centrale*. L'entrée du nerf optique, au contraire, appelée *papille*, ne contient que des fibres et n'est pas sensible à la lumière. Elle forme dans le champ visuel une petite lacune découverte en 1668 par Mariote et appelée *punctum cæcum, point aveugle*, tache de Mariote. A cette époque on croyait que c'était la choroïde qui était sensible à la lumière.

Nous dirons plus tard comment on démontre le défaut de sensibilité de cette région.

En dedans de la rétine on trouve la membrane hyaloïdienne, très-mince, ayant la forme d'une sphère aplatie en avant, ou plutôt déprimée, sans ouverture, et contenant une humeur gélatineuse, filante, diaphane et incolore, appelée *humeur vitrée* ou *corps vitré*, et qui occupe la plus grande partie de la cavité du globe oculaire.

Dans la dépression que nous venons de voir à la face antérieure de la membrane hyaloïdienne est logé un corps solide, transparent, ayant la forme d'une lentille biconvexe et dont l'axe se confond avec l'axe antéro-postérieur de l'œil. C'est le *cristallin*. Cette lentille est plus convexe à sa face postérieure dont le rayon de courbure est de $5^{mm},8$, qu'à sa face antérieure dont le rayon de courbure est de 9^{mm}.

Le cristallin est complétement enveloppé dans une capsule transparente, vitreuse, dont la moitié antérieure est libre et appuie contre l'iris, limitant avec cette membrane un espace *virtuel* à l'état normal (les deux surfaces étant appliquées l'une contre l'autre), et qu'on appelait autrefois la *chambre postérieure* parce que l'on croyait que le cristallin était à une certaine distance derrière l'iris, tandis que la moitié postérieure appuie sur la membrane hyaloïdienne. La circonférence du cristallin est comprise entre les deux feuillets qui proviennent du dédoublement de la membrane hyaloïdienne et se trouve en rapport avec les procès ciliaires et indirectement avec le muscle ciliaire. L'espace compris entre la cornée, l'iris et la face antérieure du cristallin contre laquelle elle appuie, est rempli par l'humeur aqueuse et porte le nom de chambre antérieure.

§ 3. — Marche des rayons lumineux dans l'œil.

L'œil considéré dans son ensemble présente donc d'avant en arrière une série de milieux transparents, les uns solides, les autres liquides, que doit traverser le rayon lumineux pour arriver sur la rétine. L'ensemble de ces milieux réfringents forme un appareil dioptrique admirablement constitué et ayant toutes les propriétés et tous les avantages d'une lentille convergente sans en avoir sensiblement les inconvénients.

C'est Kepler qui a indiqué le premier la marche des rayons lumineux dans l'œil, et démontré la formation sur la rétine de l'image des objets extérieurs. Dans les lentilles convergentes ordinaires, le foyer des rayons parallèles est toujours à une certaine distance de la lentille, d'autant plus près que les rayons incidents sont plus éloignés de l'axe principal (aberration de sphéricité), et cela parce que la lumière traverse un milieu homogène, le verre, et se trouve, avant comme après sa sortie, dans l'air. Dans l'œil il n'en est pas ainsi : les parties centrales du cristallin étant plus denses que les parties corticales et plus réfringentes, les rayons lumineux voisins de l'axe principal et qui traversent ces couches, tendent à former leur foyer au même point que les rayons marginaux qui traversent les couches corticales. De cette manière, l'aberration de sphéricité peut se trouver en partie corrigée, et il est de fait que l'œil peut donner une image nette des objets compris sous un angle de 20 ou 23°, tandis que les lentilles de verre exigent un diaphragme, qui limite leur ouverture à 6 ou 8°. (Voir fig. 29, page 42.) De plus, le rayon lumineux traverse un système convergent dont les différentes couches jouissent d'une réfrangibilité différente et lui font subir une série de réfractions partielles, qui toutes concourent au même but, la convergence. La partie la plus réfringente de ce système, le cristallin, étant au milieu, les rayons sont déjà convergents lorsqu'ils traversent cette lentille, et tendent par conséquent à former leur foyer plus près du cristallin que sa distance focale, mais ils rencontrent l'humeur vitrée, qui les fait converger encore davantage, et de telle sorte que leur foyer se trouve juste à la limite de cette humeur, c'est-à-dire sur la rétine. De même que dans les lentilles convergentes ordinaires, on obtient là une image renversée des objets extérieurs. On démontre ce fait par l'expérience et par des constructions géométriques.

Expérience: Cette expérience, due à Magendie, et très-facile à répéter, consiste à prendre un œil frais de lapin albinos dont on met la partie postérieure de la sclérotique à nu et qu'on enchâsse dans un volet de chambre noire de façon à ce que la cornée soit dirigée en dehors vers l'objet lumineux, une bougie allumée, par exemple, dont on veut percevoir l'image. L'observateur placé dans la chambre noire voit très-distinctement par transparence, sur la rétine, l'image renversée de la bougie.

La démonstration géométrique, un peu plus délicate que la première, se fait au moyen d'un œil dessiné avec toutes ses parties et dans des rapports exacts de dimensions et de courbures, tel qu'est celui qu'a publié Giraud-Teulon d'après les mensurations de Helmholtz et de Listing.

Connaissant le pouvoir réfringent des divers milieux de l'œil et leur rayon de courbure, on peut au moyen des constructions que nous avons faites pour les lentilles convexes, obtenir la direction des rayons réfractés, mais cette démonstration sortirait de notre cadre, car elle repose sur des formules très-compliquées dont l'étude appartient aux hautes mathématiques et qui ont été données par Cotes et simplifiées par Euler, Laplace, Gauss, Helmholtz, Listing, etc. Qu'il nous suffise de savoir que le calcul, d'accord avec l'expérience, a donné la position exacte des six *points cardinaux* de l'œil au moyen desquels il est très-facile de construire la marche dans l'œil d'un rayon incident dont la direction est connue. Ces mêmes points nous serviront également pour calculer les dimensions des images rétiniennes d'objets dont la grandeur et la distance seront connues. Nous donnons ci-jointe la figure réduite de l'œil schématique de Listing avec tous ses éléments, mais qu'il nous suffise de savoir que le centre optique de cet œil coïncide, à très-peu de chose près, avec le point nodal postérieur et que c'est par ce point, par conséquent, que nous ferons passer les lignes de direction ou les axes secondaires. Dans l'œil normal ce point est à 15^{mm} de la rétine.

Centre optique. — Nous savons qu'on obtient le centre

optique d'une lentille en menant de chacun des centres de courbure un rayon parallèle ; l'intersection de la ligne qui joint les extrémités de ces rayons avec l'axe principal donne le centre optique (fig. 28 page 40. Si les deux faces de

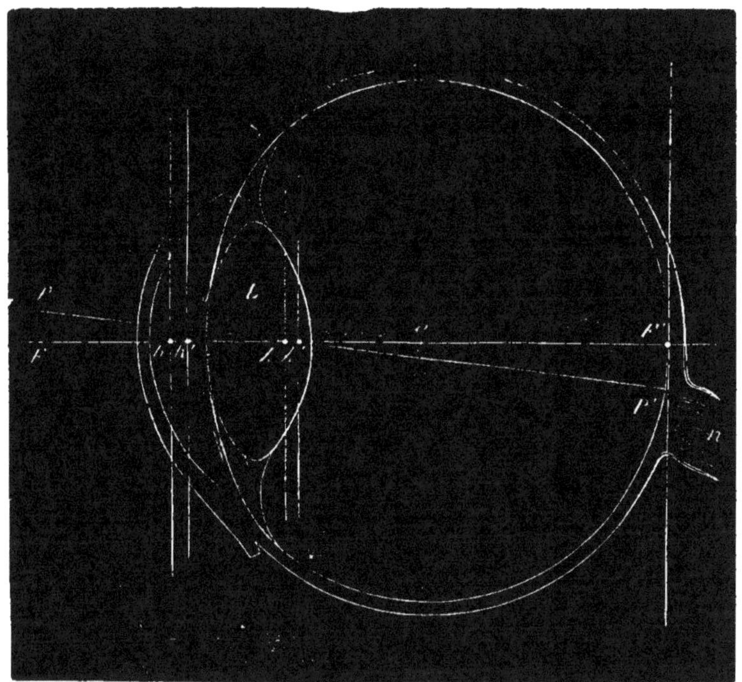

Fig. 43. — Œil schématique de Listing. — **F**, point focal antérieu ; **F'**, point focal postérieur ; *h*, point principal antérieur ; *h'* point principal postérieur ; *k*, point nodal antérieur ; *k'*, point nodal postérieur ; **L**, cristallin ; **O**, centre de figure **P***k*, première ligne de direction, et **P***k'* deuxième ligne de direction, parallèles et déterminant la position du point P et de son image P'; *n*, nerf optique ; FF', axe optique.

la lentille ont la même courbure, le centre optique sera dans l'intérieur de la lentille à égale distance des deux faces ; si l'une des deux est plus convexe que l'autre, le centre optique sera plus rapproché de cette face ; d'autant plus rapproché que la différence des deux rayons de courbure sera plus grande ; il pourra même tomber en dehors de la lentille si l'une des faces est convexe et l'autre concave, comme dans les ménisques. De plus, ce centre optique sera toujours du côté de la lentille dont la face sera plus courbe (1).

D'après les mensurations très-délicates que nous avons rapportées plus haut, les deux rayons de courbure du cristallin étant de 9^{mm}, pour sa face antérieure, de $5^{mm},8$ pour sa face postérieure, et son épaisseur étant de 4^{mm}, nous voyons que ce centre optique tombe dans l'intérieur de la lentille, mais très-près de la face postérieure, et se confond presque avec le point nodal.

Dans le cristallin, comme dans les lentilles de verre, tout rayon incident qui passe par le centre optique n'est pas dévié et poursuit sa marche rectiligne de l'autre côté de cet organe, parallèlement à sa direction initiale, parce qu'il traverse un milieu à faces parallèles, attendu que les tangentes, menées aux extrémités des rayons de courbures parallèles, doivent nécessairement être elles-mêmes parallèles.

L'indice de réfraction de l'humeur aqueuse et celui de l'humeur vitrée étant à peu près les mêmes, puisque ces quantités ne diffèrent qu'à la troisième décimale, on peut prendre le centre optique du cristallin pour celui de l'œil tout entier sans commettre une erreur notable. Ce point, nécessaire à connaître pour construire les images rétiniennes et pour l'étude de l'accommodation, est situé, comme nous l'avons dit, à environ 15^{mm} de la rétine sur l'axe antéro-postérieur.

INDICE DE RÉFRACTION DES DIVERSES PARTIES DE L'ŒIL HUMAIN.

Air	1.000			Couche externe..	1.405
Cornée	1.351	Cristallin	{	Couche moyenne.	1.429
Humeur aqueuse	1.342			Noyau	1.454
Corps vitré	1.348				

(1) Gavarret, *Des images par réflexion et par réfraction*, p. 92.

§ 4. — **Construction des images rétiniennes. — Vision des objets.**

Le centre optique jouissant de la propriété de laisser passer les rayons lumineux qui le traversent sans leur faire éprouver de déviation, il nous sera très-facile, connaissant la distance de ce point à la rétine et la grandeur de l'objet, ainsi que sa distance de ce même point, d'en construire l'image.

Soit l'objet ii' (fig. 45) placé sur l'axe optique AA'. Le rayon ou les rayons partis de j se réuniront en i puisque l'œil est supposé accommodé pour cette distance et que tous ces rayons doivent couper en ce point l'axe principal AA'. Menons du point i' au point k'', centre optique, l'axe secondaire $i'j'$; tous les rayons lumineux émis par ce point se réuniront en j' ; il en sera de même de tous les points compris entre i et i' ; jj' sera donc l'image de ii'. Considérons les deux triangles $ii'k''$, $jj'k''$. Ils sont semblables, comme étant tous les deux rectangles et opposés par le sommet, et nous donnent le rapport suivant :

$$\frac{ii'}{jj'} = \frac{ik''}{j'k''}$$

Dans lequel nous avons l'inconnue jj' en fonction des trois autres termes qui sont connus :

$$ij' = \frac{ii' \times Jk''}{ik''}.$$

Si nous désignons ii' par B ; jj' par β ; $k''i$ par g' et $k''j'$ par g'', nous avons l'égalité :

$$B : \beta = g' : g''$$

D'où l'on peut tirer la valeur d'un des termes connaissant les trois autres.

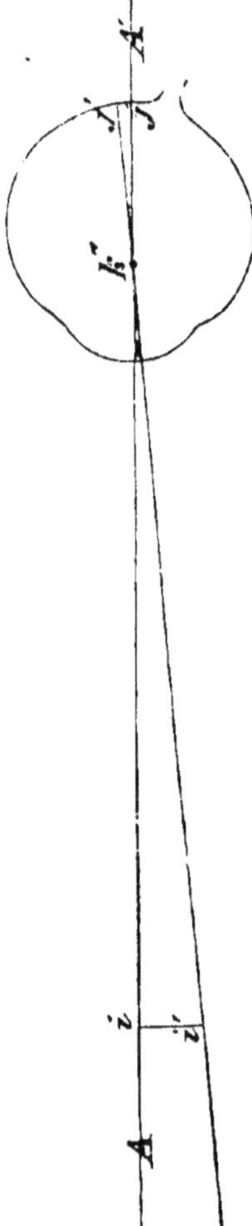

Fig. 44. — Construction des images rétiniennes (Wecker).

Dans l'œil normal g'' est d'environ 15^{mm}. Donc, si nous voyons un objet distinctement à 15 mètres, ou 15000^{mm} de distance, l'image rétinienne sera 1000 fois plus petite, le rapport de B à β étant le même que 15000 à 15.

Si nous mesurons la plus grande distance à laquelle un objet de dimensions connues sera vu distinctement, nous aurons le minimum de grandeur que puisse affecter l'image rétinienne pour être perçue. Cependant l'expérience nous donnera des écarts assez sensibles d'une personne à l'autre, car la rétine peut être plus ou moins sensible et posséder un *tact lumineux* plus ou moins parfait. La dimension minime de β pourra donc varier, et variera en effet suivant les individus. On a voulu chercher un rapport entre cette image et les dimensions des éléments nerveux rétiniens, mais l'expérimentation est venue infirmer la justesse de cette théorie comme on peut en juger par les exemples suivants empruntés à Giraud-Teulon.

Un élève de Beer apercevait, dit Müller, qui emprunte le fait à Wolkmann, à une distance de 28 lignes, un poil ayant une épaisseur de 1/60 de ligne. D'où :

$$\beta = \frac{1/60 \times g''}{28} = \frac{1/60 \times 5,30}{28} = \frac{5,3}{28 \times 60} = 0^{l},0032.$$

En millimètres $1^1 = 2^{mm},25$.

Par conséquent :

$$\beta = 0^{mm},007.$$

Tréviranus apercevait distinctement un point de $0^{mm},01$ à 108^{mm} de distance. Ce qui donne pour β :

$$\beta = \frac{0,01 \times 15}{108} = \frac{0.15}{108} = \frac{15}{10800} = 0^{mm},0015.$$

Giraud-Teulon, qui jouit d'une bonne vue ordinaire, dit avoir aperçu un cheveu tendu sur un fond blanc sale à 5 mètres ou 4^m50 tant monoculairement qu'avec le secours des deux yeux. Le calcul donne dans ce cas pour la dimension de l'image rétinienne environ **2** dix-millièmes de millimètre, et pour sinus ou tangente de l'angle visuel minimum, $^1/_{50000}$, ce qui correspond à un angle au centre de $4''$. Or cette dimension n'est guère que le dixième de celle supposée aux éléments premiers de la rétine qui ont, comme on sait environ $0^{mm}, 003$ de diamètre.

A notre avis, ces résultats ne sont point comparables entre eux, car une ligne de la même grosseur qu'un point circulaire ou carré est vue à une distance considérablement plus grande que le point. Nous pouvons donc admettre comme dimension moyenne de l'image rétinienne minima $0^{mm},003$ pour le point, et $0^{mm},0003$ pour la ligne.

Comme on le voit, ces dimensions sont très-différentes et il est fort difficile de fixer des limites précises attendu qu'elles varient pour le même individu, et avec le même éclairage, selon la forme de l'objet lumineux. Si on prend comme sujet d'expérience des lignes noires et blanches de même largeur, placées les unes à côté des autres; on voit que pour les distinguer nettement les uns des autres, il faut pour une bonne vue ordinaire que leur largeur paraisse sous un angle de $50''$ environ. Or, le calcul démontre que dans ce cas, l'arc sous-tendu sur la rétine égale $0^{mm},0036$, c'est-à-dire à peu près les dimensions du diamètre d'un élément rétinien.

Dans les mesures optométriques relatives à l'acuité visuelle on prend généralement pour unité un objet ou une lettre placée à une distance telle qu'elle apparaisse sous un angle de 5′.

Nous avons vu, en construisant l'image rétinienne, que celle-ci était renversée, comme l'indiquait du reste l'expérience de Magendie. Or, malgré ce renversement de l'image comment se fait-il que nous voyons les objets droits? Cette question, qui n'a pas peu préoccupé les savants, n'est pas encore complétement élucidée aujourd'hui. Une foule d'hypothèses ont été émises; les unes voulant que ce fût l'image même qui fût perçue par le cerveau; dans ce cas, du moment que toutes les images étaient renversées, l'harmonie physique ne cessait d'exister, et, par l'habitude, nous parvenions à nous rendre compte de la situation des objets tout comme le micrographe pousse instinctivement sa préparation du côté opposé à celui où il veut voir lorsqu'il a l'habitude de se servir de cet instrument qui donne une image renversée. Mais cette théorie tombe devant une foule d'objections qui prouvent que la nature physique de la vision est bien moins probable que sa nature chimique que beaucoup de faits tendent aujourd'hui à démontrer. En effet l'enfant qui vient au monde, l'animal qui vient de naître, l'aveugle-né auquel on rend la vue n'ont pas d'habitude et cependant ils se rendent compte immédiatement de la direction de la lumière. Que l'image rétinienne ait une action chimique ou non il est certain que le cerveau *voit* les objets tels qu'ils sont et sans étude préalable.

Au commencement de ce chapitre nous avons parlé du principe de la *direction de la lumière* et démontré que cette direction suffisait aux animaux pourvus d'yeux à facettes pour rapporter les objets à leur véritable situation,

Voyons s'il en est de même pour l'œil humain et définissons le susdit principe.

La rétine rapporte à la normale au point considéré l'impression reçue. Cette direction se confond avec l'axe des cônes lumineux incidents (Giraud-Teulon).

Chez les animaux à rétine convexe nous avons dû supposer que chacun des éléments nerveux renfermés dans les petits cônes avait avec le centre de la demi-sphère rétinienne un rapport connu de l'animal qui rapportait ainsi à une direction déterminée l'impression reçue par un de ces éléments.

Il suffit de marquer quel point rétinien, chez l'homme, est touché par la lumière pour connaître en même temps la direction réelle du rayon incident ou celle de la source éclairante, pourvu que la conscience musculaire subsiste intacte, car dans les paralysies des muscles moteurs de l'œil on observe des exemples du contraire.

Si l'on imagine, comme pour les insectes, que le sensorium ait la notion primitive de ce rapport, c'est-à-dire de la situation relative de chaque élément rétinien sensible avec le centre de la sphère dont il fait partie, on fonde du même coup la base physiologique de la vision. On investit, en effet, l'organe ou le sensorium de la faculté de juger de la direction des foyers de lumière par la situation dans la rétine du point qui se trouve impressionné. Cette théorie semble la plus rationnelle, car il n'est pas bien étrange, en effet, que le sensorium ait la notion de situation de chacun des points de la rétine comme il l'a de toutes les autres parties du corps relativement à la sensibilité générale.

CHAPITRE II

§ 1. — **Ophthalmoscopie**.

On désigne sous le nom d'ophthalmoscopie l'art d'explorer les parties internes et profondes de l'œil à l'aide d'un instrument appelé ophthalmoscope. Cependant il est un autre moyen qui nous permet de voir avec une très-grande netteté la chambre antérieure, toute l'épaisseur du cristallin et même la partie antérieure du corps vitré, et qui, par cela même, fait partie de l'ophthalmoscopie, c'est ce qu'on appelle *l'éclairage latéral*. Ce moyen extrêmement simple consiste à placer une lampe du côté externe de l'œil du malade et à recevoir, au moyen d'une lentille biconvexe de 5 ou 6 cent. de foyer, un faisceau de rayon lumineux dont on dirige le cône convergent obliquement dans

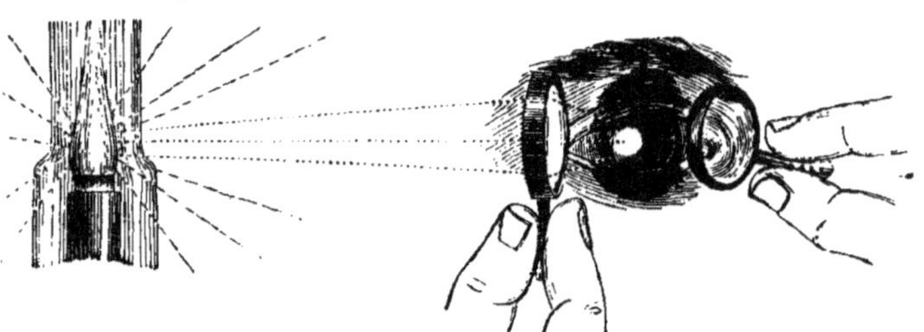

Fig. 45. — Éclairage latéral combiné avec l'emploi de la loupe (Follin).

l'intérieur de la pupille (fig. 45). Ce pinceau lumineux réunissant en un petit espace un grand nombre de rayons est par cela même très-brillant et éclaire vivement tout ce qui se trouve sur son parcours. En inclinant la lentille de diverses façons on peut ainsi éclairer successivement toutes les parties antérieures de la cavité oculaire, surtout si la pupille est maintenue dilatée au moyen de l'atropine. Dans le cas contraire, l'iris réagit immédiatement sous l'influence de la lumière, se contracte et cache ainsi la plus grande partie du cristallin. S'il ne s'agit que de l'exploration de la cornée ou de la chambre antérieure l'atropine est inutile; mais si l'examen doit porter sur le cristallin, l'emploi de cette substance est presque toujours indispensable. L'éclairage *oblique* ou latéral permet de constater la présence du plus léger trouble, des plus fines opacités. En cas de pénétration de petits corps étrangers qui ont traversé la chambre antérieure, on peut, par ce moyen, constater très-facilement si ces corps sont incrustés dans la cornée, dans l'iris, ou s'ils ont pénétré dans le cristallin et jusqu'à quelle profondeur. Enfin, ce moyen nous donne encore de précieux renseignements sur la sensibilité de l'iris et l'impressionnabilité de la rétine, et sur les changements de courbure survenus dans la cornée; car l'ophthalmoscope ne révèle ces altérations que lorsqu'elles sont assez prononcées pour déformer l'image rétinienne ou en diminuer·l'éclairage.

Conjointement avec l'éclairage latéral on peut examiner les parties avec la loupe ordinaire ou la *loupe de Bruecke* qui donne le même grossissement tout en étant tenue à une certaine distance de l'organe ce qui en facilite et en étend l'application.

L'examen du corps vitré et des membranes profondes exige le secours d'un instrument qui, quoique variable à l'infini dans sa forme, part toujours d'un principe unique, découvert il y a une trentaine d'années par Helmholtz et mis aussitôt en pratique par cet éminent ophthalmologiste pour la construction de l'*ophthalmoscope*.

5.

Pendant longtemps la coloration noire de la pupille parut un fait naturel, et, bien que l'on sût que c'était un orifice et que les milieux de l'œil étaient parfaitement transparents, on ne chercha pas une explication scientifique de ce fait. Cela devait paraître aussi naturel que de voir noir le carreau de vitre parfaitement incolore et transparent d'une croisée sans rideaux et examiné de l'extérieur lorsque l'intérieur de la chambre n'est pas éclairé. Ce fut Méry qui, en 1709, ayant vu très-distinctement la rétine et ses vaisseaux sur l'œil d'un chat immergé dans l'eau, publia cette observation qui resta quelques années sans explication. La Hire, le premier, rendit compte de ce phénomène et avança que les rayons lumineux partant du fond de l'œil du chat subissaient dans l'eau une réfractiou qui permettait à l'observateur de les réunir en une image. Mais il n'alla pas plus loin. Esser, Hassenstein, étudièrent le *reflet* des yeux pourvus d'un *tapis* (tapetum), mais ne purent indiquer les conditions précises de la production de ce phénomène. Behr, en 1839, ayant à examiner un œil sans iris, découvrit que la *lueur* n'était visible qu'en se plaçant dans la direction de l'axe de l'œil. Bruecke indiqua parfaitement les conditions où il faut se mettre pour voir une pupille lumineuse et découvrit que l'œil humain ne faisait pas exception et qu'il paraissait lumineux lorsque l'expérience se faisait dans la chambre noire et que l'œil de l'observateur se plaçait très-près de la source éclairante.

Ce fut Helmholtz qui, le premier, reconnut que la réfringence des milieux de l'œil est la seule cause pour laquelle nous voyons la pupille noire. Cet observateur comprit l'application des lois générales de la réfraction et vit parfaitement que la rétine se trouvant au foyer de l'appareil dioptrique devait renvoyer les rayons lumineux incidents vers leur point d'origine. Pour que notre œil pût apercevoir ce foyer, il faudrait qu'il fût sur le trajet des rayons émergents, ou, autrement dit, qu'il fût lui-même la source éclairante ou placé très-près de cette source. Nous verrons un peu plus loin par quel artifice Helmholtz est arrivé à réaliser si simplement ces conditions.

§ 2. — Emmétropie et Amétropie.

Avant d'étudier le mécanisme de l'instrument il est nécessaire de savoir si l'œil à examiner est toujours identique. Or, nous savons que l'œil le plus normal, voit distinctement depuis 10 centimètres environ jusqu'à l'infini. Mais les rayons lumineux partant de ces deux points extrêmes arriveront très-divergents dans le premier cas et parallèles dans le second; néanmoins, ils donneront toujours sur la rétine, dont la distance ne change pas, une image nette de l'objet; il faut donc qu'il se passe dans l'appareil réfringent un phénomène en vertu duquel ces rayons soient plus réfractés, lorsque l'objet est rapproché, pour que le foyer conjugué qui tomberait, comme on sait, au-delà du foyer principal et par suite au-delà de la rétine, reste sur cette membrane.

Nous verrons, dans un autre chapitre, que cette faculté que possède l'œil de s'*accommoder* ou de s'*adapter* aux diverses distances est produite par la contraction du muscle ciliaire qui comprime la circonférence du cristallin, bombe sa face antérieure et raccourcit sa distance focale. Cette propriété singulière s'appelle l'*accommodation*. Désormais lorsque nous dirons qu'un œil est accommodé pour telle ou telle distance, cela voudra dire que sa rétine est au foyer conjugué de cette même distance. Alors si, par un moyen artificiel nous projetons dans cet œil, supposé immobile, des rayons lumineux ayant la même divergence que ceux qui proviennent du point pour lequel il est accommodé, ces rayons formeront leur foyer sur sa rétine et y donneront

une petite image de l'objet lumineux d'où ils partent, image
d'autant plus petite que l'objet sera lui-même plus petit ou
plus éloigné. Si nous projetons dans ce même œil toujours
immobile des rayons parallèles, ceux-ci formeront leur
foyer en deçà de la rétine, se croiseront, divergeront, et
rencontreront cette membrane suivant un cercle de diffusion
d'autant plus étendu que le croisement se sera fait plus
près du cristallin. Mais, en troisième lieu, si nous projetons des rayons lumineux plus divergents que les premiers,
leur foyer sera au-delà de la rétine qui sera rencontrée,
comme dans le cas précédent, suivant un cercle de diffusion
formé par le faisceau convergent avant sa réunion en foyer.

Cette faculté d'accommodation pour telle ou telle distance
suppose un point de départ, un état de repos de l'organe;
et comme une distance finie eût été trop arbitraire on a
pris pour œil type ou normal celui qui, à l'état de repos,
réunit en foyer sur sa rétine les rayons parallèles venant de
l'infini. Donders a nommé un tel œil *emmétrope* (ἔμμετρος,
ayant la mesure exacte). Mais la bonne nature, toujours féconde et toujours variable, n'a pas construit tous les yeux
sur ce type qui semblait cependant si parfait, et, sans qu'on
puisse en savoir la raison, elle en a fait d'autres dont la
puissance est quelquefois si restreinte que la vue distincte
ne s'étend pas au-delà de quelques décimètres. Il est vrai
que dans ce cas ces yeux peuvent voir un peu plus près que
les emmétropes, mais la compensation est loin d'être égale.

Ces yeux ont été appelés depuis fort longtemps *myopes*,
et par Donders, *brachymétropes* (βραχύς, court, μέτρον, ὄψ).
Si dans de tels yeux la rétine se trouve au foyer conjugué
d'un point extérieur si rapproché, c'est que l'œil est trop
réfringent ou que la rétine est placée trop loin, en d'autres termes que l'œil est trop long dans son axe antéro-postérieur, ou bien que ces deux conditions subsistent à la fois. La
première est sans doute impossible à démontrer, et, si l'œil

est trouvé avec ses dimensions normales, il suffit de constater le fait. Quant à la seconde, c'est un fait anatomique
aujourd'hui acquis à la science. On a cru jusqu'à ces derniers temps que la myopie était produite par une convexité
exagérée de la cornée ; or, en exceptant les cas d'altérations
pathologiques de cette membrane, Donders a trouvé un aplatissement sensible, surtout dans les forts degrés de myopie.

Quant à l'axe antéro-postérieur, qui est égal dans l'œil
emmétrope à $24^{mm},37$ en moyenne, il a été trouvé dans un
grand nombre d'yeux myopes, mesurés très-exactement par
Arlt et par Donders, égal à 26, 27, 28, 29, 30, 31 et jusqu'à
33^{mm}. C'est comme on le voit une augmentation considérable.

Enfin il existe une troisième variété d'yeux qui, avec la
précédente, constitue la classe des yeux *amétropes* (α privatif, μέτρος, ὄψ) et qui ont été appelés par Donders *hypermétropes* (ὑπέρ, au-delà, μέτρος, ὄψ). Dans ces yeux à l'état
de repos les rayons convergents seulement peuvent former
leur image sur la rétine, et comme il n'existe pas dans la
nature de semblables rayons, puisque les moins divergents
sont parallèles, il s'ensuit que ces yeux ne peuvent percevoir aucun objet lumineux sans faire un certain effort d'accommodation, même avec des rayons parallèles. Les mêmes
causes que nous avons données, pour la myopie, peuvent
être invoquées ici, mais en sens inverse, et nous pouvons
dire que ces yeux sont trop peu réfringents, ou trop *courts*,
ou les deux choses à la fois. Sur 12 yeux hypermétropes
mesurés par Donders le plus long avait $21^{mm},57$ pour l'axe
visuel et le plus court $19^{mm},17$. La moyenne était $20^{mm},805$.
Dans ces yeux l'axe transversal l'emporte sur l'antéro-postérieur et, en outre, l'œil est raccourci dans tous ses diamètres.

Nous donnons ci-jointe la représentation figurée des trois
sortes d'yeux avec la marche des rayons parallèles dans
chacun d'eux.

Ces quelques considérations dans lesquelles nous venons

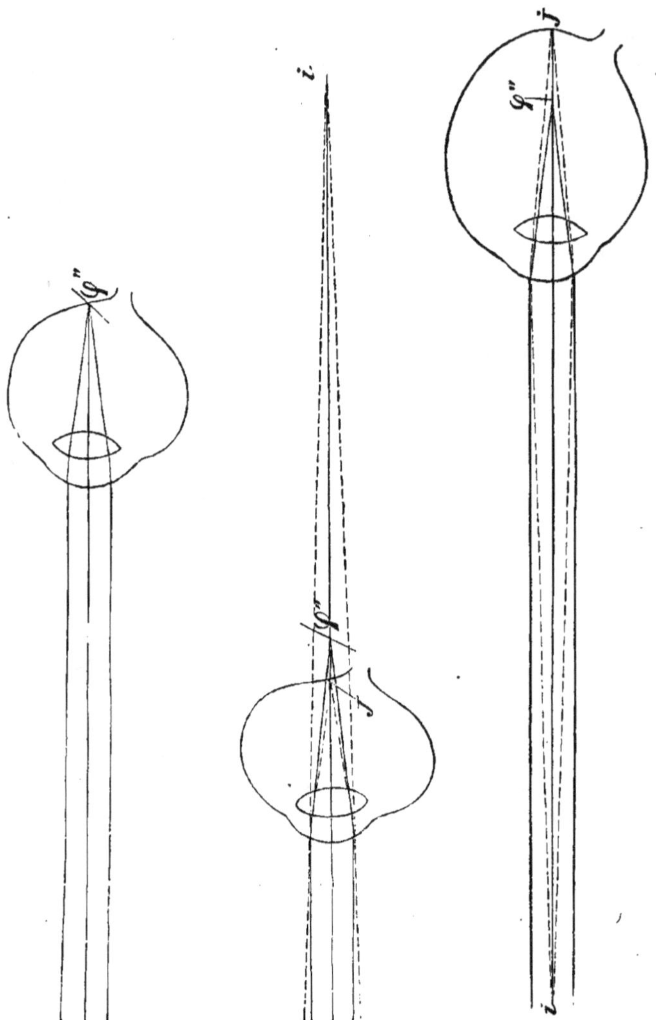

Fig. 46.— Œil emmétrope.　　Fig. 47.— Œil hypermétrope.　　Fig. 48.—Œil myope.

d'entrer nous ont paru indispensables pour que nous puissions nous entendre dans la suite sans être obligé de donner à chaque instant des définitions et des explications. L'examen ophthalmoscopique variant suivant la conformation des yeux est si compliqué, qu'il est fort difficile de donner des règles générales applicables à tous les cas; nous serons obligé de procéder par ordre et de supposer d'abord les cas les plus simples et les plus faciles afin d'arriver graduellement aux cas difficiles et compliqués.

Comme le dit fort bien M. Sichel, il y a en ophthalmoscopie trois choses à considérer : 1° l'œil à examiner; 2° l'instrument à l'aide duquel on examine; 3° l'œil observateur. Jusqu'ici nous avons parlé de l'œil à examiner, voyons maintenant l'instrumentation.

§ 3. — **Ophthalmoscopes.**

Le premier instrument employé par Helmholtz consistait

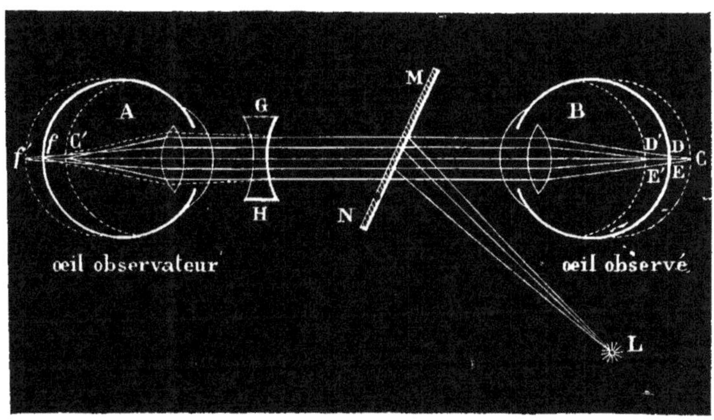

Fig. 49. — Théorie de l'ophthalmoscope.

en une simple plaque de verre MN (fig. 49) inclinée de 45° et placée entre l'œil observateur A et l'œil observé B, recevant sur la face tournée vers B les rayons lumineux légèrement divergents envoyés par une lampe placée au point L.

Ces rayons, réfléchis par le miroir plan, tombant divergents dans l'œil B que nous supposons emmétrope et accommodé pour l'infini, rencontrent la rétine suivant un cercle de diffusion DE, *l'éclairent* dans cette région, et vont former leur foyer en C au-delà de la rétine. Mais la partie éclairée DE joue à son tour le rôle de foyer lumineux et envoie vers le miroir des rayons dont quelques-uns suivent la direction qu'ils avaient pour entrer et reviennent par réflexion au foyer lumineux L. D'autres, partant d'un point situé au foyer de l'appareil dioptrique, sortent parallèles, traversent la lame de verre, et viennent former leur foyer sur la rétine de l'œil observateur qui perçoit alors vaguement le cercle éclairé DE, mais qui ne forme pas d'image bien distincte.

Sans rien changer aux dispositions de l'appareil, supposons que l'œil B soit myope, il sera alors représenté par la ligne ponctuée externe. L'objet lumineux L viendra alors former sur la rétine au point C son image très-petite et renversée. Mais de ce point partiront des rayons lumineux qui sortiront de l'œil convergents : les uns retourneront à la source lumineuse; les autres traverseront la plaque de verre et arriveront convergents dans l'œil A où ils formeront l'image du point C en C' en avant de la rétine. Cette image ne pourra donc pas être perçue puisque l'œil est accommodé pour les rayons parallèles ; mais si cet œil est hypermétrope, que sa rétine soit au point C', alors l'image du point C sera nettement perçue. Cette image pourra encore être perçue si l'œil A se rend artificiellement hypermétrope par rapport à cette image en interposant sur le trajet des rayons lumineux incidents une lentille divergente GH qui neutralise la convergence, rende ces rayons parallèles et reporte par conséquent l'image C' en *f*, c'est-à-dire sur la rétine. En

supposant que l'œil A ait relâché complétement son accommodation, la force de la lentille additionnelle GH nous
indiquera quelle était la convergence des rayons et par
suite le degré de la myopie de l'œil B.

Supposons maintenant le troisième cas où l'œil observé
est hypermétrope et se trouve figuré par la ligne ponctuée
interne. Si rien n'est changé aux dispositions de l'appareil,
qu'arrivera-t-il? Ses rayons divergents de la source lumineuse réfléchis par la plaque de verre tomberont divergents dans l'œil, et iront toujours former leur foyer au
point C, mais avant de se rencontrer ils traverseront la
rétine suivant un cercle de diffusion qui deviendra à son
tour un foyer lumineux et enverra des rayons vers le miroir.
Quelques-uns de ceux-ci retourneront à la source L, tandis
que d'autres poursuivront leur marche à travers la plaque
MN et tomberont divergents dans l'œil observateur, puisque
le petit cercle D'E' est situé en deçà du foyer de l'appareil
dioptrique. Alors ces rayons traverseront la rétine de l'œil
A et iront former leur foyer en f'. Si l'œil observateur
relâche son accommodation, il ne percevra pas l'image D'E'
et il lui faudra interposer une lentille convergente qui
ramène les rayons au parallélisme et reporte le foyer f' en
f. La force de cette lentille convergente indiquera le degré
d'hypermétropie de l'œil B.

Tout ce que nous venons de dire peut se réaliser dans la
pratique jusqu'à un certain point; mais il ne faut pas croire
qu'avec cet appareil nous pourrions constater facilement ce
que nous indique la théorie. En effet, dans ce mode d'exploration, très-peu de rayons lumineux traversent la plaque
de verre et l'on n'a jamais une image bien nette ni bien
éclairée.

Aussi, Helmholtz ne tarda pas à modifier son appareil,
car le principe étant trouvé, il devenait très-facile d'en
multiplier les conséquences et les déductions. Au lieu

d'une plaque de verre il en superposa trois, de manière à

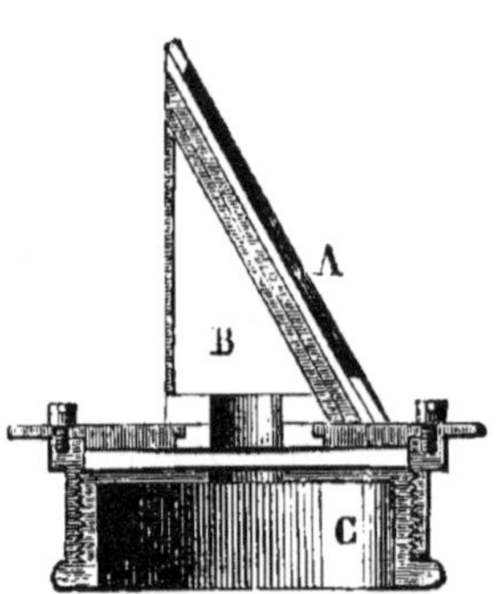

Fig. 50.

augmenter l'intensité du reflet, et obtint ainsi d'assez bons résultats.

L'appareil, auquel Helmholtz donna le nom d'*ophthalmoscope* (fig. 50 et 51), se composait de trois plaques de verre superposées (pour augmenter l'intensité du reflet), et formant l'hypoténuse A d'une boîte ayant la forme d'un prisme triangulaire rectangle, close de toute part et noircie à l'intérieur. La petite face de cette boîte, qui forme avec les plaques un angle de 56° est percée d'un trou B et adaptée au manche (fig. 51), de telle sorte que le prisme puisse tourner autour de l'axe optique de l'instrument. Le manche porte au voisinage du trou ci-dessus mentionné, une coque C destinée à

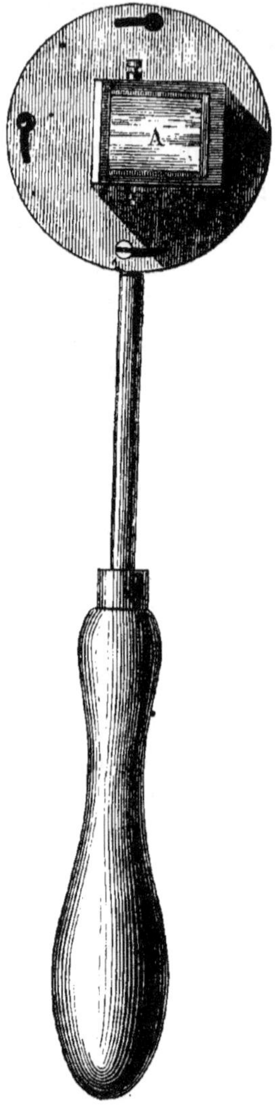

Fig. 51.— Ophthalmoscope de Helmholtz.

recevoir l'œil de l'observateur. Entre cette dernière et le
prisme, on peut interposer un écran
dans lequel sont reçus des verres concaves ou convexes de différents foyers.

Pour se servir de cet instrument,
on dispose une lampe du côté des plaques de verre au travers desquelles
l'observateur regarde en ayant soin
de se tenir le plus près possible de l'œil
à observer. La pupille est alors colorée
en rouge, et, en interposant des verres
concaves, on tâche d'apercevoir les
vaisseaux rétiniens.

Quelque temps après, Coccius em-
ploya un miroir plan percé d'un trou à
son centre, et fait soit en verre étamé,
soit en acier poli (fig. 52 et 53). Cet
instrument donna d'excellents résultats,

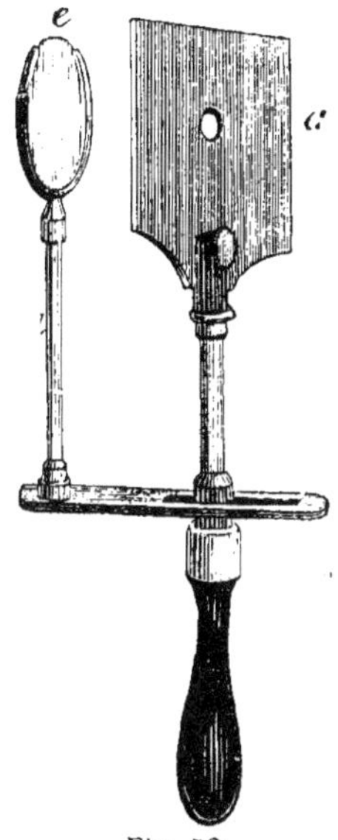

Fig. 52.

et lorsque Coccius y eut ajouté latéralement une lentille

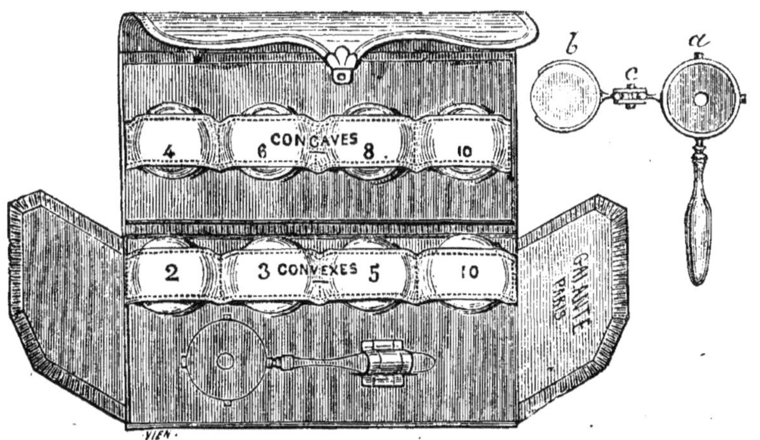

Fig. 53. — Ophthalmoscope de Coccius avec les lentilles accessoires.

convergente située entre le miroir et la source éclairante, et dont on pouvait à volonté varier le foyer, on eut ainsi le meilleur et le plus simple de tous les ophthalmoscopes construits jusqu'à ce jour, et dont la plupart ne sont que des plagiats plus ou moins dissimulés.

La figure 54 fait comprendre facilement comment les

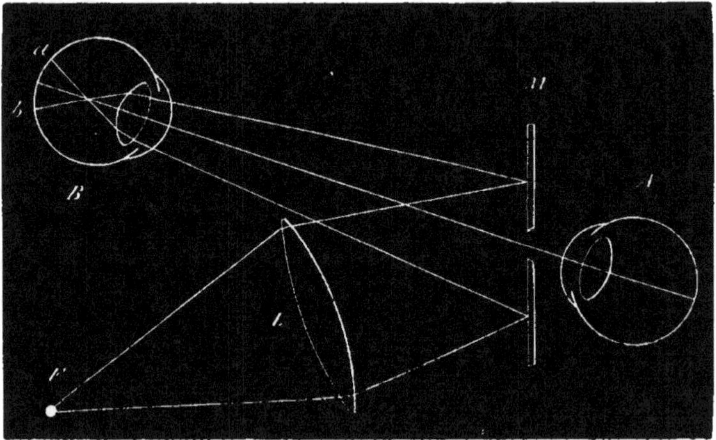

Fig. 54. — Théorie de l'ophthalmoscope de Coccius (Follin).

rayons lumineux partis du foyer éclairant F deviennent

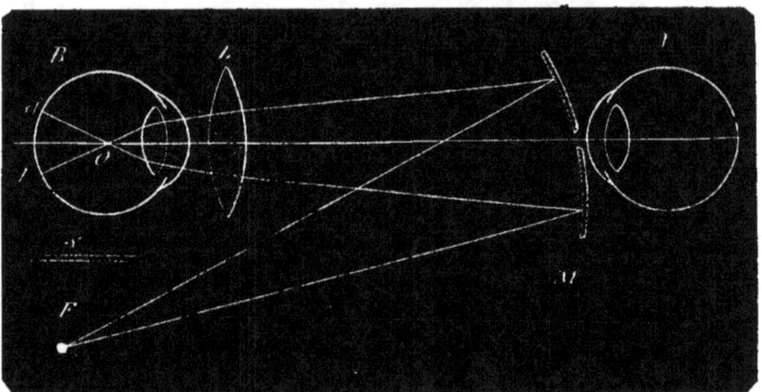

Fig. 55. — Théorie de l'opthalmoscope concave de Ruete (Follin).

convergents après avoir traversé la lentille L et sont réfléchis de même dans l'œil observé B, par le miroir plan M derrière lequel est placé l'œil observateur A. Les rayons incidents convergents se croisent avant d'arriver sur la rétine et éclairent celle-ci suivant un cercle de diffusion *ab* après être devenus divergents. Nous verrons plus loin que c'est une excellente condition pour bien voir le fond de l'œil.

L'effet convergent de ce miroir aidé d'une lentille donna bientôt l'idée de lui substituer un simple miroir concave qui produit le même effet (fig. 55) et ce fut *Ruete* qui le premier se servit en ophthalmoscopie d'un semblable miroir. Mais, comme on le voit, cet instrument remplace seulement le miroir de Coccius muni d'une seule lentille, et, à moins d'y ajouter aussi des verres convergents et divergents il ne saurait en aucune manière tenir lieu du premier; de plus, il ne serait pas aussi simple et n'en serait qu'une imitation incomplète.

Derrière l'ouverture centrale de ces deux miroirs on a placé plus tard une rondelle munie de quelques verres concaves et convexes que l'on peut successivement faire passer devant l'œil examinateur jusqu'à ce que l'on ait une image nette.

M. *Zehender* a construit un ophthalmoscope formé d'un miroir convexe de 68 centimètres de foyer (fig. 56) muni latéralement d'une lentille convexe de 9 centimètres de distance focale, et qu'on interpose

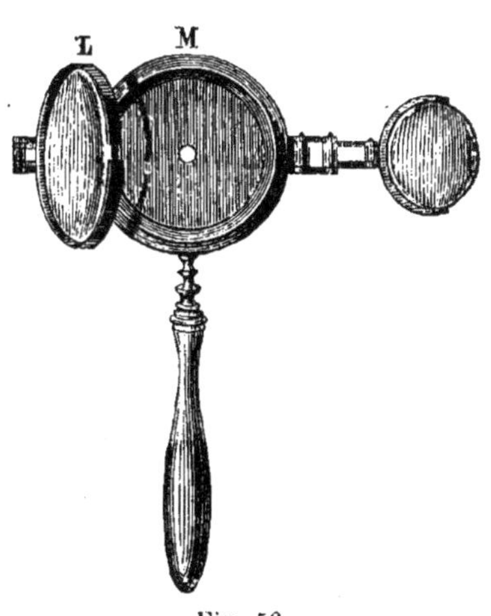

Fig. 56.

entre le miroir et la source éclairante. Le miroir seul donnerait des rayons divergents comme tous les miroirs convexes, mais la lentille additionnelle ayant une distance focale moitié moindre, l'effet total de l'instrument est de donner des rayons convergents qui, après leur réfraction dans les milieux de l'œil, vont se réunir un peu en deçà de la rétine et forment sur celle-ci un cercle de diffusion (fig. 57). Si cet

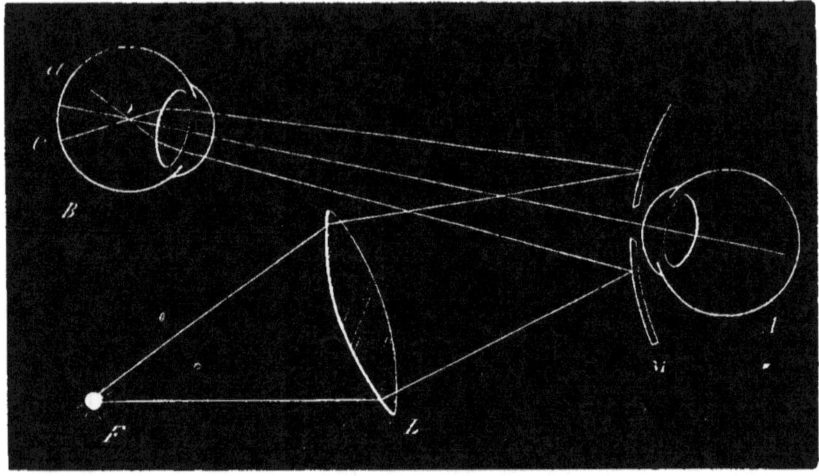

Fig. 57. — Théorie de l'ophthalmoscope convexe de Zehender (Follin).

instrument n'avait pas d'autres qualités il est clair qu'il serait encore moins bon que le précédent; mais il présente un avantage particulier qui le rend quelquefois très-utile : il atténue le reflet de la cornée parfois si gênant, surtout pour les commençants, et offre un mode spécial d'éclairage du fond de l'œil. En effet, comme la lentille dont on se sert doit, à cause de son degré de réfringence, posséder une notable *aberration de sphéricité*, la réunion des rayons lumineux au lieu de se faire sur un seul plan s'effectue dans plusieurs plans successifs. Il en résulte qu'on voit le fond de l'œil très-distinctement dans les parties centrales de l'image de la flamme et moins éclairé dans les parties périphériques de cette image.

Jusqu'ici nous n'avons que des instruments simples dont le miroir réflecteur fait seul la différence et qu'on peut classer en trois groupes : 1° ophthalmoscopes à miroir plan; 2° à miroir concave; 3° à miroir convexe. Mais on ne s'en est pas contenté : M. Édouard de Jäger a réuni dans une même monture les trois systèmes de réflecteurs que l'on peut ainsi employer alternativement; ce n'est sans doute qu'une économie de manches, mais qui rend l'instrument plus complet et plus portatif.

§ 4. — **Ophthalmoscopes fixes.**

Enfin, au lieu d'avoir tous ces instruments mobiles, on a imaginé de les fixer sur une table, et pour cela il a fallu nécessairement y ajouter un pied, des coulisses, des crémaillères, des vis de rappel, etc., et enfin un support pour la tête du malade. Toutes ces diverses pièces accessoires de l'appareil ont varié suivant le caprice ou le goût de chaque constructeur, et plusieurs de ces instruments, baptisés d'un nom propre, ne diffèrent entre eux que par quelques vis ou quelques crémaillères de plus ou de moins et quelquefois même par la nature de la matière employée pour la construction des accessoires.

Ces ophthalmoscopes *fixes*, c'est ainsi qu'on les appelle, ne sont d'aucune utilité pour la pratique en général; cependant ils sont très-convenables pour dessiner d'après nature le fond de l'œil ou pour la démonstration, car en faisant fixer au malade un point déterminé il est facile de montrer à plusieurs personnes successives la même image rétinienne à la condition que le malade ne bouge pas.

Le type de tous les ophthalmoscopes fixes est celui de Ruete (fig. 58) composé d'un réflecteur concave M de dix pouces de foyer et adapté à un support sur lequel il peut se

mouvoir verticalement et horizontalement. Au-devant de ce
miroir sont deux lentilles convexes A et B (ou une seule

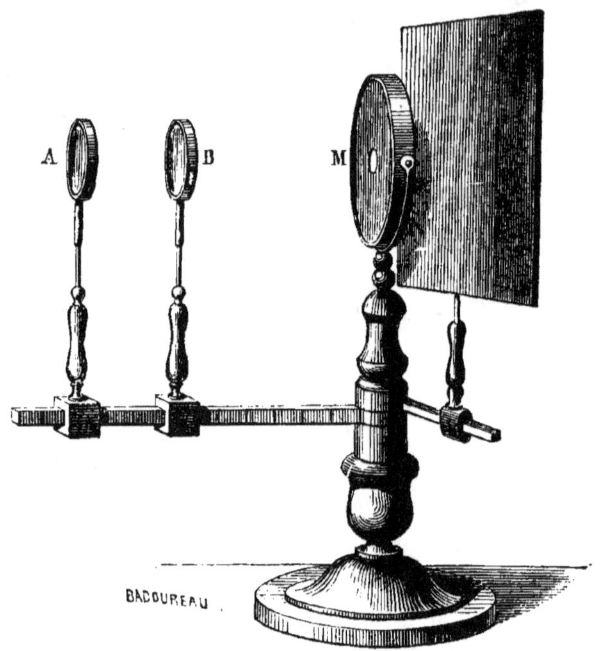

Fig. 58. — Ophthalmoscope fixe de Ruete.

lentille concave). La première donne du fond de l'œil une
image renversée qui est agrandie par la seconde agissant
comme loupe.

M. Hasner a réuni la lentille convexe et le miroir en les
fixant aux extrémités de deux tubes engaînants de manière
à pouvoir les rapprocher ou les éloigner à volonté. Mais le
moindre défaut de cet instrument c'est de peser près d'une
demi-livre et d'être par conséquent un peu gênant, surtout
si l'examen se prolonge.

M. Galezowski a remplacé les tubes en cuivre de Hasner
par des tubes en caoutchouc durci et garni l'extrémité
objective de l'instrument d'un bourrelet élastique (fig. 59),

qui en s'appliquant sur l'orbite du malade, peut former une chambre noire autour de l'œil soumis à l'examen, ce qui permet d'examiner dans une chambre claire et au lit des malades. Dans les hôpitaux seulement cet instrument peut trouver une application, car partout ailleurs, il est toujours facile de faire une chambre noire.

M. Liebreich s'est contenté d'ajouter un pied à l'ophthalmoscope de Hasner pour en faire. un instrument fixe.

Enfin Follin y a apporté quelques perfectionnements consistant surtout dans la consolidation de l'appareil et dans la mobilité de la lentille qui se déplace en avant ou en arrière, au moyen d'une crémaillère, tandis que, dans l'ophthalmoscope de Liebreich, c'est le miroir qui est mo-

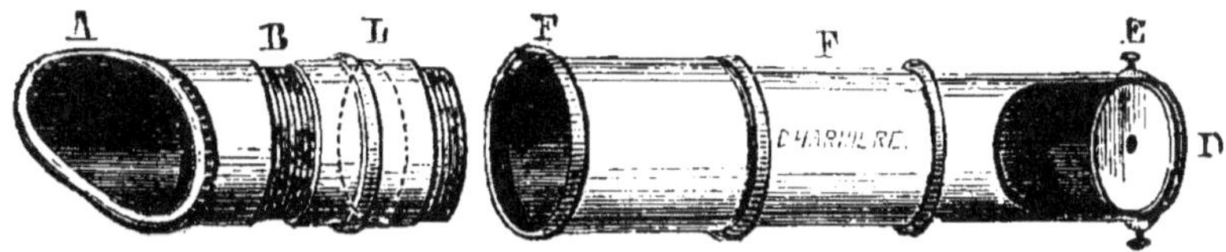

Fig. 59. — Ophthalmoscope de M. Galezowski.

bile. La figure 60 représente l'instrument de M. Follin dont il est très-facile de saisir le mécanisme.

Tous ces instruments sont également bons, car, en définitive, l'effet est toujours le même ; mais, parmi le grand nombre de ces ophthalmoscopes, il en est un, imaginé par A. Sichel fils et qui mérite une mention spéciale : c'est un ophthalmoscope à deux observateurs simultanés. Cet instrument est basé sur la réflexion totale des prismes employés pour la première fois par *Ubrich* pour éclairer le fond de l'œil, et consiste tout simplement dans l'addition derrière le trou d'un miroir concave ordinaire, d'un petit prisme rectangle de verre dont l'hypoténuse P forme avec la base appliquée contre le miroir un angle de 45°. Le petit prisme est enfermé dans une caisse de cuivre ouverte seulement en face de la base du prisme. Le trou du miroir est ovale à grand diamètre horizontal, et l'angle du prisme occupe les deux tiers de son étendue.

Le foyer lumineux étant en F (fig. 61), le miroir MR éclaire

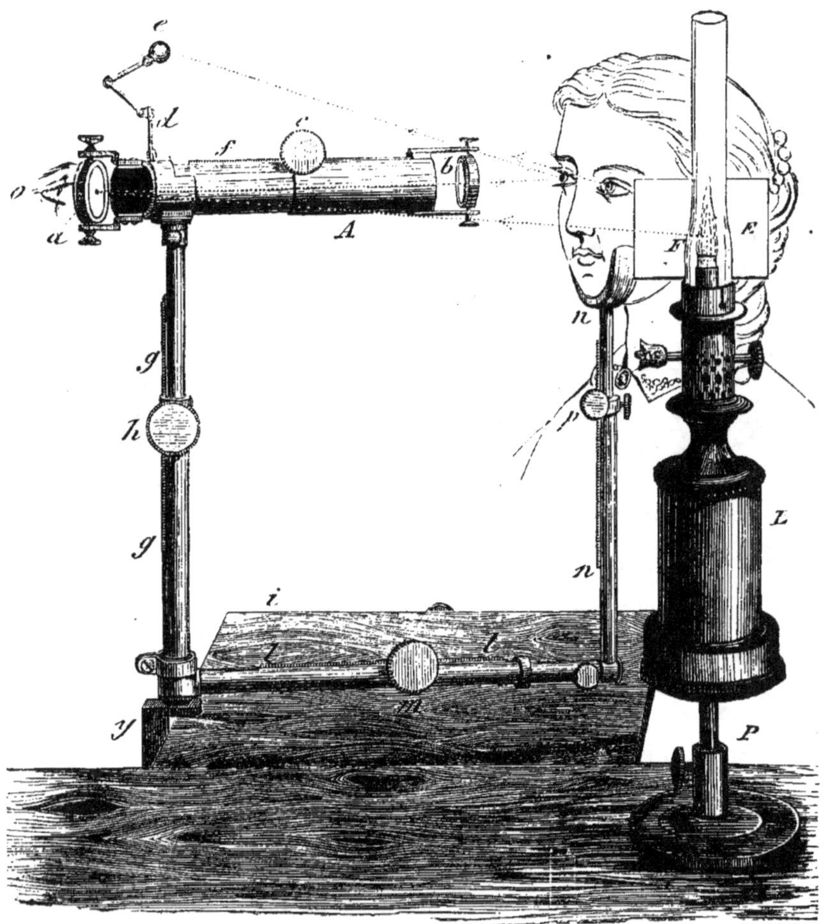

Fig. 60. — Ophthalmoscope fixe de Follin.

le fond de l'œil observé OM dont l'image vient, après avoir traversé la lentille convergente VG se former au point B.

Cette image envoie à son tour des rayons divergents dont quelques-uns passent en dehors du prisme et viennent tomber sur la rétine du premier observateur OP qui perçoit

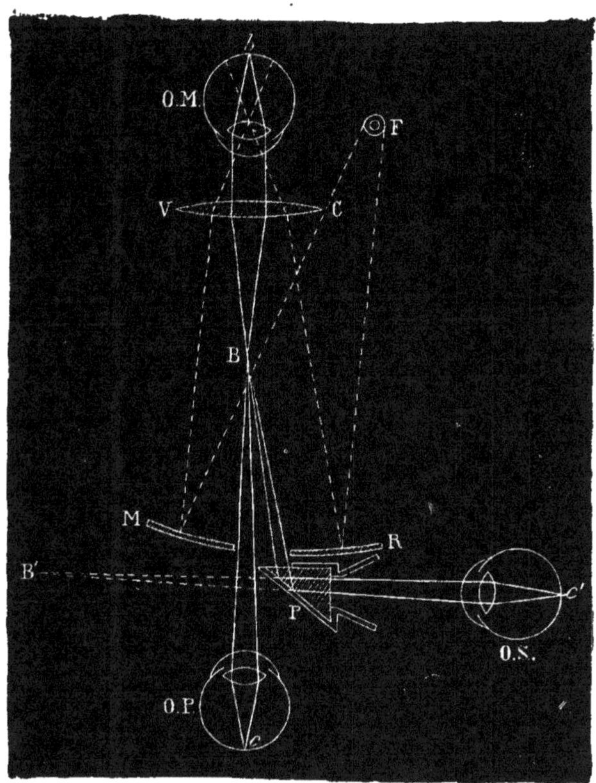

Fig. 61. — Ophthalmoscope à deux observateurs de M. Sichel

alors l'image B. D'autres rayons rencontrent le sommet du prisme, éprouvent sur l'hypoténuse P la réflexion totale, et viennent vers l'œil du second observateur OS, qui voit en B′ l'image virtuelle de B. La seule différence avec l'image perçue par l'œil OP, c'est que celle-ci, comme toutes les images données par les miroirs plans est *transposée*, c'est-à-dire que le côté droit paraît à gauche et *vice-versa*.

Cet ophthalmoscope peut être monté tout simplement sur un manche, ou bien établi d'une manière fixe sur un pied et muni de crémaillères pour fixer les diverses parties dans toutes les positions, ce qui le rend précieux pour la démonstration.

Tous les instruments que nous avons vus jusqu'ici sont pour la vision *monoculaire*, et c'est à Giraud-Teulon que revient le mérite d'avoir construit un ophthalmoscope *binoculaire* fondé à peu près sur les principes du stéréoscope.

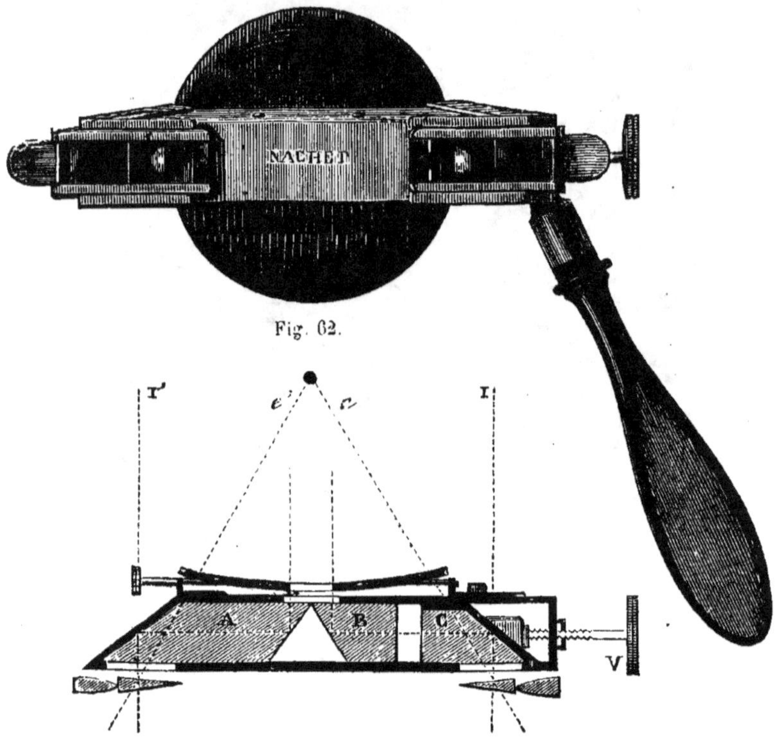

Fig. 62.

Fig. 62 bis. — Ophthalmoscope binoculaire de Giraud-Teulon.

Cet ophthalmoscope que représentent les fig. 62 et 62 bis

est assez compliqué ; néanmoins il est facile d'en comprendre
la théorie à l'aide de la fig. 63. Soit A un point de l'image

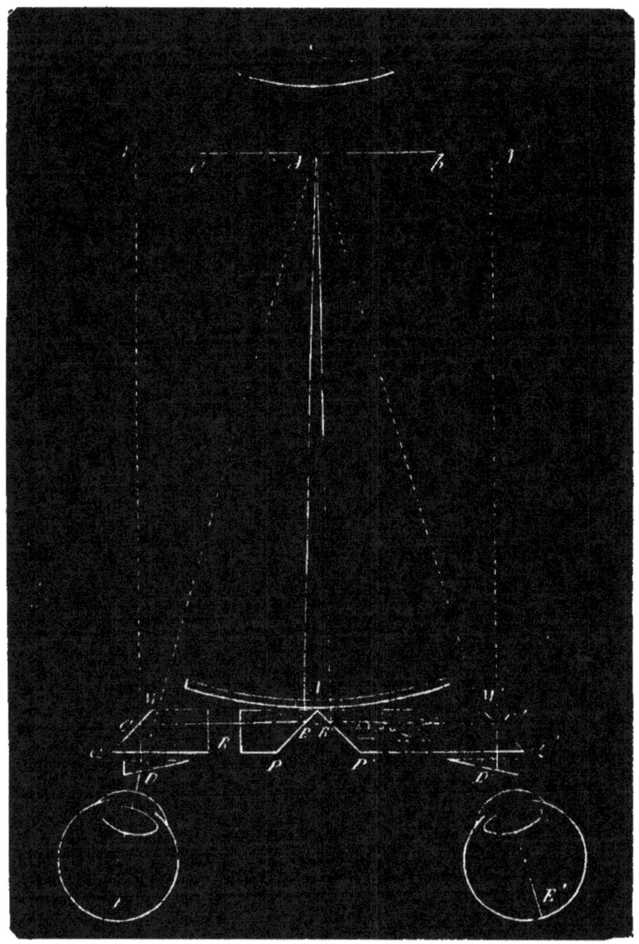

Fig. 63. — Marche des rayons lumineux dans l'opthalmoscope binoculaire.

rétinienne *ab* donnée par la lentille biconvexe C. Le rayon
AB tombant sur la face NP du rhomboèdre de verre MNPQ

6.

coupé en deux au point R éprouve la réflexion totale, atteint la face MQ, éprouve une nouvelle réflexion totale et sort dans la direction CD. Là il rencontre un prisme qui lui donne la nouvelle direction DE, de sorte que l'œil de l'observateur placé en ce point voit directement le point A. Il en est de même du rayon AB′ qui vient dans l'autre l'œil de l'observateur avec la direction D′E′ ou AE′. Les mêmes constructions exécutées pour tout autre point de l'image *ab* nous montreraient que l'examen a toujours lieu binoculairement. La moitié externe du rhomboèdre MNPQ peut être éloignée ou rapprochée à volonté, selon l'écartement des yeux de l'observateur. Les prismes D, D′ servent à obtenir le fusionnement des deux images en une seule.

Cet instrument, qui, d'après l'auteur, aurait l'avantage de montrer le relief des parties profondes de l'œil, est peu pratique cependant, car il doit être réglé pour chaque observateur et son emploi exige une certaine habitude. De plus, les rayons lumineux traversant plusieurs prismes et se réfléchissant plusieurs fois, donnent une image un peu affaiblie et peu éclairée.

Ophthalmoscopes à réfraction. — Si nous voulions citer seulement les noms d'auteurs d'ophthalmoscopes, il faudrait plusieurs pages, car il n'est presque pas d'homme s'étant occupé tant soit peu d'ophthalmologie qui n'en ait imaginé au moins un. C'est une faiblesse qui semble irrésistible, et surtout c'est si facile de copier ce qui est déjà fait et d'y introduire une modification quelconque, ne serait-ce que dans le manche ou dans la boîte de l'instrument! Cependant, pour être juste, il faut dire que, dans ces dernières années, sans rien changer à l'appareil, on lui a donné une plus grande portée et on lui a permis non-seulement de faire voir l'image du fond de l'œil, mais encore de donner la mesure de l'amétropie de l'œil observé. Ces ophthalmoscopes, dits *à réfraction*, ne sont qu'une amplification, il est vrai, de ce qui existait déjà. Au lieu de quatre ou cinq lentilles concaves ou convexes placées derrière le trou ils en contiennent un nombre plus considérable représentant les principales distances focales employées dans la fabrication des verres de lunettes. Avec ces instruments, si l'on parvient à relâcher complétément son accommodation, ce qui, pour le dire en passant, est très-difficile et demande de longs exercices, ou bien si on la paralyse par l'atropine, ce qui n'est pas du tout pratique, on peut d'après le plus fort numéro du verre employé pour voir distinctement l'image droite juger du degré de myopie ou d'hypermétropie de l'œil observé. Si l'œil observateur est emmétrope, le plus fort numéro du verre employé sera précisément le chiffre qui exprime le défaut ou l'excès de réfraction de l'œil observé; si l'observateur lui-même est myope ou hypermétrope il faudra faire les corrections nécessaires et dont nous parlerons plus tard. Disons tout de suite que si la réfraction de l'œil observateur est de même signe que celle de l'œil observé, on la retranche; si elle est de signe contraire, on l'ajoute.

Les ophthalmoscopes à réfraction sont aujourd'hui très-nombreux et assez employés, et c'est pour cette raison que nous croyons qu'il ne sera pas inutile de les décrire. Toutefois, le nombre des modèles construits jusqu'à ce jour étant déjà considérable, et, comme ils ne diffèrent les uns des autres que par quelques détails de construction souvent insignifiants, nous nous bornerons à signaler ceux de Wecker, de Landolt, de Badal et enfin celui que M. E. Meyer vient de faire construire et que représente la figure 64. Par la simplicité de sa construction et la modicité de son prix, il nous semble appelé à remplacer tous les autres, bien qu'il ne soit pas exempt des défauts inhérents à tous les instruments de ce genre et dont les principaux sont : une légère déformation de l'image rétinienne résultant de l'obliquité du verre employé et qui entraîne l'apparence d'un certain degré d'astigmatisme; la difficulté de bien nettoyer les verres, qui se recouvrent facilement de poussière et font paraître l'image moins nette; l'épaisseur de l'appareil qui a pour conséquence une assez grande longueur du canal que doivent parcourir les rayons lumineux avant de pénétrer dans l'œil observateur, et, par suite, l'inutilisation de quelques-uns de ces rayons et la diminution d'étendue de l'image ophthalmoscopique.

Voici comment M. E. Meyer décrit son instrument :

Cet ophthalmoscope se compose de deux miroirs réflecteurs (plan et concave) et de deux disques superposés qui contiennent chacun six lentilles concaves et convexes, plus une ouverture vide (fig. 64). Le diamètre des lentilles est de neuf millimètres; les numéros indiquent leur force réfringente en dioptries (système métrique).

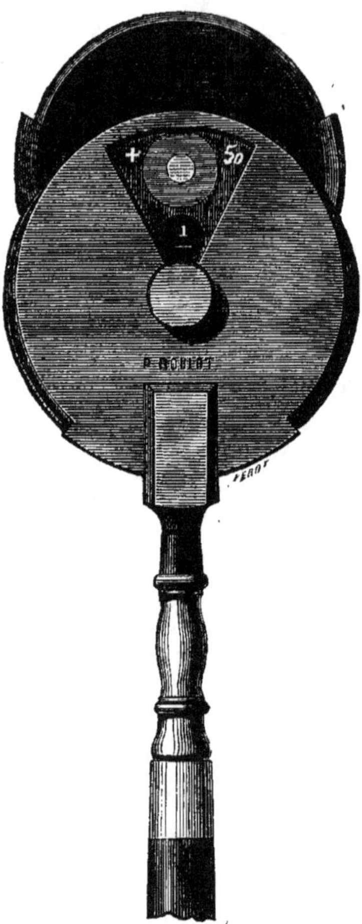

Fig. 64. — Ophthalmoscope à réfraction
de E. Meyer.

Les disques tournent isolément ou ensemble sous la pression du doigt indicateur appliqué sur le côté de l'instrument. La rotation à droite fait apparaître successivement la série des verres convexes, la rotation à gauche celle des verres concaves. A chaque changement de verre on lit le numéro produit en additionnant les verres de même réfraction (jusqu'à 3.50; de 7 à 10 et de 14 à 17 dioptries) ou de réfraction opposée ($+7-3=+4$; $+7-2=+5$, etc.; $+14-3=+11$, etc.). La figure représente $-1+0,50$, soit $-0,50$.

On obtient ainsi 42 numéros concaves et convexes depuis 1/2 dioptrie jusqu'à 17 dioptries :

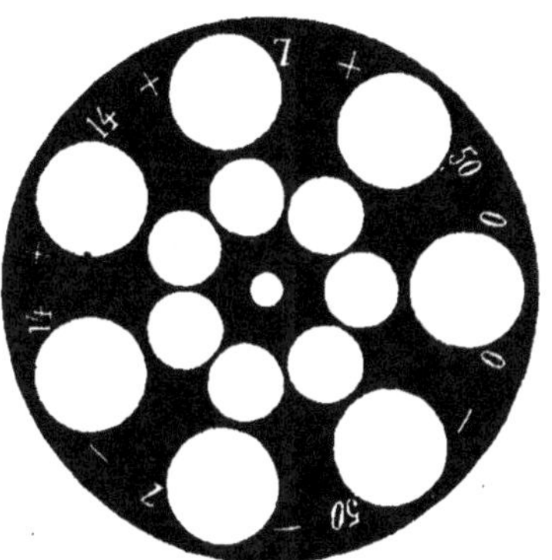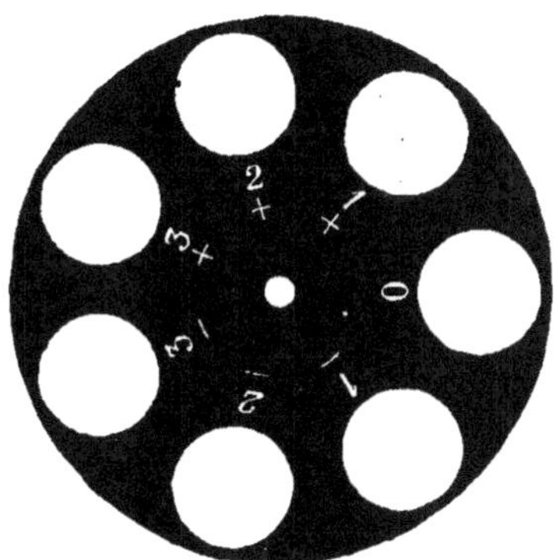

Fig. 64 bis.

0.50, 1, 1.50, 2, 2.50, 3, 3.50, 4, 5, 6, 7, 8, 9, 10, 11, 12, 13, 14, 15, 16, 17.

Cette série représente les verres depuis le n° 72 jusqu'à 2 1/4 de l'ancien numérotage.

Pour l'examen à l'*image renversée* on se sert du miroir concave et de l'ouverture vide O du disque; pour l'*image droite* et pour la détermination ophthalmoscopique de la réfraction on emploie le miroir plan et on fait tourner les disques à droite pour obtenir la série des numéros convexes, à gauche pour les numéros concaves.

Pour l'examen de l'*acuité visuelle* on enlève le miroir,

et, les disques étant mis en mouvement, on obtient en même temps la correction de la *myopie* et de l'*hypermétropie*. Enfin, pour la détermination de l'astigmatisme on place dans l'anneau destiné aux miroirs réflecteurs une plaque à fente sténopéique divisée de 0° à 180°. Cette plaque et une lentille $+$ 16 (ancien 2 1/2) se trouvent avec l'ophthalmoscope dans une gaîne solide et très-portative.

On peut aussi avec cet ophthalmoscope déterminer le numéro d'un verre de lunette en le mettant à la place du miroir et en le neutralisant avec une des combinaisons des disques.

Auto-ophthalmoscopes. — Pour être complet, nous devons encore signaler ce qu'on a appelé les *auto-ophthalmoscopes*. Le nom en indique l'usage; ils servent à l'observateur à examiner ses propres yeux. Il en existe plusieurs modèles fondés sur des principes différents, mais il faut bien le dire, aucun de ces instruments n'a répondu complétement aux espérances qu'avaient conçues les inventeurs; et, à part leur peu d'utilité pratique, ils sont fort difficiles à manier et ne donnent que des images passablement diffuses.

Cependant, pour répondre au désir bien ligitime de ceux qui voudraient les connaître ou s'en servir, nous décrirons les plus connus. Dans les uns l'observateur voit le fond de l'œil observant, tandis que dans les autres, un œil voit le fond de l'autre.

Coccius reconnut le premier qu'on peut, au moyen d'un miroir plan perforé, examiner soi-même le fond de son œil. Il faut pour cela disposer le miroir de telle façon que la surface réfléchissante soit tournée contre l'œil et tout près de lui. Si l'on fait alors tomber la lumière de la flamme à travers l'ouverture du miroir, en donnant à celui-ci une position telle que les rayons réfléchis ne retournent pas tous par le trou mais tombent en partie sur ses bords, ces rayons (parallèles ou légèrement convergents) rencontrent le miroir sous un angle tel qu'ils peuvent être perçus par l'œil observé.

Ce moyen, très-imparfait, a été perfectionné par cet auteur qui a construit l'instrument que représente la figure 65. Il se compose d'un petit tube de lorgnette ordinaire, long de cinq pouces, et portant à l'une de ses extrémités une lentille biconvexe obscurcie sur toute la partie de la surface qui est ombrée dans le dessin, et de quatre pouces de longueur focale. L'autre extrémité du tube est fermée par un miroir plan percé à son centre d'une ouverture égale à celle des ophthalmoscopes ordinaires. Pour se servir de cet instrument on place une lumière en L, et l'observateur regarde dans le miroir plan l'image de son œil qu'il faut d'abord éclairer, et cela de la ma-

nière suivante : les rayons lumineux traversant la lentille, qui a quatre pouces de foyer, deviennent très-convergents, se croisent peu de temps après avoir traversé l'ouverture du miroir, pénètrent dans l'œil et forment un cercle de diffusion sur la rétine de l'observateur. Soit un point p de ce cercle éclairé. Les rayons lumineux qui en partent traversent les milieux de l'œil et rencontrent le miroir en p'. Ils seront de nouveau réfléchis, traverseront encore les milieux de l'œil et viendront

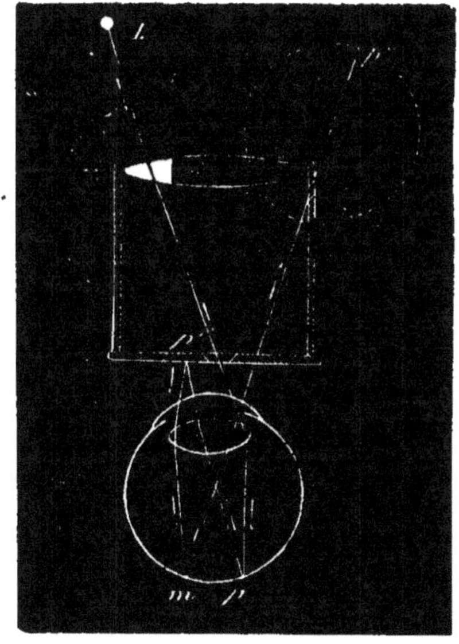

Fig. 65. — Auto-ophthalmoscope de Coccius

impressionner la rétine en m. En ce point se fera donc une image du point p que l'observateur verra dans la direction $m\,p''$, passant par le centre optique. Si maintenant p au lieu d'être un point, comme nous l'avons supposé, est une surface, l'observateur verra cette partie de sa propre rétine, et, en déplaçant graduellement son œil, pourra étudier successivement les différents détails de cette membrane.

Pour procéder à cet examen avec quelque chance de succès il faut que la pupille soit dilatée, soit naturellement, soit à l'aide de l'atropine, ce qui, dans ce dernier cas, rend le procédé peu pratique et d'un emploi peu fréquent. Ce n'est qu'avec une certaine habitude que l'on parvient à distinguer quelques détails.

L'auto - ophthalmoscope de Coccius ne permet d'examiner qu'une très-petite étendue de la rétine à la fois ; aussi on a cherché à remédier à cette imperfection, et M. Haymann a imaginé l'instrument (fig. 66) qu'il décrit ainsi dans l'ouvrage de M. de Wecker. Cet appareil sert à un œil pour examiner l'autre ; il se compose de deux tubes A et B d'une longueur de

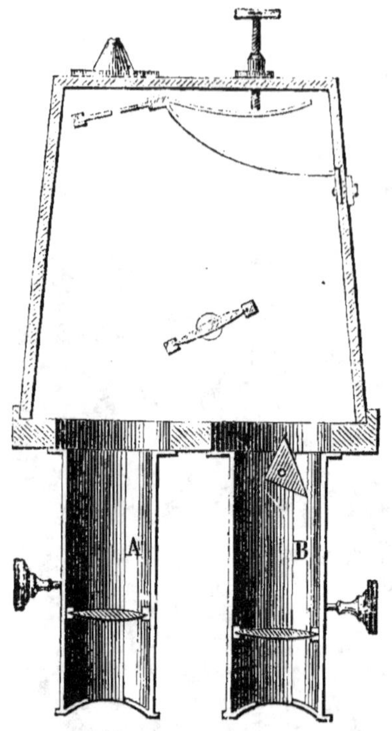

Fig. 66. — Auto-ophthalmoscope de Heymann.

six pouces, qui aboutissent dans une boîte rhomboïdale C. Dans le prolongement de l'axe du tube fixe A, se trouve, au fond de la boîte, un miroir concave perforé de 30 centimètres de rayon de courbure. A l'extrémité du tube mobile B, là où il aboutit dans la boîte, est un prisme triangulaire rectangle dont l'hypoténuse regarde en dehors. En outre il existe dans le tube fixe une lentille destinée à l'éclairage et à l'examen *à l'image renversée*, lentille qu'il est facile d'ajuster très-exactement à l'aide d'une vis. Dans l'autre tube se trouve une lentille analogue, et enfin la boîte en contient une troisième, en arrière du prisme à la moitié de la distance qui sépare celui-ci du miroir.

Si l'on éclaire alors un œil avec une flamme que l'on regarde par le trou du miroir, et si l'on donne à ce dernier au moyen d'un pas de vis, une inclinaison telle que les rayons émergeant du fond de l'œil soient dirigés sur le prisme, ils arrivent nécessairement sur l'autre œil. Les verres convexes, annexés au prisme, en avant et en arrière ne servent qu'au grossissement de l'image. A part un certain éblouissement, cet appareil bien disposé, donne du fond de l'œil une image renversée bien éclairée et agrandie, puisque son diamètre est d'environ 30 millimètres.

M. Giraud-Teulon a construit un appareil assez analogue composé de deux miroirs plans placés à angle droit l'un contre l'autre. Devant l'œil observateur est un miroir perforé ordinaire qui renvoie la lumière d'une flamme sur le miroir voisin, et de là sur celui qui le coupe à angle droit d'où elle arrive enfin à l'œil examiné. L'image suit en sens inverse le même chemin et est rapprochée de l'œil observé par un verre convexe disposé en face de cet œil. Comme cet appareil n'est pas contenu dans un espace clos, et comme toutes les pièces qui le composent sont mobiles, il est moins facile à adapter que le précédent ; il fournit d'ailleurs une image moins étendue.

M. Zéhender est l'auteur d'un appareil presque identique avec celui de M. Giraud-Teulon.

Au milieu de cette multiplicité infinie d'instruments,

lequel devons-nous choisir? Il est évident qu'on cherchera en vain à convertir les inventeurs et à leur faire croire que leur ophthalmoscope n'est pas le meilleur; on a toujours un faible, bien légitime, sans doute, pour ses enfants; aussi ce n'est pas à ceux-là que nous nous adressons. Quant à ceux qui ne sont pas encore inventeurs et qui sont dans l'embarras du choix, nous leur dirons que le meilleur ophthalmoscope est celui avec lequel on voit, dont on a l'habitude de se servir. Si on n'a pas d'habitude, nous avons déjà laissé deviner ce que nous pensons à cet égard et nous ne craignons pas de répéter que les meilleurs de tous sont : d'abord celui de *Coccius*, puis le concave de *Ruete* modifié ou non.

§ 5. — Mode d'emploi de l'ophthalmoscope.

Nous avons dit précédemment que dans un examen ophthalmoscopique il y avait trois choses à considérer : 1° la source lumineuse, 2° l'instrument, 3° l'œil observé.

1° *Source lumineuse.* — On pourrait se servir de la lumière naturelle diffuse en la faisant pénétrer dans la chambre noire par une petite ouverture pratiquée au volet; mais cela n'aurait aucun avantage sur la lumière artificielle, au contraire, la lumière solaire contenant beaucoup moins de rayons jaunes fait paraître le fond de l'œil plus pâle (1). Quant aux rayons solaires directs on ne peut les employer à cause des rayons calorifiques qui, concentrés dans l'intérieur de l'œil, y produiraient facilement des brûlures et un éblouissement insupportable. La meilleure lumière est celle d'une bonne lampe Carcel ou modérateur à double courant d'air, et à tube entièrement cylindrique. Dans les lampes or-

_____

(1) Une autre cause est la décomposition par la lumière solaire du *pourpre rétinien.* (Voir page 140.)

dinaires, en effet, le tube de verre qui sert de cheminée, présente au niveau même de la flamme un étranglement qui dévie en tous sens les rayons lumineux qui le traversent et fait apparaître une bande noire transversale dans l'image de la flamme. Les parties du fond de l'œil ne sont donc pas éclairées à ce niveau et l'image est interrompue, ou diffuse dans ce point.

Un bec de gaz à flamme circulaire et muni d'un verre légèrement teinté de bleu est encore ce qu'il y a de mieux, car il permet d'obtenir très-facilement et instantanément une lumière très-intense ou très-affaiblie, ce qui parfois est d'un grand secours, et permet de varier l'éclairage sans changer d'instrument. Il est inutile de dire que ce changement de lumière s'obtient tout simplement en ouvrant plus ou moins le robinet du gaz qui est toujours à portée de l'observateur. Le bec de gaz a encore un avantage sur les lampes. Dans certains cas où il s'agit d'explorer la sensibilité rétinienne et d'examiner le *champ visuel* ou l'*acuïté visuelle*, ou encore la perception des couleurs, il faut quelquefois une très-vive lumière artificielle pour obtenir un résultat; il est alors facile de la produire au moyen de plusieurs becs vissés sur le même tuyau de gaz, qu'on allume à volonté, et qui sont bien plus commodes et plus économiques que les lampes. Avec cet éclairage artificiel, dont les applications sont aujourd'hui très-fréquentes et très-étendues, on peut suivre la marche croissante ou décroissante de la fonction visuelle et porter un pronostic bien plus certain. Cela est quelquefois d'une grande importance, surtout si la maladie est de cause cérébrale ou spinale comme cela se voit dans beaucoup de cas.

Notre éclairage ainsi disposé dans une chambre obscure, voyons comment on procède à l'examen. Il est pour cela des règles utiles; cependant il faut dire que lorsqu'on a pris certaines habitudes, on s'en défait difficilement, et malgré cela on voit presque aussi bien; nous indiquerons plus tard ces habitudes. Pour ceux qui commencent l'ophthalmoscopie voici à peu près les préceptes les plus importants :

L'observateur et le malade seront assis en face l'un de l'autre de manière à ce que leurs yeux soient sur la même ligne horizontale (fig. 67). A défaut de siéges compliqués

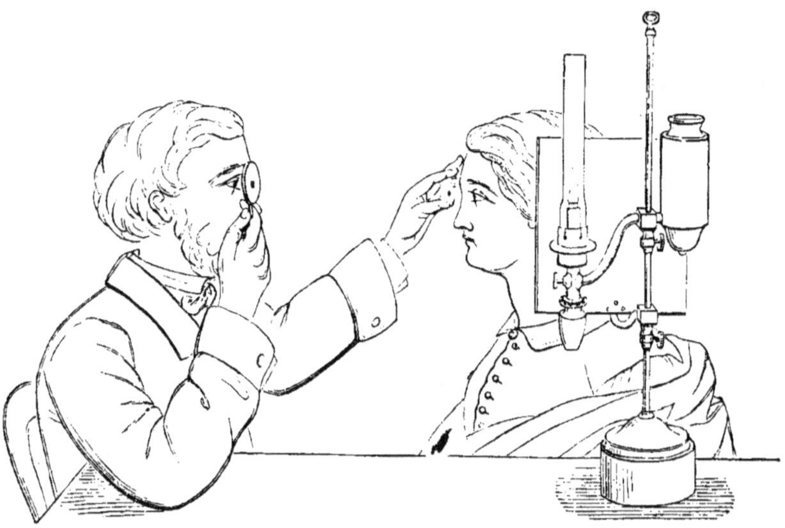

Fig. 67. — Examen ophthalmoscopique (Follin.)

pouvant s'élever ou s'abaisser à volonté on pourra faire usage d'un coussin dur qui servira soit au médecin soit au malade selon que ce sera l'un ou l'autre qui sera le plus petit. Il est préférable que le médecin soit un peu plus élevé que le malade.

§ 6. — Examen à l'image droite.

La lampe ou le bec de gaz sera au même niveau et du même côté que l'œil observé et à une distance moyenne de 50 ou 60 centim. (fig. 67). Il sera avantageux d'interposer un écran entre le foyer lumineux et l'œil du sujet, de manière à ce que son visage ne reçoive d'autre lumière que celle qui sera projetée par le réflecteur de l'ophthalmoscope. On conseillera au malade de fixer au loin dans la direction de l'oreille de même nom de l'observateur, c'est-à-dire vers l'oreille droite quand on examinera l'œil droit et vice versa. Puis, au moyen de l'ophthalmoscope plan ou concave, on projettera dans l'œil à examiner un faisceau lumineux dont le centre devra coïncider avec la pupille. Dans cette position de l'œil le pinceau lumineux tombant sur la papille produira beaucoup moins d'éblouissement, fera moins contracter la pupille et permettra à l'œil de s'accoutumer un peu, surtout s'il est très-sensible à la lumière. Ce premier examen permettra de reconnaître le degré de transparence de la cornée et des divers milieux, car les moindres opacités se projetteront comme des taches obscures sur le fond rouge de l'œil. Avec un peu d'habitude, que l'on acquerra seulement par la pratique, il sera facile de distinguer le degré de profondeur de ces opacités. En faisant mouvoir le globe oculaire on examinera si ces taches suivent l'œil et conservent les mêmes rapports relativement à un point fixe du fond de l'œil qui pourra être soit la papille soit un vaisseau rétinien, ou bien si ces taches se déplacent par rapport à ce point fixe. Si, l'œil étant revenu au repos après avoir regardé brusquement et successivement à droite et à gauche, en haut et en bas, les opacités continuent de se mouvoir, soit en tourbillonnant soit en montant ou en descendant, on pourra être sûr qu'elles sont dans le corps vitré et on pourra ainsi les distinguer des autres qui peuvent exister simultanément.

Après ce premier examen, qui devra être fait avec le moins de lumière possible, et en se mettant à diverses distances, toute l'attention se portera vers les membranes profondes.

Le malade continuant de porter son regard au loin dans la direction de l'oreille de même nom de l'observateur, si, en l'éclairant de très-près, on voit une image nette soit de la papille, soit des vaisseaux ou des deux choses à la fois, il ne peut s'agir alors que d'une hypermétropie ou d'un très-fort degré de myopie. Comment distinguer ces deux états si opposés de la réfraction? La chose est très-facile : dans le premier cas, en s'éloignant de quelques pouces, les détails conservent leur netteté, mais, ce qui est caractéristique, c'est que l'image subit un déplacement *en sens inverse de celui de la cornée* et dans le même sens que l'œil de l'observateur. Dans le second cas, en s'éloignant, l'image augmente aussi de netteté, mais il ne reste visible qu'une partie très-limitée du fond de l'œil, et cette image se déplace *en suivant le mouvement de la cornée* et en sens contraire du mouvement de l'œil observateur. Nous avons donc ici une image *renversée;* et cette image est *réelle et plus grande* que l'objet, lequel est placé un peu au-delà du foyer de l'appareil dioptrique, mais entre ce foyer et le point qui correspond au double de la distance focale, auquel cas l'image serait toujours réelle et renversée, mais égale à l'objet. Nous avons dit tout à l'heure un *fort* degré de myopie; en effet, si celle-ci était peu prononcée, l'image aérienne serait très-grande, mais en même temps très-éloignée, car elle serait toujours au foyer conjugué, qui s'éloigne à mesure que l'objet se rapproche du foyer principal; dès lors l'œil du médecin se trouverait placé entre le malade et l'image aérienne, de sorte qu'il ne pourrait pas la voir, les rayons qui doivent la former étant convergents et n'ayant pas encore opéré leur entrecroisement. Dans le premier cas, quand l'œil observé est hypermétrope, son effet optique est celui d'une loupe, car l'objet est placé sur la rétine en deçà du foyer principal postérieur et donne par conséquent une image *virtuelle droite* et *agrandie.*

Dans l'œil emmétrope il existe toujours un certain degré d'accommodation, qui fait que la rétine se trouve placée *un peu au-delà* du foyer principal postérieur de l'œil ; les rayons lumineux qui en partent sont donc légèrement convergents et ne pourront être perçus nettement à une *certaine distance* que par un œil hypermétrope ou dont l'accommodation sera tout à fait relâchée.

Toutefois, il est un fait avéré et cependant tout à fait en dehors des théories des lentilles, c'est le suivant :

Un œil exploré de *très-près, quel que soit son état de réfraction*, et les axes des deux yeux observant et observé se confondant, un détail peu étendu de la rétine bien éclairée peut être perçu droit et agrandi, sans lentille, et comme si le cristallin observé était une simple loupe.

D'après la théorie, la chose serait naturelle pour l'œil hypermétrope, mais comment l'expliquer pour l'œil emmétrope et surtout pour l'œil myope?

Ce n'est que *théoriquement* que l'objet de l'observation doit être placé en deçà du foyer des lentilles convergentes pour donner une image *virtuelle* et *droite;* en fait, leur propriété comme loupe, celle d'agrandir l'image en lui conservant sa direction, s'étend non-seulement jusqu'au foyer mais même un peu au-delà (un sixième de cette distance focale d'après Giraud-Teulon) et peut-être vérifiée sur une lentille quelconque *pour les points de l'objet à observer situés sur l'axe.* La théorie physique des lentilles, on ne doit pas l'oublier, ne se fonde pas sur des propositions absolues, mais seulement sur des approximations. Leurs propriétés, relatives à leurs distances focales, empiètent les unes sur les autres et n'ont pas en pratique de limites mathématiques.

Dans ce cas l'image droite et agrandie doit être vue d'assez près et ne présente qu'un champ restreint. La méthode n'est applicable qu'à l'étude des détails.

Si l'on a pris les précautions convenables et qu'on ait une image nette, ce n'est pas tout que d'examiner la papille, il faut encore explorer toute l'étendue accessible de la rétine,

et pour cela on fera exécuter au malade des petits mouvements de l'œil dans les diverses directions de l'espace afin
que tous les points de sa rétine envoient successivement
leur image à l'observateur. Nous disons qu'on doit examiner
d'abord la papille, mais, pour les commençants, il n'est pas
toujours facile d'arriver à la voir; quelquefois on la cherche
longtemps sans pouvoir la trouver et il est alors impossible
de s'orienter. Le moyen d'arriver tout de suite sur la papille c'est de suivre le premier vaisseau que l'on trouve vers
l'extrémité où il augmente de diamètre, on est sûr ainsi
d'abréger beaucoup ses recherches. On peut également
suivre le vaisseau du côté où il forme un angle aigu avec les
branches qui en partent.

Le procédé que nous venons d'indiquer pour l'examen à
l'*image droite* n'est pas toujours facile à employer, surtout
par les commençants, et chez les myopes il présente quelques difficultés, principalement lorsque la myopie est
moyenne et l'observateur emmétrope ou myope lui-même.
Dans ce cas, l'image *naturellement renversée* du fond de l'œil
se forme trop loin pour qu'on puisse la voir, et les rayons
convergents qui vont la former ne peuvent se réunir sur la
rétine de l'observateur qui a besoin, au contraire, de rayons
divergents ou tout au moins parallèles.

Un procédé applicable à tous les cas consiste à modifier,
à l'aide d'un verre concave, la marche des rayons lumineux
sortant de l'œil observé. Dans ce procédé la lentille biconcave et le cristallin de l'observé font un système analogue à
la lunette de Galilée comme on peut le voir sur la figure ci-
contre.

Soit *a b* (fig. 68) une partie de la surface rétinienne
d'un œil myope ou accommodé pour un point rapproché,
éclairée par un cercle de diffusion; nous aurons en *a' b'*
une image réelle, renversée et agrandie de cette surface qui
se trouve située un peu au-delà du foyer postérieur de l'œil.

Si l'on interpose entre l'œil observé et cette image une lentille biconcave *c c* dont le foyer virtuel principal tombe en dedans de *a' b'*, alors les rayons lumineux, de convergents

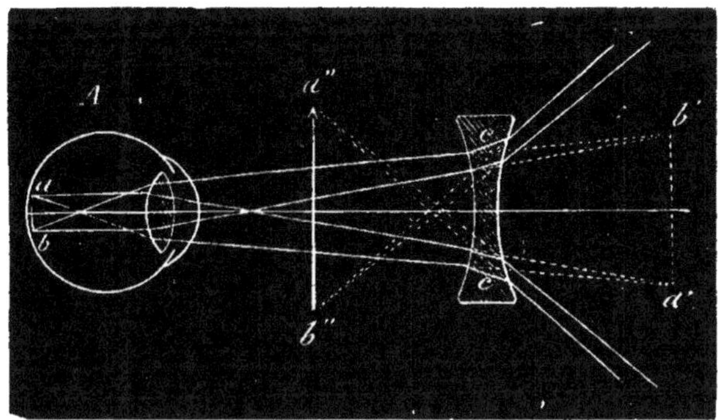

Fig. 68. — Examen à l'image droite au moyen d'une lentille biconcave (Follin).

qu'ils étaient vers *a' b'*, sont rendus divergents, et l'image *a' b'* ne se produit plus; mais en même temps ces rayons viennent former une image virtuelle *a" b"* sur leur prolongement et l'œil placé derrière la lentille peut facilement l'apercevoir.

Pour que l'image *a" b"* se forme nettement, il y a deux conditions essentielles à remplir : il faut, comme dans la lunette de Galilée, que le foyer de la lentille biconcave *c c* se trouve toujours en dedans du point correspondant à l'image *a' b'* et, en second lieu, on doit modifier la position de la lentille biconcave de manière à ce que son image virtuelle *a" b"* se forme à la distance de la vision distincte.

On se sert assez rarement d'une lentille biconcave tenue à la main comme on tient la lentille biconvexe pour l'examen à l'image renversée. Habituellement on emploie des verres concaves qu'on place derrière l'ophthalmoscope ou qui s'y trouvent déjà dans une rondelle, comme dans l'ophthalmoscope de Follin modifié, ou dans les ophthalmos-

7

copes à réfraction. On peut commencer par employer un verre $+$ 7 ancien, ou $+$ 5^D nouveau, qu'on changera pour un plus faible, dès qu'on sera parvenu à relâcher son accommodation. Il est évident que si l'observateur est déjà myope, il aura besoin d'un verre plus fort; s'il est hypermétrope, d'un plus faible.

Connaissant son état de réfraction, il lui sera facile de choisir le verre convenable. Il pourra du reste le changer à volonté.

Ce n'est qu'au moyen des artifices que nous venons de décrire qu'on peut voir nettement les détails du fond de l'œil à l'image droite, et à une certaine distance, chez beaucoup d'emmétropes et chez tous les myopes.

§ 7. — **Examen à l'image renversée**.

Dans l'examen précédent nous avons toujours eu affaire à une image virtuelle du fond de l'œil. Cependant lorsqu'il s'est agi d'un œil emmétrope accommodé pour un point peu éloigné, l'image était encore visible, bien que dans ce cas la rétine fût au foyer conjugué du point de fixation, c'est-à-dire un peu en arrière du foyer principal postérieur de l'œil. Si alors nous avons pu avoir encore une image virtuelle, c'est en vertu de cette propriété que possèdent les lentilles, et dont nous avons parlé dans le paragraphe précédent, à savoir qu'un objet placé dans le voisinage et un peu au-delà du foyer principal donne en même temps une image *virtuelle, droite* et *agrandie*, située derrière la lentille, du même côté que l'objet, et une image *réelle, renversée* et *agrandie*, située devant la lentille et au foyer conjugué de l'objet. Comme cette dernière image est assez éloignée, nous nous plaçons dans ce cas entre elle et l'œil observé de sorte qu'elle nous échappe et que nous ne voyons que la première. Mais si nous plaçons une lentille convexe à court foyer D (fig. 69), sur le trajet des rayons lumineux qui vont former en *a' b'* l'image renversée de *a b*, de manière à ce que le centre optique de cette lentille coïncide avec le foyer antérieur de l'œil, les rayons *c' b'*, *c a'* devien-

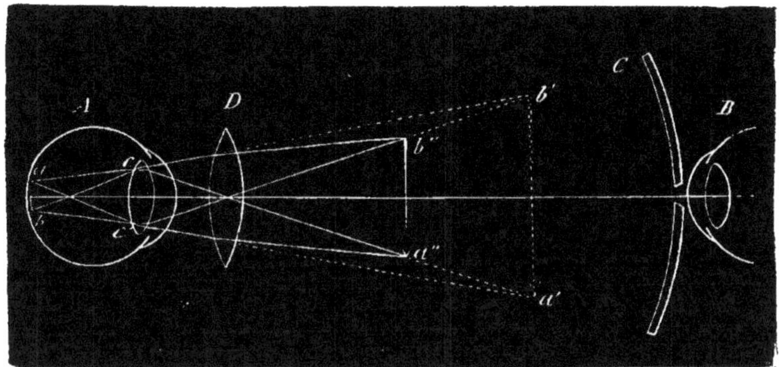

Fig. 69. — Examen a l'image renversée.

dront des axes secondaires et ne seront pas déviés, tandis que les rayons *cb'*, *c'a'*, rendus plus convergents par la lentille positive, rencontreront ces axes plus tôt et le point *a'* sera ramené en *a''*, le point *b'* en *b''*; alors nous aurons en *a''b''* une image plus petite, par conséquent mieux éclairée, et placée entre le malade et l'œil de l'observateur. Cette image sera donc vue très-distinctement par ce dernier, s'il se met à la distance de sa vision distincte et s'il accommode son œil pour cette même distance. C'est ce qu'on appelle l'examen à l'*image renversée*. Ce mode d'exploration est beaucoup plus facile que le précédent et donne du fond de l'œil une image qui comprend une assez grande étendue de la rétine, ce qui est très-utile pour avoir immédiatement une idée d'ensemble et pour saisir les rapports des lésions avec la papille et par suite avec les autres parties de l'œil. Dans l'examen à l'image droite, nous avons vu que dans les forts degrés de myopie, on voyait directement sans lentille convergente l'image renversée. Ceci est très-facile à comprendre si nous nous reportons à la figure précédente. Nous savons d'après la théorie des foyers conjugués, que, plus l'objet s'éloigne du foyer, plus son image *conjuguée* se rapproche de la lentille et plus elle est petite. Or, dans le cas qui nous occupe, si nous supposons le degré de myopie assez fort pour que l'image aérienne $a'\,b'$ vienne se placer entre l'œil observateur et l'œil observé, ce sera cette image qui sera vue directement. Et si, dans ce cas, l'on emploie la lentille convergente comme ci-dessus, l'image deviendra plus petite et encore plus rapprochée de l'œil observé, mais elle sera toujours renversée. Si, au contraire, l'on met la lentille entre l'observateur et l'image, de façon à ce que cette dernière soit placée entre le verre et son foyer principal, la lentille agira alors comme une *loupe* et donnera de $a'\,b'$ une image *virtuelle*, *agrandie* et de *même sens*, c'est-à-dire toujours renversée par rapport à l'image rétinienne. Dans ce cas seulement le verre biconvexe sera un verre *grossissant*, car dans le premier cas c'est un verre *rapetissant*.

Pour ces raisons on comprendra facilement que la position de la lentille n'est pas facultative et que son emploi n'a aucune analogie dans le premier cas et dans le second. Dans les cas mêmes où la lentille n'est employée que pour rapprocher l'image aérienne réelle, sa force réfringente devra varier avec la réfringence de l'œil observé. Si celui-ci est emmétrope, les rayons émergents seront parallèles et l'image se formera au foyer de la lentille; si l'œil est myope, les rayons L″ R (fig. 70) seront déjà convergents et formeront leur foyer entre la lentille et son foyer principal, en f, et cette lentille pourra être d'un assez long foyer sans que l'image s'éloigne beaucoup de l'œil observé. Mais si cet œil est hypermétrope, les rayons L R sont divergents, et, si la lentille n'a pas une force suffisante, elle sera impuissante à les rendre convergents et il n'y aura pas d'image réelle, ou bien ils le seront si peu que l'image sera encore en F', c'est-

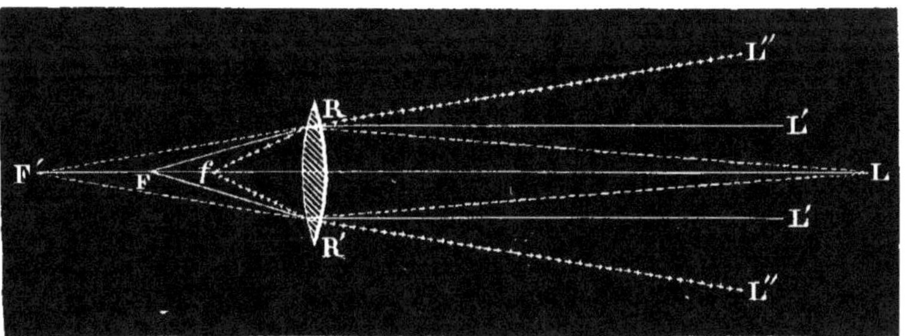

Fig. 70. — Direction des rayons lumineux émergeant de l'œil emmétrope, myope ou hypermétrope.

à-dire trop loin pour pouvoir être bien observée. Il résulte de ces faits que la distance focale de la lentille devra varier avec la réfringence de l'œil observé et devra être d'autant plus courte que l'œil sera plus hypermétrope. Les lentilles de 6 à 10 cent. de foyer pourront servir pour tous les cas.

§ 8. — Éclairage du fond de l'œil.

Nous sommes maintenant en possession de tous les instruments nécessaires à l'examen ophthalmoscopique de l'œil, mais il nous reste encore à donner certains détails de pratique sans la connaissance desquels cet examen serait fort difficile et imparfait. Occupons-nous d'abord de l'éclairage du fond de l'œil. Nous avons vu, plus haut, que ce n'était pas l'image de la source éclairante que nous devions chercher à produire sur la rétine, car cette image est fort petite, et, comme elle est formée de rayons dont la réfraction a été très-régulière, la plupart de ces rayons retournent à leur point de départ. Or nous savons que plus une surface réfléchit de rayons lumineux, moins elle est visible ;

nous devons donc chercher ici à obtenir une réflexion irrégulière des rayons incidents, et pour cela nous avons plusieurs moyens :

a. Nous pouvons rendre les rayons incidents *convergents*, en employant comme réflecteur un miroir concave ou bien un miroir plan muni d'une lentille convexe (Coccius), ou bien un miroir convexe muni d'une lentille convexe d'un plus court foyer (Zéhender). Avec ces
divers instruments, les rayons incidents se réunissent au-
devant de la rétine, qu'ils éclairent en divergeant, suivant
un cercle de diffusion variable. Le degré de convergence
des rayons lumineux et la grandeur de la pupille ont une
grande influence sur l'*étendue* de la surface rétinienne
éclairée, étendue qui sera d'autant plus grande que les
rayons seront plus convergents et la pupille plus dilatée. On
comprend sans peine que la puissance réfringente de l'œil
A (fig. 71), restant la même, les rayons convergents venant du miroir MN, se réuniront d'autant plus près du

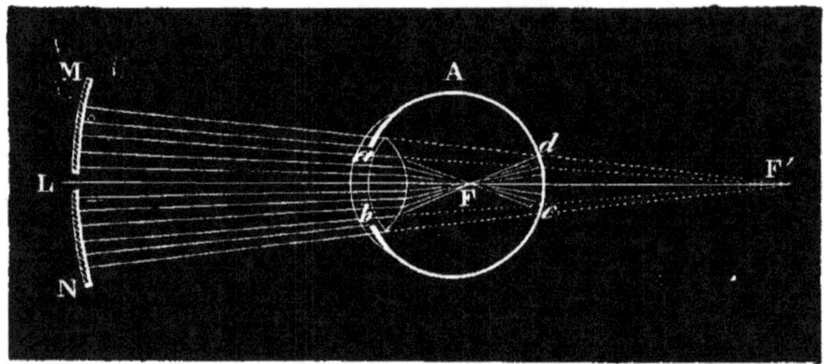

Fig. 71. — Éclairage du fond de l'œil.

cristallin que cet œil sera plus voisin de F'. Il est non
moins évident que plus l'ouverture *ab* de la pupille sera
grande, plus elle laissera passer de rayons marginaux, et
comme ce sont ces mêmes rayons qui, après leur entre-

croisement au point F, forment la limite de la partie éclairée *dc*, celle-ci sera d'autant plus large que les rayons extrêmes seront eux-mêmes plus écartés. Toutefois la convergence des rayons éclairants ne saurait être illimitée. Comme il faut toujours que le point F' soit au-delà de l'œil observé, plus le miroir sera concave, plus les rayons émergents seront convergents ; mais sa longueur focale diminuant en même temps, il devra être placé d'autant plus près de l'œil qu'il sera plus concave. Une semblable position étant très-incommode en pratique, on préfère se servir de miroirs concaves à long foyer (20 à 30 centimètres). De plus, si on fait l'examen à l'image renversée, celle-ci se trouve tellement rapprochée de l'œil observateur, qu'on est obligé, pour la voir distinctement, de faire de grands efforts d'accommodation, à moins d'être myope soi-même.

Tout ce que nous venons de dire s'applique à l'examen à l'*image droite*, pour lequel les rayons convergents sont presque uniquement employés, il faut dire cependant que l'emploi des rayons *parallèles* est quelquefois très-avantageux, dans certains cas de myopie, par exemple. On peut obtenir ces rayons parallèles, soit en éloignant suffisamment la source lumineuse du miroir plan, soit en employant un faisceau de lumière naturelle reçu par une petite ouverture de quelques pouces de diamètre pratiquée dans le volet de la chambre noire.

b. Les rayons *divergents* sont les plus fréquemment employés en ophthalmoscopie, car ils présentent de grands avantages pour l'examen à l'image renversée, celle dont on se sert le plus. Nous ne voulons pas dire pour cela qu'on ne s'en serve pas aussi quelquefois pour l'examen à l'image droite. Les rayons sont rendus divergents de plusieurs façons : ainsi, si la source éclairante est placée très-près de cet œil, et que le réflecteur soit plan, ce miroir renverra vers l'œil les rayons tels qu'il les aura reçus, c'est-à-dire *divergents.* On peut aussi se servir d'un miroir convexe ou d'une lentille concave étamée sur une de ses faces, mais la plus forte divergence des rayons lumineux s'obtient en plaçant entre le miroir et l'œil observé, un verre convexe (examen à l'image renversée). Les rayons divergents venant de L (fig. 72) sont rendus parallèles ou légèrement conver-

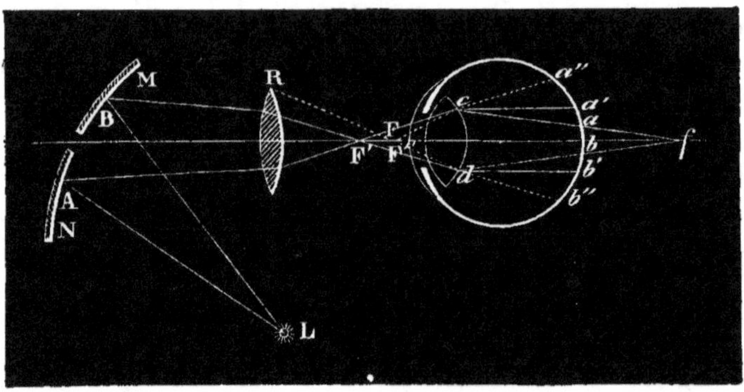

Fig. 72.

gents, par le réflecteur concave MN et arrivent ainsi à la lentille convexe R dont le foyer principal est en F. Si ces rayons sont un peu convergents comme dans la figure 72, ils formeront leur foyer plus près de la lentille en F′, par exemple, et de là ils sortiront divergents vers l'œil observé. Si le foyer antérieur de cet œil coïncide avec F′, ces rayons tomberont parallèles sur la rétine et en éclaireront une partie $a'b'$ égale ou un peu supérieure aux dimensions de la pupille; si le point F, foyer de la lentille, est en deçà du foyer antérieur de l'œil, il aura son foyer conjugué en f et les rayons incidents prendront la direction $cf\,df$. Ils traverseront donc la rétine suivant un cercle de diffusion d'autant plus petit que le point f sera plus rapproché de l'œil et que le point F′ en sera plus éloigné. Mais si le foyer F′ est plus rapproché de l'œil que le foyer antérieur de cet œil, s'il est en

F‴, les rayons qui en partiront, tels que F″c, F″d, sortiront du cristallin divergents suivant ca″, db″, et éclaireront une partie de la rétine a″b″ beaucoup plus grande que la pupille.

On voit donc qu'il suffira de faire exécuter à la lentille R un mouvement de progression en avant ou en arrière pour faire varier l'étendue de la partie éclairée. La pratique et l'habitude indiqueront dans quelles limites peut s'étendre ce mouvement qui est généralement assez restreint.

La rétine, éclairée par des rayons qui y tombent sous différentes incidences, devient à son tour un centre lumineux, et chacun de ses points envoie vers la pupille des rayons qui sortent de l'œil de différentes façons, suivant que cet œil est emmétrope, myope ou hypermétrope. Nous en avons déjà parlé; nous n'y reviendrons pas en détail. Disons cependant que si l'œil est supposé myope, comme

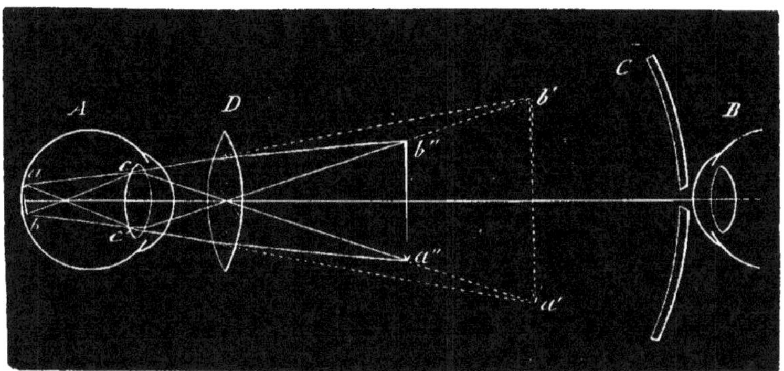

Fig. 73.

dans la figure 73, l'image aérienne a′b′ sera reportée en a″b″ par l'effet de la lentille convergente D, et *rapetissée*, d'autant plus que cette image se trouvait déjà plus voisine de l'œil observé. Si l'œil est emmétrope, les rayons émergents seront parallèles et formeront leur foyer, et par suite l'image rétinienne, au foyer antérieur de la lentille. Si l'œil est hypermétrope, les rayons émergents seront divergents, et il faudra, pour qu'ils puissent former un foyer réel, que la lentille ait une force convergente supérieure à leur divergence. Dans tous les cas l'image se formera plus en deçà du foyer de la lentille et il faudra prendre cette dernière d'autant plus convexe que l'hypermétropie sera plus forte.

Nous voyons, par ce rapide exposé, que le procédé d'examen à l'image renversée s'applique à tous les cas, que l'œil soit emmétrope ou amétrope, et quelle que soit la distance pour laquelle il est accommodé. C'est donc un procédé beaucoup plus facile que le procédé à l'image droite, et on doit lui donner la préférence quand on n'a pas une assez grande habitude de l'ophthalmoscope.

§ 9. — Examen de l'image rétinienne.

Après avoir placé la lumière, le réflecteur et la lentille de la façon que nous avons indiquée, il s'agit de voir nettement et facilement l'image du fond de l'œil. Pour arriver à un résultat favorable, il faut, même dans les cas faciles, se conformer aux règles suivantes : l'observateur se placera très-près de l'œil du malade et dirigera le reflet du miroir vers sa pupille qui paraîtra alors plus ou moins rouge, régulière et nette, selon l'état de l'ouverture irienne et des milieux réfringents de l'œil ; il concentrera un instant son attention sur cette image, fera exécuter au malade divers mouvements de son œil et notera avec soin le résultat de ce premier examen qu'il pourra varier de diverses façons ; nous en avons déjà parlé à propos de l'examen à l'image droite.

Après cela il éloignera lentement son miroir, en le tenant toujours appliqué contre l'arcade orbitaire, et sans perdre l'image de vue, afin de voir si dans cette manœuvre elle subit quelque changement. Arrivé à une distance moyenne de 30 à 50 centim., il engagera le malade à porter son regard dans la direction de l'oreille homonyme de l'œil examiné (1) et, prenant une lentille de 7 à 10 centimètres de foyer avec l'autre main, il la mettra au-devant de la pupille de l'œil observé, d'abord très-près, de manière à ce que l'iris se trouve en deçà de son foyer, puis à une distance un peu plus grande correspondant au point où l'image rétinienne apparaît nettement. Ce point étant situé en-deçà de la lentille, l'œil de l'observateur n'a plus besoin de s'accommoder pour l'infini, mais bien pour la distance de l'image qui devra être à 30 centimètres environ si l'observateur est emmétrope; s'il est myope, il lui suffira de s'approcher; s'il est hypermétrope, de s'éloigner ou de mettre des lunettes qui corrigent l'amétropie, car l'image aérienne occupe alors une portion déterminée et fixe de l'espace, située dans le voisinage du foyer antérieur de la lentille.

L'observateur aura alors une image qui embrassera une assez grande étendue de la rétine, et au centre de laquelle apparaîtra la *papille*, ou plutôt le *disque*, du nerf optique avec les caractères qui lui seront propres. Si l'on veut étudier les détails, on pourra changer la lentille à court foyer pour une autre moins convexe. Le regard du malade étant dirigé comme nous l'avons dit, la papille doit être au centre de l'image ophthalmoscopique et ce sera le point de repère pour déterminer la situation des parties

---

(1) Il peut arriver que le sujet soit atteint de strabisme ou de paralysie des muscles moteurs de l'œil qui l'empêchent de diriger son regard de la manière que nous avons indiquée. Dans le premier cas il suffira généralement de cacher l'œil non soumis à l'examen pour que l'autre recouvre sa liberté d'action. Dans le second cas, il faudra tourner la tête du malade de telle sorte que son regard soit dans la direction convenable. Chez les enfants et les sujets atteints de *nystagmus* on est parfois obligé de fixer le globe oculaire avec les doigts ou un instrument pour pouvoir examiner convenablement le fond de l'œil.

périphériques. Si l'on veut voir la *macula,* on fera fixer au malade le centre du miroir réflecteur, mais cet examen sera difficile si la pupille n'est pas largement dilatée à cause des images de la source éclairante réfléchies par la cornée et les faces du cristallin. Si une partie périphérique de l'image est plus ou moins cachée, il suffira pour l'apercevoir d'engager le malade à regarder du côté opposé ou d'exécuter soi-même un mouvement, mais cette fois du même côté que la partie à examiner. Il ne faut pas oublier, en effet, que nous avons ici une image renversée, et que lorsque le malade tourne sa cornée à droite, le fond de son œil va à gauche, et *vice versa.* Dans cette image, tout ce qui paraîtra en haut sera en réalité en bas ; ce qui paraîtra à droite sera à gauche et de même pour toutes les autres directions.

On devra aussi tenir compte, pour la situation relative des parties, du grossissement avec lequel elles paraissent ; et si ce grossissement est en moyenne de 15 à 18 fois, il faudra diviser par ce nombre toutes les dimensions pour avoir une idée de leur grandeur naturelle. On comprendra ainsi pourquoi des parties très-voisines de la papille paraissent en être très-éloignées.

La lentille, la cornée et le cristallin ne sont pas seulement des milieux réfringents ; malheureusement ces parties présentent des surfaces qui agissent sur la source éclairante comme des miroirs réflecteurs et donnent les images correspondantes à chacun d'eux. Ainsi, la lentille ayant une face convexe et une autre concave, par rapport à la source éclairante, donnera une image virtuelle et une image réelle de la flamme ; il en sera de même du cristallin ; la cornée agira comme miroir convexe. Nous aurons donc, sur le trajet du fond de l'œil, un certain nombre d'images brillantes, ou de reflets, qui gêneront beaucoup lorsque le malade regardera en face et qu'il aura la pupille peu dilatée.

Parmi tous ces reflets, ceux du cristallin sont peu visibles et ne gênent pas; ceux de la lentille sont évités en inclinant légèrement celle-ci d'un côté ou de l'autre. Seul le reflet de la cornée se place au-devant des parties qu'on examine et ne peut être évité. Il est d'autant plus intense que la source éclairante est elle-même plus lumineuse. Malgré cela, avec un peu de pratique, on parvient à faire abstraction de ce reflet.

Si l'on veut agrandir l'image renversée il suffira de la regarder avec une *loupe* que l'on pourra placer derrière le miroir si sa distance focale est suffisamment grande. M. Coccius a construit un oculaire qui répond au même but et donne un assez fort grossissement. Si l'œil examiné est très-myope, et que son image, naturellement renversée, soit à quelques pouces de distance seulement, on pourra la grossir directement avec la lentille convexe, qui, au lieu d'être tenue près de l'œil, sera placée entre l'image et l'observateur de façon à agir comme loupe sur cette image et non comme lentille convergente. Il faudra, pour pouvoir s'en servir ainsi, que l'œil observé soit très-myope.

Quand on examine un malade on a généralement l'habitude de commencer par l'œil malade; souvent même ne regarde-t-on pas l'autre. C'est un tort grave car on est ainsi privé d'un élément de comparaison fort utile dans certains cas, et toujours nécessaire, non-seulement en oculistique mais encore en médecine générale. Et, à ce propos, nous pourrions citer de nombreux exemples d'erreurs de diagnostic dans les affections pulmonaires par suite du défaut de comparaison des deux côtés et dans lesquels on a pris le côté sain pour le côté malade. M. Pajot, dans ses cours, ne manque jamais de signaler l'importance, en obstétrique, de la comparaison de l'état normal avec l'état anormal, et cite l'exemple de celui qui, n'ayant jamais touché que des femmes dans un état de grossesse avancée, serait tout à fait incapable de juger des modifications éprouvées par le col de l'utérus à telle ou telle période de la grossesse. D'un autre côté, l'œil le plus malade est quelquefois celui dont le sujet se plaint le moins; et celui qu'il croit sain peut déjà présenter à l'ophthalmoscope des signes particuliers qui permettront au médecin de prévoir une issue plus ou moins funeste, d'arrêter une affection grave incipiente, par des moyens employés à temps, et de conserver ainsi une vue qui, sans cela, eût été inévitablement compromise ou perdue.

Au début de la pratique ophthalmologique, il conviendra d'examiner le plus grand nombre d'yeux sains qu'il sera possible, car il faut savoir que l'état normal peut présenter de grandes différences individuelles qu'on doit pouvoir reconnaître, pour ne pas prendre cet état normal pour un état pathologique. Pour acquérir cette connaissance, les bonnes planches coloriées, et surtout la pratique, seront d'excellents moyens.

§ 10. — **Résultats de l'examen ophthalmoscopique. — Des milieux réfringents.**

Si l'on voulait prévoir tous les cas qui peuvent se présenter en ophthalmoscopie, il faudrait tout un volume dont la lecture serait fastidieuse et l'utilité assez problématique. Aussi nous nous contenterons de signaler, sous forme de résumé, les particularités les plus importantes relatives à l'examen de chaque partie de l'œil en particulier.

1° La *cornée* saine ne présente rien de particulier à l'ophthalmoscope, si ce n'est un reflet brillant qui n'est autre chose que l'image virtuelle du foyer éclairant. Ce reflet est par conséquent d'autant plus clair, plus petit et mieux limité que le réflecteur est peu éloigné de la cornée ou de la source éclairante; d'autant plus diffus et plus grand que les conditions inverses se réalisent et se prononcent davantage. L'éclairage latéral montre la transparence parfaite et la régularité de courbure de cette membrane.

A l'état pathologique, la cornée présente, soit des vaisseaux, soit des opacités plus ou moins accusées et plus ou moins profondes et étendues, soit des éruptions vésiculeuses, pustuleuses ou autres, soit des corps étrangers, de forme, de couleur et de grosseur extrêmement variables, soit enfin d'autres lésions. L'ophthalmoscope indiquera la présence de ces altérations si elles sont situées en face de l'ouverture pupillaire et si le fond de l'œil est assez clair pour que la perception des ombres portées par ces lésions soit possible. Mais cet instrument sera tout à fait impuissant pour donner des renseignements précis, et il faudra toujours commencer l'examen par l'éclairage latéral, qui seul sera décisif en pareil cas. Dès lors, connaissant les lésions, il deviendra facile d'en étudier et d'en comparer les effets à l'ophthalmoscope et de pouvoir en faire abstraction pour l'examen des parties plus profondes. Nous avons vu que les capacités circonscrites de la cornée produisent des ombres noires et limitées sur le fond clair de l'œil, se déplaçant par rapport à un point fixe de la rétine avec les mouvements de l'œil malade ou du médecin; mais si toute la cornée est dépolie, ou légèrement trouble d'une façon uniforme, le fond de l'œil paraitra également trouble, et il faudra bien faire attention de ne pas confondre cette apparence avec celle que donnerait une altération du cristallin, de l'humeur vitrée ou de la rétine. Dans le cas où ces maladies existeraient simultanément, il serait souvent difficile de distinguer la part exacte qui revient à chacune d'elles, et il faudra alors faire une étude spéciale des symptômes et des commémoratifs.

2° L'*humeur aqueuse*, à l'état normal, est tout à fait transparente et incolore et ne trahit sa présence par aucun signe. Lorsque ce liquide est trouble, ou mêlé de sang ou de pus, l'éclairage latéral le montre facilement et fidèlement. On comprend que l'effet ophthalmoscopique est le même que celui qui est donné par les altérations de la cornée dont nous venons de parler, et ne fournit aucun renseignement utile.

3° L'*iris* doit être examinée à l'éclairage latéral. On doit constater sa couleur, sa mobilité, son état de dilatation, ses mouvements ou tremblements, la forme de sa pupille, ses adhérences (synéchies) antérieures ou postérieures.

4° Le *cristallin*, lentille biconvexe transparente, présente deux faces qui agissent comme miroirs sur l'image projetée de la flamme éclairante; la face antérieure, comme miroir *convexe*, donne une image virtuelle et droite; la face postérieure, comme miroir *concave*, donne une image réelle et renversée. Mais ces reflets sont très-affaiblis. L'éclairage latéral, après dilatation préalable de la pupille par l'atropine, fera connaître les opacités du cristallin ou de sa capsule antérieure ou postérieure, ainsi que les changements de situation qu'il pourrait avoir subis (luxations). Dans ce dernier cas, la partie de l'équateur comprise dans l'ouverture pupillaire apparaîtra comme une ligne ou un croissant grisâtre, et, en faisant mouvoir l'œil brusquement, les mouvements du cristallin luxé deviendront aussitôt visibles. Les opacités de cette lentille, quelle que soit leur forme, leur situation et leur couleur, se verront nettement, telles qu'elles sont, avec leurs dimensions et leur couleur réelles, et permettront ainsi de préciser le diagnostic (1).

L'examen ophthalmoscopique, à son tour, rendra de réels services, et permettra de juger du degré de perméabilité des opacités pour la lumière et de l'état de la rétine relativement à la perception lumineuse. Il arrive, en effet, que dans certaines cataractes, les altérations cristalliniennes ne

—————

(1) Il faut faire une exception pour les cataractes noires qui sont très-peu visibles à l'éclairage latéral et nullement à l'ophthalmoscope. La pupille paraît noire et il faut une certaine habitude et beaucoup d'attention pour les distinguer.

sont nullement en rapport avec la diminution de la vue, mais gênent cependant suffisamment pour empêcher de bien voir le fond de l'œil et constater les lésions qui peuvent y exister. Alors on ne doit opérer qu'en faisant beaucoup de réserves ou même on doit éviter de faire une opération si le pronostic semble devoir être trop défavorable. Certains glaucômes chroniques absolus s'accompagnent fréquemment de décollement de la rétine et de cataracte, et, comme la cécité arrive souvent peu à peu, le malade ne va généralement consulter le médecin que lorsque ces dernières affections sont assez avancées pour cacher entièrement la première. C'est dans de semblables circonstances que le médecin doit raisonner son diagnostic et savoir tirer parti de tous les symptômes propres à la maladie cachée, afin de ne pas exposer le malade à une opération inutile dont on pourrait plus tard lui reprocher l'insuccès.

Un dernier point relatif au cristallin, c'est l'aspect strié en forme d'étoile qu'il présente très-souvent chez les personnes âgées et même chez les jeunes sujets. Cette apparence ne doit pas induire en erreur ni en imposer pour un commencement de cataracte; il suffit de la signaler pour ne pas la méconnaître.

5° Le *corps vitré* ne donne aucun reflet, mais il est très-important de bien l'examiner au point de vue de sa transparence, de sa consistance, des corpuscules ou des cristaux (cholestérine) qu'il peut accidentellement contenir. Si cette humeur est altérée et que le fond de l'œil paraisse trouble, il sera parfois assez difficile de savoir exactement dans quel état se trouve la rétine. Le corps vitré peut même être fortement coloré en rouge ou en brun par une hémorrhagie et empêcher l'éclairage des membranes profondes de l'œil.

Nous avons vu précédemment ce que pouvait donner l'éclairage latéral. L'ophthalmoscope plan nous sera ici fort utile et nous permettra de distinguer les corpuscules flottants plus ou moins fins et nombreux qui donnent au malade la sensation de *mouches volantes*. Ces corpuscules deviennent très-apparents lorsque le sujet exécute des mouvements rapides de l'œil en divers sens. La rapidité et l'étendue du mouvement de ces corpuscules donne une idée du ramollissement plus ou moins complet et étendu de l'humeur vitrée.

Parmi les pseudoplasmes qu'on observe dans le corps vitré, nous devons encore signaler, quoique dans un autre ordre de faits, le cysticerque. La présence de cet entozoaire n'y est pas absolument rare, et il existe aujourd'hui dans la science un assez grand nombre d'observations de ce genre. Cependant le diagnostic n'en est pas toujours facile, car cet animalcule est ordinairement entouré de masses opaques qui le cachent. Si l'on parvient à le voir distinctement, il apparaît sous l'aspect d'une vésicule blanche ou légèrement bleuâtre, à contours nets, munie d'une ouverture très-visible, d'où sortent, par intervalles, le cou de l'animal et sa tête munie de suçoirs (de Græfe).

Les corps étrangers accidentellement introduits dans l'humeur vitrée sont parfois très-visibles ; d'autres fois, ils sont entourés, comme le cysticerque, de masses opaques et aux formes les plus variables.

Enfin, on a vu un vaisseau traverser l'humeur vitrée, de la papille au pôle postérieur du cristallin, et semblant être un vestige de l'artère hyaloïde qui existe chez le fœtus (Sœmisch) ou même d'autres vaisseaux de nouvelle formation émanés directement de la rétine (Coccius).

§ 11. — **Du fond de l'œil.**

Le *fond de l'œil* est constitué par la rétine, la choroïde et la sclérotique. Il est vrai que ces membranes sont superposées ou emboîtées l'une dans l'autre, mais néanmoins elles sont parfois visibles toutes les trois. Elles sont presqne au même foyer de l'appareil réfringent et réfléchissent ensemble ou absorbent une certaine quantité de rayons lumineux. La manière dont elles se comportent à cet égard fournit l'image du fond de l'œil et en règle la couleur et l'éclat.

Cette couleur est généralement rouge, mais elle peut se nuancer depuis le rose le plus clair jusqu'au rouge foncé et plus ou moins grisâtre ou noirâtre, principalement chez les personnes brunes ou habitant les pays chauds, et est très-variable, suivant les divers individus que l'on examine.

Étudions séparément, et par ordre de juxtaposition, chacune de ces membranes, et commençons par décrire une partie qui semble appartenir à l'une d'elles, mais qui en est entièrement différente; nous voulons parler de la *papille* du nerf optique.

1º De la papille.

On sait que l'on désigne sous ce nom, très-impropre du reste, l'entrée du nerf optique dans l'œil, et on l'appelle ainsi parce qu'autrefois on croyait que ce nerf faisait saillie et figurait une *papille*..Bien qu'on ait reconnu depuis qu'au lieu d'être une saillie c'est plutôt une légère dépression, le nom primitif lui est resté, comme tant d'autres en anatomie qui sont en contradiction formelle avec les faits ou les objets qu'ils servent à désigner et que l'on conserve par routine ou par déférence pour des noms d'auteurs célèbres.

La papille représente une coupe transversale du nerf optique et montre les fibres nerveuses par leur extrémité, avec les cloisons de tissu cellulaire qui séparent les faisceaux et qui proviennent de la gaîne du nerf. Ces fibres nerveuses, pourvues comme les autres de leurs trois parties, se recourbent à angle droit, perdent leur myéline, et, devenues ainsi tout à fait transparentes, vont former la couche des fibres de la rétine. La papille présente chez l'adulte environ $1^{mm},5$ ou $1^{mm},8$ de diamètre et est habituellement ronde ou un peu ovale. La constitution anatomique de la papille, la direction et la nature de ses fibres nerveuses et de ses travées cellulaires, son défaut de transparence, son épaisseur et son peu de vascularisation, font qu'elle réfléchit beaucoup la lumière et qu'elle se présente à l'ophthalmoscope comme une tache plus ou moins blanche, plus ou moins distincte, et de laquelle partent les vaisseaux qui vont se ramifier dans la rétine. La papille normale offre une petite dépression qu'on appelle *porus opticus*, et de laquelle émergent les vaisseaux centraux. Cette dépression est située habituellement un peu en dedans du centre du disque papillaire, mais elle peut se trouver sur un point quelconque de la surface et très-souvent au milieu.

Les bornes de cet ouvrage ne nous permettent pas d'entrer dans des considérations plus étendues sur ce sujet, qui appartient à l'anatomie ; cependant nous ne croyons pas inutile de donner quelques détails relativement à l'aspect variable que peut présenter la papille à l'ophthalmoscope, soit à l'état sain, soit à l'état pathologique.

On distingue souvent dans la papille normale (fig. 74) le cordon nerveux lui-même et les enveloppes dont il est entouré et qui sont : *a.* l'*anneau choroïdien; b,* l'*anneau sclérotical; c,* la *limite propre du nerf,* ou gaîne celluleuse.

a. L'anneau choroïdien est formé par la portion de la membrane choroïdienne qui entoure le nerf optique. Les fibres de ce dernier, devenant tout à fait transparentes à leur sortie du nerf, laissent voir la couleur rouge de la choroïde qui est, on le sait, extrêmement vasculaire. Le cercle choroïdien est tantôt net et précis, d'une couleur uniforme, tantôt, au contraire, déchiqueté, grisâtre, d'une largeur inégale, et parsemé d'amas de pigment disposés en forme de petit croissant qui occupe surtout le côté externe

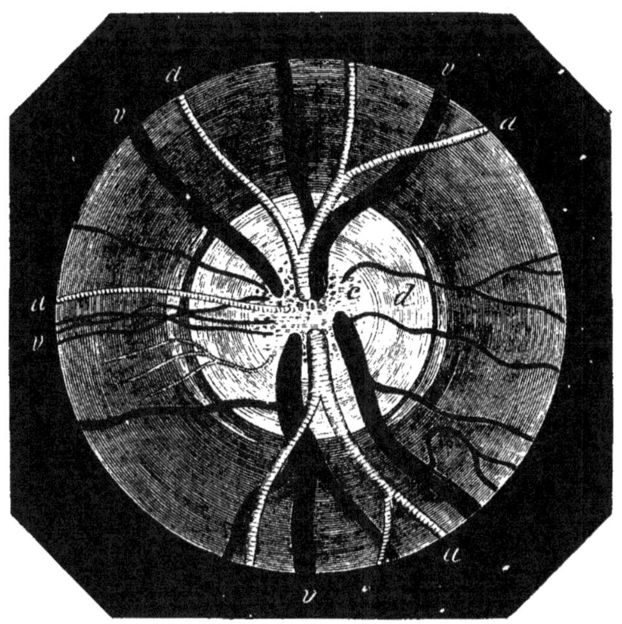

Fig. 71. — Papille normale avec ses trois cercles concentriques. *a*, artères; *v*, veines; *c*, lame criblée; *d*, gaine du nerf optique.

de la papille. Il est des cas assez rares où les fibres nerveuses à leur sortie du nerf conservent leur myéline jusqu'à une certaine distance, sont opaques et donnent lieu à une tache blanche qui semble continuer la papille et dont la teinte va en se dégradant jusqu'à disparaître tout à fait à une certaine distance et d'une façon irrégulière. Si toutes les fibres du nerf optique conservent leur myéline, la tache occupe toute la circonférence de la papille, mais c'est trèsrare; habituellement, c'est une partie plus ou moins restreinte de ces fibres, c'est-à-dire quelques faisceaux ner-

8.

veux, qui présentent seuls cette particularité, et alors la tache n'occupe que la partie de la rétine où ces derniers se distribuent. Il peut y avoir plusieurs taches sur la même rétine, régulièrement ou irrégulièrement disposées et d'une étendue variable. Une figure ne peut représenter que très-médiocrement ces faisceaux de fibres à double contour ou en donner même une idée approximative; il faut avoir vu cette disposition sur le vivant ou sur une bonne planche coloriée pour la reconnaître. Les fibres qui présentent cette anomalie sont appelées fibres à *double contour*, en raison de l'aspect qu'elles offrent au microscope. Quand on aura vu une fois cette disposition on s'en fera une idée assez nette pour éviter de la confondre avec une lésion, une atrophie choroïdienne ou une rétinite, par exemple. Ajoutons que les fibres à double contour ne diminuent en aucune façon l'acuïté visuelle.

b. L'anneau sclérotical est situé immédiatement en dehors du cercle choroïdien et n'apparaît avec netteté que lorsque la choroïde est suffisamment dépourvue de pigment dans le voisinage de la papille ; encore faut-il, pour l'apercevoir, varier l'éclairage et bien concentrer la lumière et l'attention sur le point qu'on observe. Pour cet examen le meilleur instrument est l'ophthalmoscope plan de Coccius, muni ou non de lentille convexe.

c. La limite propre, ou gaîne celluleuse du nerf optique, est très-peu marquée et se montre, quand on fait usage d'un simple éclairage, sous l'aspect d'un contour fin contigu au cercle choroïdien ou très-voisin, situé à sa partie interne, un peu grisâtre et se perdant insensiblement vers le centre de la papille. A l'état normal il est peu visible, mais il devient très-évident dans quelques affections du nerf optique, telles que certaines atrophies, par exemple. Dans ce cas-là il est possible de distinguer sur la papille une sorte de réseau formé par le tissu cellulaire périfasciculaire et qu'on appelle la *lame criblée*, car c'est par ses ouvertures que sortent les faisceaux nerveux du nerf optique.

Nous avons dit plus haut que les anatomistes modernes considèrent la papille comme une dépression. Cela est vrai pour l'ensemble du disque examiné d'une manière générale ; mais, si on cherche à en étudier les détails, on voit que la partie centrale d'où sortent les vaisseaux est plus profondément excavée que le reste et a la forme d'un petit infundibulum. L'artère centrale peut se diviser dichotomiquement à une certaine profondeur dans le nerf lui-même, et alors les deux branches sortent ensemble du fond du porus opticus, rampent contre ses parois et se dirigent l'une en haut, l'autre en bas. Mais souvent l'artère centrale sort unique de l'infundibulum et n'opère sa division que plus tard. Il en est de même de la veine. Ces vaisseaux sont très-difficiles à distinguer l'un de l'autre dans l'infundibulum, parce qu'étant vus suivant leur axe, ils offrent à peu près le même aspect ; mais à leur sortie ils présentent des caractères spéciaux qui permettent de les reconnaître facilement : tandis que la veine est volumineuse, d'une coloration foncée, un peu flexueuse, sans contours accusés, l'artère offre les signes contraires : elle est plus mince, plus claire, presque rectiligne et présente un double contour souvent très-manifeste.

Entre le porus opticus et le bord de la papille il existe constamment une sorte de bourrelet, plus ou moins saillant, formé de fibres nerveuses, et, tandis que le porus opticus et le bord de la papille sont au même niveau, ce bourrelet occupe un plan un peu antérieur. Il résulte de ce fait qu'on ne verra pas avec la même netteté, et en même temps, ces deux parties, car l'image de l'une sera en avant et l'autre en arrière. Il faut dire cependant que ces données théoriques ne sont justifiées en pratique que lorsque la différence de niveau est très-considérable, ce qui est fort rare, au moins pour la partie qui nous occupe en ce moment; mais la différence de niveau de la papille avec la rétine est très-évidente dans l'excavation totale glaucomateuse, alors que la papille tout entière est excavée assez profondément pour se trouver en contre-bas d'une manière très-sensible avec les parties environnantes.

2° De la rétine.

La rétine est une membrane parfaitement transparente et incolore à l'état normal et chez l'homme. Cependant dans ces derniers temps un médecin italien, le Dr Boll, de Rome, a appelé l'attention des physiologistes sur une teinte rosée que présenterait la face externe de cette membrane à l'état frais et qu'il a appelée *pourpre rétinien*. Cette couleur, signalée depuis bien longtemps par d'autres auteurs, était due, pensait-on, à la présence des vaisseaux capillaires, puisqu'on ne la retrouvait pas après la mort, et paraissait sans importance; mais aujourd'hui, grâce aux travaux de Boll et de Kuhn, on est parvenu à fixer cette matière colorante de façon à pouvoir la conserver sur des pièces durcies et même desséchées. La nature de cet ouvrage ne nous permet pas d'entrer dans de grands développements sur la physiologie du pourpre rétinien. De nombreuses expériences relatées dans les journaux depuis un an, et instituées surtout par les deux physiologistes que nous avons nommés, ont prouvé que la matière colorante de la rétine possède une propriété on ne peut plus singulière : c'est de se reproduire constamment dans l'obscurité et de se détruire ou de se décomposer sous l'influence de la lumière solaire à la façon des plaques daguerriennes. La rétine, en effet, conserve l'image des objets lumineux qui sont venus l'impressionner, même après la mort de l'animal, de façon à pouvoir être examinée très-facilement à la loupe sur des yeux durcis dans un mélange composé de 5 parties d'alun pour 100 parties d'eau distillée.

En 1867 il nous vint d'Amérique une histoire à laquelle on ajouta peu de foi quoiqu'elle fût une application du phénomène que nous venons d'indiquer. Il s'agissait d'un homme assassiné, sur la rétine duquel on avait trouvé, disait-on, l'image de l'assassin, image assez ressemblante pour qu'on pût reconnaître ce dernier. Ce n'était pas pourtant la première observation de ce genre, car les journaux qui publièrent le fait ajoutaient qu'on avait eu maintes fois l'occasion d'observer le même phénomène sur les yeux des bœufs tués dans les abattoirs et sur la rétine desquels on trouvait après la mort l'image des fenêtres voisines. Que cette histoire américaine fût vraie ou fausse, toujours en est-il que l'impression persistante des images des objets extérieurs sur la rétine était déjà connue à cette époque et que l'éveil était donné. Ce qui paraissait il y a dix ans une fiction invraisemblable se trouve aujourd'hui scientifiquement démontré.

De même que pour les plaques daguerriennes, les rayons rouges, jaunes et bleus n'ont presque aucune action, tandis que la région violette et extra-violette du spectre, où se trouvent, comme on sait, les rayons chimiques, a une action décomposante très-rapide.

A propos de l'examen opthalmoscopique nous avons dit, page 110, qu'avec la lumière naturelle le fond de l'œil paraissait décoloré et que cela tenait à ce que la lumière solaire contenait beaucoup moins de rayons jaunes que la lumière artificielle. Indépendamment de cela il est très-probable que l'action décomposante de la lumière agit alors sur le pourpre rétinien, le détruit et fait paraître ainsi la rétine plus pâle qu'avec la lumière artificielle.

La plupart des animaux domestiques que nous avons examinés à l'éclairage artificiel offraient une coloration de la rétine parfois très-belle et très-éclatante. La rétine du chat, en particulier, présente une magnifique coloration violette ou gorge de pigeon dans les parties avoisinant le tapis. La plupart des oiseaux ont également la rétine colorée, et cette particularité est connue depuis longtemps.

Quoi qu'il en soit, à l'ophthalmoscope la rétine saine est invisible ou du moins ne trahit sa présence que par ses vaisseaux ou un très-léger reflet grisâtre, et cela encore seulement sur des yeux richement pourvus de pigment, comme sont ceux des personnes brunes ou des habitants des pays chauds. Si, au contraire, la choroïde est peu pigmentée, la rétine ne s'accuse que par la présence de ses vaisseaux qui se montrent alors très-rouges et très-nets. Nous avons déjà parlé de cette anomalie dans laquelle les fibres nerveuses conservent leur myéline et forment des taches brillantes irrégulières ou triangulaires, dont la base est tournée vers la papille. Quant aux altérations de cette membrane, nous renvoyons pour leur étude aux livres de pathologie.

Il est une région de la rétine extrêmement importante, qu'on appelle la *macula lutea*, et qui est située à l'extrémité de l'axe antéro-postérieur de l'œil, à 4 millim. en dehors du disque du nerf optique. Cette tache, dont le diamètre, un peu plus grand que celui de la papille, égale 2 millim., est ronde ou un peu ovalaire et présente à son centre une légère dépression en godet. En ce point la rétine, extrêmement amincie, est réduite à sa couche externe et ne renferme que des cônes, c'est ce qui avait fait croire aux anciens qu'elle était perforée en cet endroit et qu'elle ne devait pas servir pour la vision, puisque c'était juste dans ce point que cette fonction était le plus parfaite ; ce devait donc être la choroïde à laquelle était dévolu ce rôle, attendu que c'est dans cet endroit qu'ils la croyaient à découvert. La macula est presque toujours fort difficile à voir, si elle ne présente pas de lésions et si la pupille n'est pas largement dilatée, car sa couleur est fort peu distincte du reste du fond de l'œil. Cependant, avec une certaine habitude, on arrive immédiatement à en déterminer la place en prenant la papille comme point de repère et en faisant regarder le malade vers l'œil observateur. On aperçoit alors un espace complétement dépourvu de vaisseaux rétiniens, légèrement foncé et entouré quelquefois d'un petit cercle brillant et jaunâtre : c'est la macula.

3° La choroïde.

La choroïde, membrane extrêmement vasculaire, donne au fond de l'œil sa coloration rouge, couleur qui est plus ou moins foncée, suivant que cette membrane est plus ou moins chargée de pigment. La nuance peut varier depuis le rose tendre jusqu'au rouge vif. Quelquefois on n'observe qu'une teinte uniforme, mais le plus souvent, surtout vers la périphérie, on voit comme une espèce de mosaïque irrégulière dont les bords sont formés par les vaisseaux choroïdiens et dont le centre renferme des amas de pigment irrégulièrement disposés. Les vaisseaux de la choroïde se distinguent de ceux de la rétine, en ce qu'ils sont placés plus profondément, qu'ils sont moins nettement dessinés et qu'ils ne présentent pas de double contour. Ils sont aussi plus serrés, plus tortueux, plus riches en anastomoses et plus abondants que les vaisseaux de la rétine, surtout vers l'équateur de l'œil. La choroïde peut être le siége d'un certain nombre de lésions que la pratique apprendra à reconnaître.

4° La sclérotique.

La sclérotique ne paraît que lorsque la choroïde est complétement dénudée, comme dans les cas de staphylômes postérieurs ou d'atrophie choroïdienne disséminée. Alors cette membrane présente à l'observateur un reflet blanc bleuâtre d'aspect tendineux, dont le brillant et la netteté n'ont pas d'équivalents dans tout le reste de l'image du fond de l'œil, et permettent de la distinguer facilement. En examinant le staphylôme que présentent presque tous les myopes, on s'en fera une idée très-nette.

Remarque. — A propos de l'examen de la papille, nous avons dit que l'on pouvait, dans certains cas, y constater des différences de niveau avec les parties circonvoisines et que ces excavations étaient tantôt physiologiques et tantôt pathologiques. Sans doute l'examen ordinaire, et surtout au moyen de l'ophthalmoscope binoculaire, peut, d'après l'aspect des vaisseaux, permettre de poser un diagnostic exact, mais il y a un moyen bien facile et à la fois bien fidèle, qui consiste tout simplement dans des déplacements latéraux et très-légers de la lentille biconvexe quand on examine à l'image renversée. Ces mouvements, qu'on appelle *parallactiques*, doivent être exécutés dans n'importe quel sens, mais toujours suivant la parallaxe, c'est-à-dire perpendiculairement à l'axe de la lentille, et non pas d'avant en arrière ou d'arrière en avant. Dans ce mouvement on verra les parties situées à des niveaux différents se mouvoir aussi avec une vitesse et dans une étendue différentes.

Telles sont, en résumé, les notions les plus indispensables pour commencer l'étude de l'ophthalmoscopie, et tirer de ce merveilleux moyen d'exploration le parti le plus avantageux. Sans doute, nous aurions pu nous étendre beaucoup plus, mais alors nous aurions dépassé le but que nous nous sommes proposé et nous aurions été exposé à ne pas être compris des commençants pour qui nous avons écrit ce livre et qui pourront plus tard, quand ils auront acquis une certaine science et un peu de pratique, étudier avec fruit les traités complets écrits sur cette matière par des hommes dont la science s'honore et dont l'opinion fait justement autorité.

§ 12. — **De l'œil artificiel.**

Comme on n'a pas toujours des sujets à sa disposition pour s'exercer au maniement de l'ophthalmoscope, on a imaginé un moyen bien ingénieux d'y suppléer : c'est l'emploi de l'œil artificiel, qui fera le sujet de ce paragraphe. On peut aussi, avec avantage, examiner les yeux des animaux toutes les fois qu'on en aura à sa disposition. Ces exercices procurent une certaine habitude de l'instrument et en facilitent singulière- ment l'emploi lors- qu'il s'agit de l'appli- quer sur l'homme.

Un autre moyen de s'exercer au ma- niement de l'oph- thalmoscope consiste à prendre des yeux frais d'animaux dont on injectera l'artère centrale de la rétine, comme pour l'étude des artères en géné- ral, et qu'on plon- gera aussitôt dans de l'eau fraîche si on ne s'en sert pas im- médiatement.

Pour examiner les yeux ainsi préparés il suffira de les mon- ter sur l'ophthal-

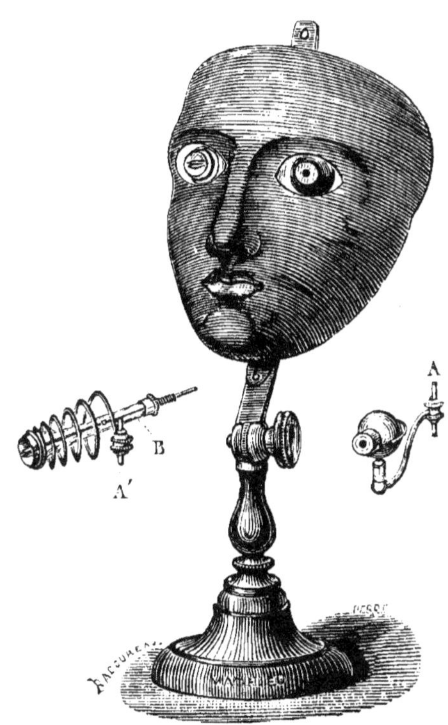

Fig. 75. — Ophthalmofantôme.

mofantôme (fig. 75), instrument qu'on emploie également avec avantage pour s'exercer aux opérations qui se pratiquent sur les yeux, et pour supporter l'œil artificiel de M. Perrin dont nous allons parler.

L'œil artificiel le plus connu, et un des meilleurs, est celui de M. Perrin, que représente la fig. 76. Il est formé d'une sphère en cuivre dont on a enlevé un segment aux deux pôles opposé. Le segment postérieur porte à l'intérieur un dessin figurant la rétine de l'œil normal du vivant, et peut être remplacé successivement par une douzaine d'autres pièces semblables, dont chacune présente le dessin d'une affection différente du fond de l'œil. Un simple ressort les maintient en contact avec la sphère qui remplace la coque oculaire; C représente une de ces pièces isolée.

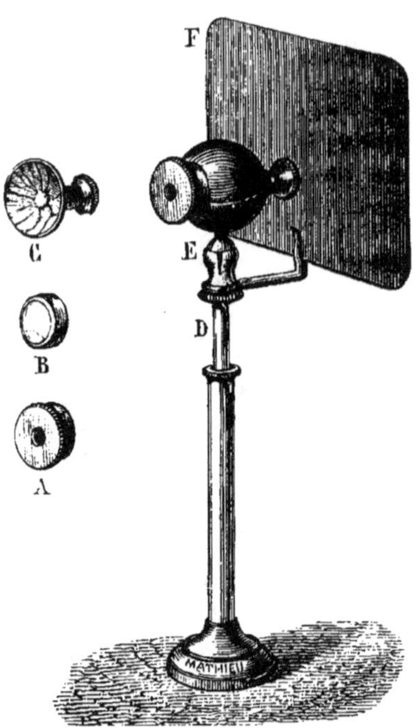

Fig. 76. — Œil artificiel de M. Perrin.

Le segment antérieur est remplacé par une lentille biconvexe figurant le cristallin et enchâssée dans un petit tube qui se visse dans la sphère et permet de placer le foyer principal postérieur de la lentille, soit sur le fond de l'œil, de manière à avoir l'œil emmétrope, soit en avant de l'image qui représente la rétine, en ne vissant le tube qu'incomplétement, ce qui donne un œil plus ou moins myope. Cette lentille, B, dans la figure, peut être remplacée par une autre d'un rayon de courbure un peu plus long, de manière à ce que le foyer se forme en dehors de l'œil, ce qui donne un œil hypermétrope, ou même par une troisième, dont une des faces est cylindrique, et qui simule l'œil astigmate. Un diaphragme A, plus ou moins grand, remplace l'iris. Cet œil est monté sur un pied et peut s'élever ou s'abaisser au moyen de la tige D, qui entre à frottement serré. Une articulation à genou, E, permet d'incliner l'œil dans tous les sens. Un écran opaque, F, est interposé entre l'œil artificiel et la source lumineuse.

L'examen ophthalmoscopique se fait de la même manière que sur le vivant. On peut observer l'image droite et l'image renversée et apprendre à relâcher son accommodation pour pouvoir se servir avec fruit de l'ophthalmoscope à réfraction. Pour bien noter la différence de l'image droite et de l'image renversée quant aux dimensions et à la position, il suffit de coller sur le fond rouge de l'œil un tout petit triangle de papier blanc avec la pointe dirigée en haut ou en bas, en dedans ou en dehors, et de l'examiner successivement à l'image droite et à l'image renversée.

Un reproche que nous avons à faire à tous les yeux artificiels que nous avons vus, c'est d'avoir des images réti-niennes trop grandes, car, le plus souvent, la papille seule, ou même une partie de celle-ci, forme toute l'image ophthalmoscopique et permet difficilement aux commençants d'avoir une idée d'ensemble de la rétine et d'examiner les vaisseaux sur une grande étendue. Il est vrai que l'œil vivant présente une réfraction autrement parfaite que celle de l'œil artificiel et qu'on ne saurait imiter, si ce n'est très-imparfaitement. Néanmoins cet œil artificiel peut rendre de grands services aux commençants et leur permettre d'apprendre à bien diriger les rayons lumineux vers l'œil et à manier l'ophthalmoscope avec une certaine aisance et assez d'habileté pour ne pas être obligé de tâtonner longuement et inutilement lorsqu'il s'agit d'examiner un œil vivant.

En s'appuyant sur les données de Donders, M. Landolt

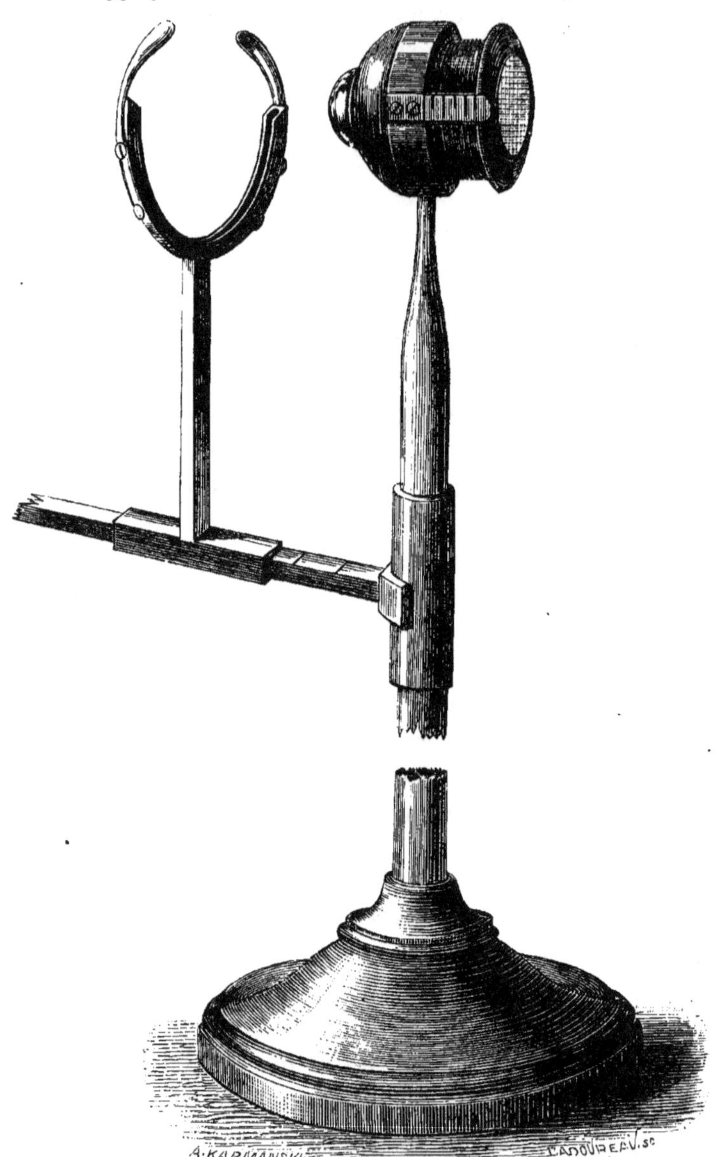

Fig. 77. — Œil artificiel de M. Landolt.

a construit un œil artificiel destiné à faciliter, à permettre la démonstration, et surtout à assurer le contrôle expérimental des calculs d'optique physiologique.

Cet œil artificiel, que représente la fig. 77, a une surface réfringente de 5 millim. de rayon. Il est rempli d'eau (4/3 d'indice de réfraction) et l'on peut lui donner tous les degrés voulus de réfraction en l'allongeant ou en le raccourcissant au moyen de la vis que porte la partie postérieure.

La rétine est représentée par un verre dépoli et gradué en demi-millimètres. De cette façon, il est facile d'observer et d'apprécier exactement la grandeur des images rétiniennes dans différentes conditions de l'œil.

Pour étudier l'influence des verres correcteurs sur l'acuïté visuelle, c'est-à-dire sur la grandeur des images rétiniennes, l'œil porte un cadre mobile sur une tige horizontale graduée, cadre destiné à recevoir les lentilles correctrices qu'on peut, à volonté, éloigner ou rapprocher de l'œil.

Une ou plusieurs petites lentilles convexes, qu'on peut introduire dans l'œil, permettent de comparer la grandeur des images rétiniennes à l'état d'accommodation pour une certaine distance, avec celles de l'œil dépourvu d'accommodation, mais adapté au moyen d'une lentille convexe placée devant lui.

Cet œil artificiel peut également servir à l'examen ophthalmoscopique. On fixe alors sur le verre dépoli (ou douci) d'un seul côté, l'externe, qui forme le fond de l'œil, de petites images peintes sur papier, représentant les divers états du fond de l'œil normal ou pathologique. Si ces images sont peintes sur verre ou sur papier transparent, on peut éclairer l'œil par derrière et se passer d'ophthalmoscope. Les images peuvent même être reçues sur un écran dans certains états de réfraction de l'œil.

Cet œil artificiel, auquel l'auteur a ajouté dernièrement

quelques perfectionnements, possède sur les autres construits jusqu'à ce jour de sérieux avantages. Il présente à peu près les conditions de l'œil vivant, parce que les rayons lumineux poursuivent leur chemin dans le second milieu jusqu'à la rétine et ne traversent plus seulement une lentille convexe placée dans l'air.

C'est pourquoi les images qu'on observe sur le fond de l'œil artificiel se rapprochent de celles que produisent les mêmes objets sur notre propre œil, pourquoi aussi l'image ophthalmoscopique de l'œil artificiel donne un grossissement assez analogue à celui que présente le fond de l'œil humain. Il peut donc servir, sans exiger de calculs, à la solution approximative des questions relatives à la réfraction de l'œil vivant en même temps qu'aux exercices ophthalmoscopiques. Enfin, son prix n'est guère plus élevé que celui de l'œil de M. Perrin dont nous avons parlé en commençant.

LIVRE III

ACCOMMODATION

CHAPITRE PREMIER

L'acte de la vision s'effectue au moyen de quatre organes, dépendant d'un même appareil, et qu'on peut classer de la manière suivante : *a*, organe de *conduction*; *b*, organe de *réception; c*, organe de *transmission; d*, organe de *perception*. Le premier comprend les milieux transparents de l'œil traversés par la lumière; le second, la membrane sensible où se forme l'image des objets extérieurs; le troisième, le cordon nerveux qui conduit l'impression de cette image; le quatrième, l'organe central qui la perçoit, l'interprète et l'extériorise.

Le fonctionnement régulier de toutes ces parties est également indispensable et tout trouble de la vision doit nécessairement être rapporté au non-accomplissement par un ou plusieurs de ces organes de la fonction qui lui est dévolue. S'il ne se forme pas d'image, ou que cette image soit plus ou moins obscurcie, nous aurons affaire à des opacités d'une portion quelconque des milieux transparents. Si l'image est déformée ou qu'elle ne se forme pas à l'endroit voulu, c'est-à-dire sur la couche des cônes et des bâtonnets de la rétine, mais en avant ou en arrière de cette membrane, nous aurons affaire à une anomalie ou à un trouble de la réfraction ou de l'accommodation ; enfin, si l'image, quoique se formant nettement sur la rétine, n'est pas perçue par le sensorium, il s'agit de ce qu'on appelle une *amblyopie*, dont la cause peut être d'origine centrale ou périphérique.

Nous avons vu comment, au moyen de l'ophthalmoscope et de l'éclairage oblique, il était possible de se renseigner sur l'état anatomique des parties et sur le pouvoir réfringent des milieux. Cet instrument bien manié peut donc, à la rigueur, remplacer presque tous les autres moyens d'exploration ; cependant, comme plusieurs de ces moyens sont d'un emploi beaucoup plus facile et d'une exactitude plus rigoureuse, il convient toujours d'en faire usage pour contrôler les résultats ophthalmoscopiques.

On est parfois obligé de faire le diagnostic par *exclusion* dans certains cas d'amblyopies toxiques, par exemple, lorsque tous les moyens d'exploration ne parviennent à révéler l'existence d'aucune lésion apparente, et que la suppression de la cause occasionnelle produit la guérison ou l'amélioration de la vue.

Nous nous occuperons, dans ce troisième livre, de l'accommodation et de ses anomalies.

§ 2. — **Existence de l'accommodation.**

Nous avons vu, dans une autre partie de cet ouvrage, que l'ensemble des milieux réfringents de l'œil pouvait être assimilé à une lentille convergente dont le foyer postérieur était sur la rétine et le centre optique dans le cristallin tout près de sa face postérieure. Un semblable appareil dioptrique servirait parfaitement pour voir les objets éloignés, mais il serait impuissant à réunir sur la rétine les rayons divergents émanant des objets rapprochés s'il ne possédait la faculté merveilleuse de s'*adapter* ou de s'*accommoder* pour les diverses distances de nos besoins journaliers. Or chacun sait qu'une vue normale distingue parfaitement les objets très-éloignés d'un certain volume et les objets très-rapprochés d'un très-petit volume, mais qu'elle ne peut voir nettement à la fois les uns et les autres. Il faut donc qu'il s'opère dans l'œil un changement mécanique, car les lois physiques ou organiques sont immuables, changement qui permette au cristallin de se déplacer en avant pour que son foyer postérieur reste sur la rétine lorsque les rayons sont divergents, ou qui oblige la rétine à reculer ou à s'éloigner du cristallin dans le même cas; ou qui augmente la puissance réfringente des milieux en diminuant leur rayon de courbure. Chacune de ces trois hypothèses peut conduire à la solution du problème; chacune aussi a eu ses partisans, et, depuis Képler, qui le premier souleva la question et tenta de la résoudre, jusqu'à nos jours, les physiciens et les physiologistes les plus éminents ont cherché et trouvé des preuves à l'appui de leurs théories et ont émis les opinions les plus diverses. Nous ne ferons pas ici l'historique de la question, et nous laisserons dans l'oubli tout ce qui est démontré faux aujourd'hui. Qu'il nous suffise de dire qu'il est prouvé d'une manière péremptoire que le changement que subit l'appareil dioptrique dans l'accommodation consiste en une *altération de forme du cristallin, et surtout de sa face antérieure qui devient plus convexe et se rapproche de la cornée.*

En 1805, Thomas Young, par exclusion d'autres hypothèses, avait admis que les fibres cristalliniennes se contractaient et donnaient à la lentille une forme plus bombée, et par suite un pouvoir réfringent supérieur. Mais comme on ne voyait pas dans cet organe, ni dans le voisinage, de fibres musculaires, on répugnait à croire à une telle contraction et l'opinion de Young n'eut pas un grand retentissement, malgré le nombre et l'habileté de ses expériences.

Ce fut Kramer qui, en 1853, donna des preuves directes des changements de forme que subit le cristallin dans la vision de loin et de près ; et, par l'interprétation rigoureusement mathématique d'un phénomène connu depuis bien longtemps, put démontrer que l'opinion de Young, quoique fausse quant à la question anatomique, était parfaitement vraie relativement au résultat. Helmholtz, dans son *Optique physiologique*, a su rendre justice au célèbre physicien anglais et faire ressortir ses ingénieuses expériences.

Purkinje avait découvert, en 1823, qu'un objet lumineux placé devant l'œil donnait lieu à trois images, dont deux droites et une renversée, produites par réflexion sur la cornée et les deux faces du cristallin, agissant les deux premières comme miroirs convexes et la deuxième comme miroir concave. Plus tard, en 1837, Sanson avait donné à ces images une grande importance et en avait fait un signe diagnostique de la cataracte. Mais ce fut Maximilien Langenbeck qui eut, le premier, en 1849, l'idée d'appliquer l'examen des images réfléchies à la solution du problème de l'accommodation. Seulement cet expérimentateur ne se mit pas dans de très-bonnes conditions, car, en examinant ces images à l'œil nu, et sous un angle défavorable, il devait lui être assez difficile d'asseoir sur un examen aussi imparfait une ferme conviction. Néanmoins il annonça le fait le plus essentiel, c'est-à-dire que *pendant l'accommodation pour les objets rapprochés la face antérieure du cristallin devient plus convexe*. Plusieurs années après, Donders ayant lu par hasard la relation des expériences de Langenbeck essaya de les répéter, mais n'obtint rien de satisfaisant ; il n'hésita pas à prédire cependant que si l'on faisait usage d'instruments grossissants pour l'examen de ces images, on devrait voir s'il se produit ou non un changement dans le cristallin pendant l'accommodation.

Pendant ce temps Cramer avait déjà mis en pratique ces idées et était arrivé à des résultats si précis et si démonstratifs qu'en peu de temps son opinion fut universellement adoptée. L'appareil dont il se servit (fig. 78) était un petit micros-

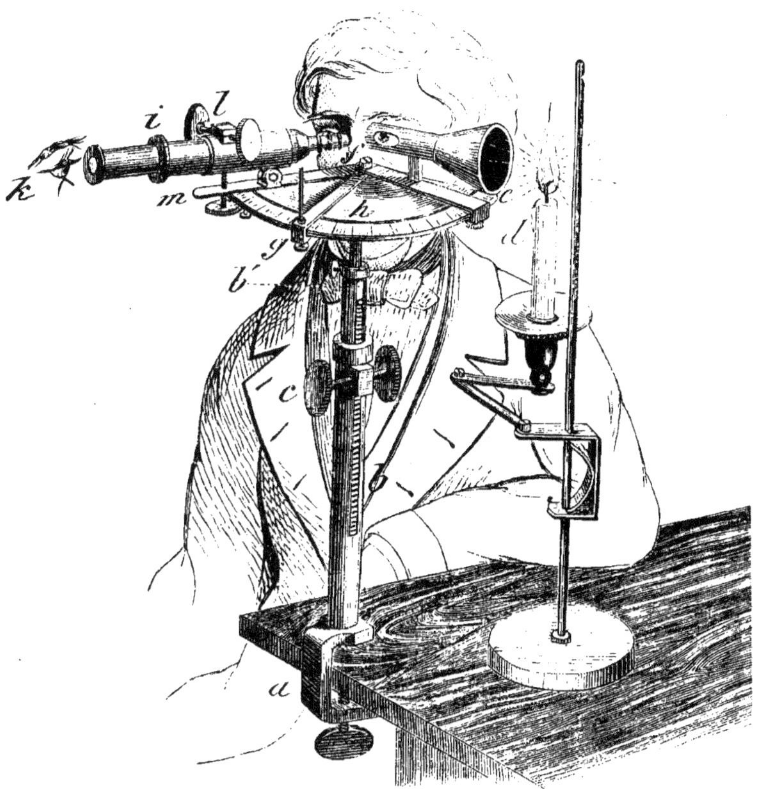

Fig. 78. — Appareil de Cramer pour démontrer le changement de forme du cristallin pendant l'accommodation.

cope, donnant un faible grossissement et fixé horizontalement sur un cercle gradué également horizontal. La source éclairante étant placée latéralement de manière à pouvoir envoyer des rayons lumineux dont le cercle gradué indiquait exactement la direction.

Pour répéter cette expérience avec les meilleures chances de succès, il faut placer le rayon du cercle gradué qui passe par le 0° dans l'axe du rayon visuel et disposer sur cette même ligne deux ou plusieurs points de fixation dont l'un très-éloigné et l'autre très-rapproché de l'œil du sujet observé. Ceci étant fait, on dispose le foyer lumineux et le microscope de manière à ce que chacun de ces objets forme avec le rayon visuel un angle de 30°. Si l'on examine alors on voit assez distinctement trois images de la flamme d'inégale grandeur et dont deux droites et une renversée (fig. 79) situées sur la même ligne horizontale. Si le sujet fixe au

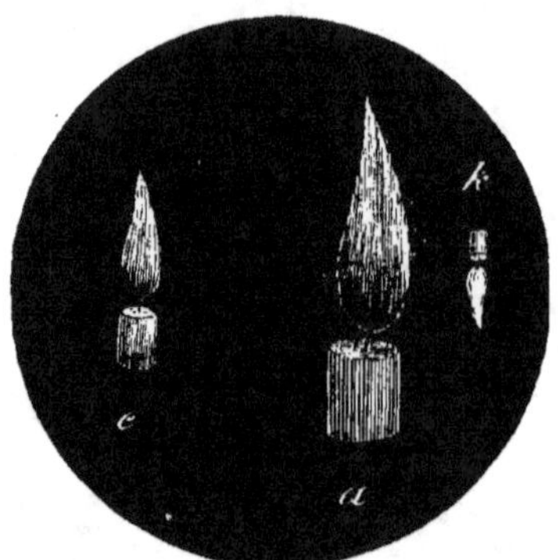

Fig. 79. — Images fournies par la cornée et le cristallin pendant l'état de repos de l'œil.

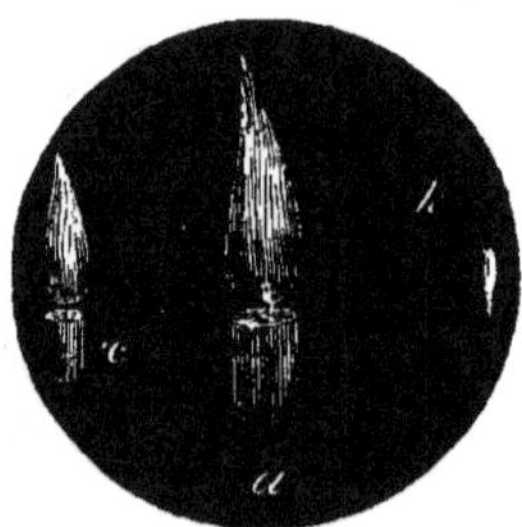

Fig. 80. — Mêmes images que dans la figure précédente mais pendant l'accommodation pour un objet rapproché.

loin, les trois images sont à peu près à la même distance l'une de l'autre (fig. 79); c, est l'image réfléchie par la cornée; a, l'image réfléchie par la face antérieure du cristallin, un peu plus grande que la première, puisque cette surface est moins convexe; k, est l'image réelle réfléchie par la face postérieure concave du cristallin, ou, si l'on veut, par la surface antérieure du corps vitré. De ces trois images, la première est de beaucoup la plus visible, les deux autres

sont peu accusées. Si maintenant le sujet regarde le point
de fixation placé très-près de lui, les images c et k ne changent pas, mais l'image a devient plus petite et plus rapprochée de c (fig. 80). Il est donc évident que la face antérieure du cristallin, qui a produit cette image est devenue
plus convexe et s'est rapprochée de la cornée.

La figure suivante, empruntée à Donders, rend très-bien

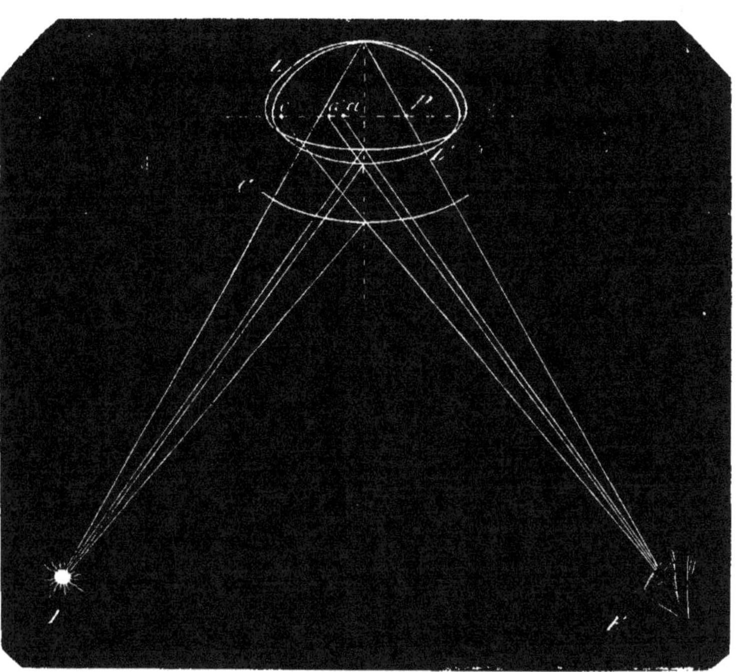

Fig. 81. — Figure schématique de Donders pour expliquer le déplacement de
l'image produite par la surface antérieure du cristallin.

compte du phénomène et représente une coupe horizontale
imaginaire de l'œil soumis à l'expérience précédente. Supposons que L soit le cristallin de cet œil, accommodé pour
la vision éloignée ; C la cornée ; I un point lumineux ; E l'œil
de l'observateur ou le microscope de l'appareil de Cramer.

Le point de fixation sera exactement entre ces deux points, à l'infini sur le prolongement de la ligne ponctuée qui indique la direction de la ligne visuelle. Menons un plan de projection idéal S, perpendiculaire à la ligne de visée et sur lequel l'œil E rapportera les trois images de la flamme I. Il est évident que l'image cornéenne paraîtra au point c sur le prolongement du rayon réfléchi par la cornée ; l'image donnée par la face antérieure du cristallin paraîtra en a et enfin l'image donnée par la face postérieure du cristallin, ou antérieure de l'humeur vitrée paraîtra en p. La position de ces trois images correspond à c, a, k, de la fig. 79. Si maintenant l'œil fixe un objet très-rapproché, l'image cornéenne et celle qui est donnée par la face postérieure du cristallin ne changent ni de place ni de dimension ; mais l'image moyenne a devient plus petite et se rapproche de c. Il faut donc, pour cela, que la face antérieure du cristallin devienne plus convexe et prenne la forme indiquée par la ligne L'. Dans ces conditions, en effet, la figure schématique 81 indique la direction du nouveau rayon réfléchi, lequel vient se projeter en a' sur le plan S. Nous avons donc alors l'aspect que représente la fig. 80. L'image a' est d'autant plus petite et plus rapprochée de c que le point de fixation est lui-même plus voisin. En pratique, pour voir ces images il faut avoir soin de dilater la pupille mais sans produire la paralysie de l'accommodation (1).

Helmholtz, au moyen de son ophthalmomètre, qui accuse un changement de 1/200 de millim. dans les rayons de courbure, a calculé avec une très-grande précision la grandeur des images réfléchies par les surfaces oculaires agis-

______

(1) Il est très-facile de produire artificiellement le phénomène des images de Purkinje : il suffit de placer un verre de montre devant une lentille biconvexe et de manière à ce que sa face concave regarde celle-ci. Si alors on présente une bougie devant ce système, on voit très-clairement les trois images.

sant comme miroirs. Cet expérimentateur a trouvé que pendant l'accommodation la plus énergique le raccourcissement du rayon de courbure de laface antérieure du cristallin était en moyenne de 3 à 3 1/2 millim. et sa projection en avant, c'est-à-dire son augmentation d'épaisseur, de $0^{mm},36$ à $0^{mm},44$. De son côté, Knapp a prouvé par le calcul que les changements de forme que subit le cristallin sont à peu près suffisants pour rendre compte de l'amplitude d'accommodation aux diverses distances.

§ 3. — **Du mécanisme de l'accommodation.**

Nous venons de voir que pendant l'accommodation pour les objets rapprochés, le cristallin subit une déformation. Il y a donc un mouvement de produit; mais, s'il y a un mouvement, il faut nécessairement des fibres musculaires qui sont les seules douées de contractilité. Il serait trop long et en même temps inutile d'énumérer à ce sujet toutes les opinions qui ont eu cours dans la science; il faut avouer qu'aujourd'hui même la question n'est pas complétement élucidée; cependant, par exclusion, on est parvenu à réduire toutes les hypothèses à une seule, qui est maintenant à peu près universellement adoptée : c'est la contraction du *muscle ciliaire*. Avant que l'histologie démontrât dans cet organe, comme dans l'iris, la présence de fibres musculaires lisses, on avait admis comme cause efficiente la contraction des muscles moteurs du globe oculaire, et surtout des droits internes, la dilatation ou érection des procès ciliaires, etc. Mais la pathologie est venue infirmer ces résultats anatomiques donnés par l'hypothèse et réduire ces opinions à néant, car on a observé des cas de paralysie complète des muscles droits ou d'absence de ces muscles et cela avec la conservation intacte de l'accommodation. L'inverse se voit aussi très-souvent.

Généralement la paralysie complète ou incomplète du nerf moteur oculaire commun s'accompagne d'une paralysie plus ou moins complète de l'accommodation ; or on connaît la communauté d'origine des nerfs ciliaires.

L'œil normal à l'état de repos est accommodé pour l'infini. C'est un état de relâchement de toute contraction musculaire, et nous savons aussi que c'est celui qui fatigue le moins. L'atropine, en paralysant l'accommodation, met l'œil dans cet état qui correspond à la vision de loin, c'est-à-dire au repos. Il n'y a pas d'exemple de paralysie quelconque ayant produit l'effet de l'accommodation et ayant rapproché le *punctum proximum*, ce qui prouve suffisamment déjà qu'il ne doit pas y avoir de muscle servant à l'accommodation pour les objets éloignés ni de force active servant à cette fonction.

Mais alors comment se fait-il que cette force n'ait pas de contre-poids, comme on l'observe généralement pour les autres muscles de l'organisme où les extenseurs contrebalancent les fléchisseurs, les adducteurs les abducteurs? Ici, le mécanisme est bien simple et permet de se passer d'une semblable intervention : le cristallin contenu dans sa capsule jouit d'une très-grande élasticité; si une pression quelconque le déforme, il revient immédiatement à son état primitif dès que cesse cette pression. Il est comme un ressort continuellement tendu mais toutefois assez doux pour obéir à la moindre contraction du muscle de l'accommodation. S'il existait un organe actif et volontaire pour la vision des objets éloignés, il est clair que la myopie n'existerait pas ou, si elle existait, elle pourrait toujours diminuer par la volonté du myope. Mais nous savons qu'il n'en est pas ainsi et que les individus qui sont affectés de cette infirmité ne peuvent malgré tous leurs efforts reculer leur *punctum remotum*. Dans certaines myopies accidentelles produites par un spasme de l'accommodation, l'atropine, en paralysant cette fonction, fait bientôt revenir l'œil à son état normal.

L'action simultanée des deux muscles droits internes, qui accompagne l'accommodation pour la vision des objets rapprochés, constitue la *convergence*, et n'est liée à cette dernière que dans la vision binoculaire. En effet, dans ce cas, chacun des yeux dirige son axe visuel vers l'objet et le suit toujours afin d'éviter la diplopie; il en résulte que si l'objet est placé droit devant soi les deux yeux devront converger de la même quantité, et, comme instinctivement, nous les plaçons ainsi, nos deux muscles droits internes sont habitués à obéir à une même somme de volonté et à se contracter d'une façon égale.

Mais si nous plaçons l'objet latéralement et assez près, indépendamment des deux muscles droits internes qui devront se contracter inégalement pour obtenir la convergence des axes optiques, le muscle droit externe d'un côté devra agir simultanément. Il en résultera une perturbation dans la synergie musculaire, et, si nous ne sommes pas habitués à regarder ainsi, nous éprouverons presque immédiatement une grande fatigue et du vertige. Il en serait de même dans le regard oblique en haut ou en bas pour l'accomplissement duquel il faudrait l'action simultanée de six muscles, dont trois de chaque côté, et à un degré différent. Cependant cette fatigue ne survient que lorsque l'objet dépasse une situation moyenne de latéralité ou d'obliquité.

Cette *synergie* musculaire en dehors des conditions habituelles est la seule cause de fatigue, car on peut lire trèslongtemps, avec un seul œil, en plaçant le livre latéralement, en haut ou en bas, du côté de l'œil fermé, ou du côté opposé, ce qui prouve que ce n'est pas la contraction d'un seul muscle droit qui occasionne si promptement la fatigue.

D'un autre côté, il est très-évident que l'accommodation est indépendante de toute contraction des muscles extrinsèques de l'œil, car dans certains cas de paralysie de ces muscles on a vu cette fonction demeurer intacte; néanmoins, à l'état normal, tout effort d'accommodation s'accompagne d'un degré proportionnel de convergence, laquelle peut pourtant varier, comme le prouvent les expériences suivantes, qui sont on ne peut plus probantes : si l'on place devant l'un des yeux d'un sujet qui possède une puissance d'accommodation normale, et qui regarde un objet situé à quelques pieds seulement, un verre biconcave ou biconvexe faible, cet œil pourra s'accommoder suffisamment pour voir l'objet désigné aussi nettement qu'auparavant, quoique dans ce cas il n'y ait pas de modifications dans la convergence des axes optiques.

Inversement, si l'on place devant un œil normal regardant un objet situé à quelques pieds, un prisme faible, à base tournée en dedans, il y aura déviation des rayons lumineux du côté de la base du prisme, les images ne se feront plus sur des points identiques de la rétine dans chacun des yeux, et il se produira de la diplopie; mais bientôt l'œil devant lequel on aura mis le prisme se déviera en dehors afin de voir distinctement l'objet désigné. Cette déviation aura eu pour but d'effacer la diplopie, et, quoiqu'il y ait eu un changement dans les rapports réciproques des axes optiques, l'accommodation est restée la même. Il faut dire, cependant, que cette indépendance est toujours assez limitée et ne se manifeste que rarement, en raison des conditions optiques énumérées plus haut et qui rendent la dépendance nécessaire.

C'est à Bowman et Brueck que nous sommes redevables de la découverte du muscle ciliaire, ou plutôt des fibres musculaires qui entrent dans la composition de ce qu'on appelait auparavant le ligament ciliaire. Ces fibres-cellules ont une disposition assez compliquée sur laquelle on n'est pas encore parfaitement d'accord, cependant la plupart des auteurs admettent des fibres radiées et des fibres circulaires entourant le canal de Schlemm et dont quelques-unes vont se perdre dans l'iris et dans la choroïde. Il serait trop long de discuter les diverses opinions relativement au mode d'action de ces fibres et à l'usage des procès ciliaires qui, d'après M. Rouget, joueraient le rôle d'organes érectiles, se gorgeraient de sang pendant la contraction du muscle ciliaire et exerceraient ainsi une certaine pression sur l'équateur du cristallin, lequel prendrait alors une forme plus bombée.

On a voulu aussi faire jouer à l'iris un rôle actif dans l'accommodation. Mais la pathologie est venue démontrer qu'il n'en est rien, car dans les cas de synéchies anté-rieures totales, de décollements de l'iris, d'absence com-plète de cet organe, l'accommodation était conservée. Si la pupille se contracte pendant la vision des objets rapprochés, et lorsque les objets sont fortement éclairés, c'est tout sim-plement pour s'opposer à l'entrée dans l'œil des rayons lumineux trop nombreux ou trop excentriques. Cette mem-brane joue alors le même rôle que les diaphragmes qu'em-ploient les photographes dans leur objectif pour obtenir des images nettes, et qui sont d'autant plus petits que l'objet à reproduire est plus brillant ou plus éclairé. Ce n'est donc qu'un surcroît de perfection dans le fonction-nement de l'œil et qui n'a dans l'accomodation qu'une uti-lité comparable à celle des muscles droits internes dans la convergence binoculaire pour éviter la diplopie.

§ 4. — **Amplitude de l'accommodation.** — **Punctum proximum et punctum remotum.**

L'amplitude de l'accommodation est la quantité de réfringence que l'œil s'ajoute à lui-même pour la vision nette des objets les plus rapprochés ; c'est comme une seconde lentille positive que le cristallin emprunte, non pas aux parties environnantes, mais à sa propre substance, par la diminution de son rayon de courbure. Un œil quelconque à l'état de repos absolu sera accommodé pour un point de l'espace dont le foyer conjugué ou principal sera sur la rétine. Ce point peut avoir une situation extrêmement variable : il peut être situé à quelques pouces ou à quelques mètres au-devant de l'œil, et nous aurons alors affaire à une *myopie*, qui sera d'autant plus faible que ce point s'éloignera davantage. On a calculé qu'à partir de 6 ou 8 mètres jusqu'à l'infini la différence de distance focale du foyer conjugué serait à peine égale à l'épaisseur de la rétine (1). Mais en deçà de 6 mètres cette différence croît rapidement et d'autant plus qu'on se rapproche davantage de l'œil. Ce point, le plus éloigné de la vision distincte, s'il est situé à l'infini, envoie

(1) Si nous désignons par F la distance focale postérieure de l'appareil dioptrique de l'œil que nous pouvons assimiler sans erreur sensible à une lentille convergente de 22 millim. de foyer ; par f' la distance de 5 mètres ou 5000^{mm} à laquelle nous plaçons l'objet ; la formule des foyers conjugués nous donne pour la distance du foyer conjugué de f'

$$f'' = \frac{Ff'}{f' - F}$$

ou, en remplaçant les lettres par leur valeur numérique dans l'exemple ci-dessus :

$$f'' = \frac{22 \times 5000}{5000 - 22} = \frac{110000}{4978} = 22^{mm},097.$$

qui ne diffère de 22 millim. que de 97 millièmes de millimètre, c'est-à-dire d'une quantité moindre que l'épaisseur de la rétine.

à l'œil des rayons parallèles qui forment leur foyer sur la rétine, si l'œil est *emmétrope* ; s'il est situé en deçà de l'infini il envoie des rayons divergents qui forment aussi leur foyer sur la rétine si l'œil est myope, tandis que les rayons parallèles viendraient se croiser plus près du cristallin, c'est-à-dire en avant de la rétine. Si ce point est situé au-delà de l'infini, dans le sens mathématique de ce mot, les rayons qui en partiront seront moins divergents que les rayons parallèles, ils seront donc *convergents* et viendront aussi former leur foyer sur la rétine d'un œil *hypermétrope*.

Ce point, le plus éloigné de la vision distincte, quelle que soit sa situation, s'appelle le *punctum remotum* et est désigné en ophthalmologie par r, et sa distance par R, ou, sous forme de fraction, par $\frac{1}{R}$, qui indique la force de la lentille nécessaire pour rendre parallèles les rayons qui en partent (1).

Dans tous ces cas nous avons supposé l'œil à l'état anatomique correspondant à son relâchement complet ; mais si l'accommodation active intervient, si le cristallin diminue de longueur focale, la rétine restera en arrière du foyer et deviendra par conséquent apte à recevoir des rayons plus divergents, c'est-à-dire venant d'objets plus rapprochés. La limite de ce raccourcissement de distance focale marquera aussi la limite du punctum proximum et par suite de la divergence des rayons perceptibles ; elle pourra n'avoir aucun rapport avec le punctum remotum, de telle sorte que selon l'intensité de l'accommodation, il pourra arriver que l'hypermétrope voie plus près que le myope s'il dispose

---

(1) Si R égale ∞ , la lentille aura pour distance focale l'infini, c'est-à-dire que ce sera un verre plan. Si R égale une distance exprimée par n, la longueur focale de la lentille sera aussi n. Si R égale une distance plus grande que l'infini, les rayons venant de ce point seront *convergents*, c'est-à-dire de signe contraire, et auront pour expression $- n$; le foyer de la lentille aura aussi pour valeur $- n$ et sera négatif ou virtuel ; ce sera donc une lentille divergente.

d'une force d'accommodation considérable, et que le second en soit plus ou moins privé.

Ce point, le plus rapproché de la vision distincte lorsque l'accommodation est à son maximum, porte le nom de *punctum proximum* et se désigne par la lettre *p*, et sa distance de l'œil par P ou le rapport $\frac{1}{P}$·

L'effort d'accommodation correspondant à la lentille positive que le cristallin s'est ajoutée à lui-même, c'est l'*amplitude* de l'accommodation qu'on désigne par la lettre A ou la fraction $\frac{1}{A}$·

Connaissant deux de ces quantités, nous pourrons toujours trouver la troisième, car nous avons l'équation :

$$\frac{1}{A} = \frac{1}{P} - \frac{1}{R}·$$

Cette formule, quoique très-simple en apparence, demande cependant quelques explications.

Nous pouvons assimiler une distance quelconque à une lentille convexe qui rendrait parallèles les rayons divergents qui en partiraient, ou qui y ferait converger les rayons parallèles venant du côté opposé. Plus cette distance serait grande moins la lentille devrait être puissante. Mais la force d'une lentille est en raison inverse de sa longueur focale, et, pour qu'un rayon parallèle réfracté devienne 2, 3, 4, *x* fois plus convergent, c'est-à-dire qu'il forme son foyer à une distance, 2, 3, 4, *x* fois plus rapprochée de la lentille, il faudra que le rayon de courbure, ou la distance focale de cette lentille, devienne 2, 3, 4, *x* fois plus court. Ce qui revient à dire que si une lentille de 1 mètre de foyer est exprimée par 1, la lentille deux fois plus forte aura 1/2 mètre de distance focale, ou 0^m,50, et sera exprimée par 2 ; la lentille trois fois plus forte aura 1/3 de mètre, ou 0^m,333 de distance focale et sera exprimée par 3, et ainsi de suite.

Pour la même raison, si une lentille de 1 mètre de distance focale est exprimée par 1, celle qui aura 3 mètres de foyer sera exprimée par 1/3 ; celle qui aura 6 mètres de foyer sera exprimée par 1/6, etc. Ces fractions ordinaires sont toujours des quantités indéfinies, car elles sont en fonction d'une unité quelconque et n'indiquent qu'une fraction de cette unité. Dès lors, si nous voulons appliquer ces données à la démonstration de la formule ci-dessus :

$$\frac{1}{A} = \frac{1}{P} - \frac{1}{R},$$

nous n'avons qu'à faire le raisonnement suivant : les rayons parallèles pour venir converger au point r auraient besoin de traverser une lentille dont la longueur focale serait égale à la distance du point r, soit $\frac{1}{R}$; si ce point est à 4 mètres, il faudra une lentille de 4 mètres de foyer. Mais si la lentille de 1 mètre de longueur focale est prise pour unité, la force de celle-ci ne sera donc que le 1/4 de l'unité ; si la distance de r est 5, 7, 9 mètres, la force des lentilles faisant converger à 5, 7, 9 mètres les rayons parallèles ne sera plus que 1/5, 1/7, 1/9 de l'unité, et si le point r est à l'infini, la convergence sera nulle et il ne faudra plus de lentille.

Maintenant, pour faire converger au point p les rayons venant de r, il est évident qu'il faudra une lentille dont la distance focale sera égale à la distance de p, si r est à l'infini, c'est-à-dire que les rayons soient parallèles ; alors

$$\frac{1}{A} = \frac{1}{P}.$$

Si les rayons primitivement parallèles ont acquis une convergence telle qu'ils viennent former leur foyer au point r, que nous supposerons en deçà de l'infini, il nous faudra donc une lentille moins forte que $\frac{1}{P}$ de toute la quantité $\frac{1}{A}$, et, comme $\frac{1}{R}$ est cette lentille, nous retrouvons l'égalité :

$$\frac{1}{A} = \frac{1}{P} - \frac{1}{R}.$$

Avec cette façon de compter la force convergente d'une lentille et de l'exprimer par une fraction ordinaire d'une autre lentille prise pour unité, il est clair que plus le dénominateur sera fort plus la lentille sera faible, puisque ce dénominateur indique en même temps la longueur focale. Au lieu de la fraction ordinaire, exprimant un rapport, on pourrait effectuer la division et l'on aurait ainsi une fraction décimale; mais avec le système ancien de notation, le pouce étant pris pour unité, tous les autres numéros plus forts se trouveraient être des fractions, et il serait fort difficile de les retenir et de les soumettre au calcul sans être obligé de le faire par écrit.

§ 5. — **Introduction du système métrique dans l'ophthalmologie. — Dioptries.**

Jusqu'à ces dernières années le pouce était l'unité de longueur focale des lentilles, mais cette unité varie pour les divers pays. Ainsi :

1 pouce français vaut	....	$0^m,027$.
1 — prussien	....	$0^m,026$.
1 — anglais	....	$0^m,025$.
1 — autrichien	....	$0^m,026$.

De sorte que les calculs de transformation des diverses mesures créaient un embarras et n'étaient pas propres à favoriser les relations d'optique internationales.

Lors du congrès ophthalmologique de Paris, en 1867, une commission, composée de MM. Donders, Giraud-Teulon, Javal, Leber, Nagel, Becker, Quaglino, Sœlberg-Wells, avait été nommée pour étudier la question à ce point de vue; mais la question ne fut pas résolue, pas plus qu'au congrès de 1872, où l'on proposa comme unité la lentille de 240 millimètres. Le grave reproche que l'on fit à cette unité, c'est qu'elle n'était ni métrique ni décimale.

Plus tard, dans une session de la Société ophthalmologique de Heidelberg, en 1874, M. Nagel défendit un projet qu'il partageait avec M. Monoyer : celui d'employer la lentille de 1 mètre de foyer comme unité. Il présenta même au congrès une boîte de verres métriques. Mais on fit de nombreuses et sérieuses objections, touchant l'exécution technique des verres métriques et le projet ne fut pas adopté.

M. Giraud-Teulon proposait pour unité la lentille de 2 mètres de foyer, et elle avait cet avantage en ophthalmologie qu'étant une unité plus petite en tant que puissance réfringente de la lentille type, on avait une échelle ascendante composée d'un plus grand nombre d'unités pour arriver à une même grandeur, tandis qu'avec l'unité de 1 mètre, pour passer par les mêmes échelons, on est obligé de prendre des fractions d'unité. Cependant les fractions décimales étant faciles à additionner, tant qu'à adopter le système métrique, il valait mieux en adopter l'unité elle-même.

C'est ce que, d'accord avec M. Giraud-Teulon, Donders proposa au congrès périodique international des sciences médicales de Bruxelles en septembre 1875.

On convint donc de prendre pour unité la lentille de 1 mètre de foyer et de l'appeler *dioptrie métrique*, selon la proposition de M. Monoyer. Ce fut le n° 1, ou lentille ayant 1 mètre de foyer correspondant à l'ancien n° 37, qui n'existait pas, ou au n° 36 qui n'en diffère pas beaucoup. Le n° 2, ou 2 dioptries, est double du précédent et a $0^m,50$ de foyer ou environ 18 pouces; le n° 3 est triple du n° 1 et a 1/3 de mètre de longueur focale, soit $0^m,333$. Mais au-dessous d'une dioptrie, il fallait encore avoir un certain nombre de verres plus faibles; de même entre 1 dioptrie et 2, entre 2 et 3, entre 3 et 4, entre 4 et 5, entre 5 et 6, l'écart eût été trop sensible si on n'y avait pas intercalé d'autres numéros ou fractions de dioptrie. C'est pour cela qu'on a pris des quarts de dioptrie soit, $0^D,25$ et qu'on a eu d'abord les numéros inférieurs à 1 dioptrie : $0^D,25$, $0^D,50$, $0^D,75$, et les numéros intermédiaires $1^D,25$, $1^D,50$, $1^D,75$, et de même pour les numéros, 2^D, 3^D, 4^D, 5^D, 6^D. A partir de 6 dioptries les différences fractionnaires ne sont plus utiles et les numéros augmentent successivement d'une unité. On comprend aisément que le quart d'une dioptrie étant la force réfringente d'une lentille de 4 mètres de foyer, une semblable quantité était plus que suffisante pour passer d'un numéro même très-faible à un autre. Exemple : le verre $0^D,25$ ayant pour longueur focale 4 mètres, le verre $0^D,50$ aura encore 2 mètres de foyer et le $0^D,75$, $1^m,33$.

En définitive, la fraction de mètre de longueur focale indiquera le nombre de dioptries :

$$
\begin{aligned}
{}^1\!/_2 \ \text{mètre} &= 2 \ \text{dioptries.} \\
{}^1\!/_3 \ \text{—} &= 3 \ \text{—} \\
{}^1\!/_6 \ \text{—} &= 6 \ \text{—} \\
{}^1\!/_{10} \ \text{—} &= 10 \ \text{—} \\
{}^1\!/_{20} \ \text{—} &= 20 \ \text{—}
\end{aligned}
$$

Connaissant le nombre de dioptries d'un verre il deviendra très-facile d'en évaluer la longueur focale en centimètres : il suffira de diviser 100 par le nombre de dioptries; si l'on voulait la longueur en mètres, ce serait 1 au lieu de 100 qu'il faudrait diviser, comme l'indique le raisonnement suivant :

$$
\text{Si} \qquad 1^D = 1^m,
$$
$$
x^D = x \ \text{fois moins ou} \ \frac{1}{x} \cdot
$$

Exemples :

$$0^\text{D},25 = \frac{1}{0,25} = \frac{100}{25} = 4 \text{ mètres.}$$

$$3^\text{D} \quad = \frac{1}{3} = 0^\text{m},333.$$

$$1^\text{D},75 = \frac{1}{1,75} = 0^\text{m},57.$$

$$10^\text{D} \quad = \frac{1}{10} = 0^\text{m},10.$$

Inversement, si l'on veut savoir à combien de dioptries équivaut une longueur donnée, il suffira de diviser 1^D par cette longueur. Le même raisonnement que ci-dessus le prouve. Ainsi, veut-on savoir combien de dioptries valent $0^\text{m},44$ de longueur focale? nous disons :

Si   100 centimètres valent 1^D,
  1   —   vaut 100 fois plus, ou 100^D :
et   44   —   valent 44 fois moins ou $\dfrac{100}{44} = 2^\text{D},25.$

ce qui revient à diviser 1 par $0^\text{m},44$, ou, en général, par la longueur donnée; c'est ainsi que :

$$3^\text{m} \quad = \frac{1}{3} = 0^\text{D},333.$$

$$0^\text{m},44 = \frac{1}{0,44} = 2^\text{D},25.$$

de même

$$0^\text{m},22 = \frac{1}{0,22} = 4^\text{D},50.$$

$$1^\text{m},33 = \frac{1}{1,33} = 0^\text{D},75.$$

$$0^\text{m},20 = \frac{1}{0,20} = 5^\text{D}.$$

Avec le pouce employé comme unité, le numéro du verre exprimait sans doute sa distance focale (égale au numéro du verre, en pouces) et en même temps sa puissance réfringente; mais cette dernière expression était une fraction différente pour chaque verre et il fallait pour faire une addition ou une soustraction réduire ces fractions au même dénominateur, ou employer la règle à calcul qu'on trouvait dans toutes les boîtes de verres d'essai. Ainsi, les numéros 1, 1 1/4, 2 3/4, 4, x anciens, avaient pour longueurs focales $1''$, $1''1/4$, $2''3/4$, $4''$, x'', et pour force réfringente $\frac{1}{1}$, $\frac{1}{1\,1/4}$, $\frac{1}{2\,3/4}$, $\frac{1}{4}$, $\frac{1}{x}$. Il n'est pas facile, avec ces fractions ordinaires, d'apprécier exactement les différences de numéros, tandis qu'avec les fractions décimales, on s'en rend immédiatement compte (1).

Dans le nouveau système, prenant pour unité une longueur métrique, la mesure de la force réfringente devient elle-même métrique et simplifie considérablement les calculs. Cependant, si l'on veut passer du nouveau système à l'ancien, ou *vice versâ*, la chose est très-facile. Nous aurons donc à résoudre les questions suivantes : a, *combien un nombre* n *de dioptries vaut-il de pouces.* — b, *combien un nombre* n′ *de pouces vaut-il de dioptries.*

a. Pour cela, il nous suffira de savoir le rapport du pouce au mètre. Or $1''$ vaut $0^m,027$. Multipliant cette quantité par le nombre de pouces, nous aurons la distance en mètres. Appliquons un exemple à la question a : *combien* $2^D,50$ *valent-elles de pouces?*

D'après ce que nous avons dit,

$$2^D,50 = \frac{1}{2,50} = 0^m,400.$$

mais si
$$0^m,027 = 1'',$$
$$0^m,001 = \frac{1''}{27}.$$

et
$$0^m,400 = \frac{1 \times 400}{27} = 14''.$$

(1) Pour les lecteurs non prévenus, il ne sera pas inutile peut-être de dire que dans l'ancien système on désignait le pied par le signe ′, le pouce par ″, et la ligne par ‴.

Donc 2ᴰ,50 égalent 14″ ou 1/14 ancien.

b. Combien 6″1/2 valent-ils de dioptries?

$$6''{}^1/_2 = 0^m,027 \times 6,50 = 0^m,175.$$

alors

$$0^m,175 = \frac{1}{0,175} = \frac{1000}{175} = 5^D,71.$$

Connaissant la valeur du pouce il est donc très-facile de passer d'un système à l'autre.

DIOPTRIES métriques.	LONGUEUR focale en mètres.	LONGUEUR focale en pouces.	PRESBYOPIE d'après Mackenzie.	PRESBYOPIE d'après Donders.
0.25	4	144		
0.50	2	72		
0.75	1.33	50		48 ans.
1	1	36	40 ans.	50 —
1.25	0.80	30	45 —	55 —
1.50	0.66	26	50 —	
1.75	0.57	22	55 —	58 —
2	0.50	18	58 —	60 —
2.25	0.44	16	60 —	
2.50	0.40	14	65 —	62 —
3	0.33	12	70 —	65 —
3.50	0.285	10 $^1/_2$	75 —	70 —
4	0.25	9	80 —	75 —
4.50	0.222	8	85 —	78 —
5	0.20	7	90 —	80 —
5.50	0.18	6 $^1/_2$	100 —	
6	0.16	6		
7	0.143	5 $^1/_2$		
8	0.125	4 $^3/_4$		
9	0.111	4		
10	0.100	3 $^3/_4$		
11	0.090	3 $^1/_2$		
12	0.083	3 $^1/_4$		
13	0.077	3		
14	0.071	2 $^3/_4$		
15	0.066	2 $^1/_2$		
16	0.062	2 $^1/_4$		
18	0.055	2		
20	0.050	1 $^3/_4$		
22	0.045	1 $^2/_3$		

Nous donnons ci-dessus le tableau de conversion des dioptries en pouces et en mètres, et en même temps la valeur de la presbytie aux différents âges, en dioptries et en pouces d'après Makenzie et Donders.

Revenons maintenant aux applications des formules ci-dessus, et supposons que nous ayons une lentille L (fig. 82)

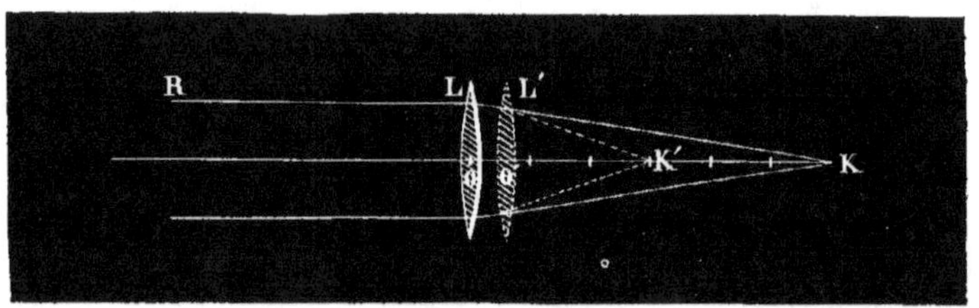

Fig. 82.

qui fait converger au point K, un rayon parallèle R venant de l'infini, ou qui rend parallèle un rayon divergent venant de K, ce qui sera tout à fait la même chose.

Si le point K est à 6 mètres de la lentille, la force réfringente de celle-ci sera exprimée par 1/6 de dioptrie ou $0^D,166$ puisque la lentille 6 fois plus forte, ou 6^D, aurait son foyer à 1 mètre de distance. Maintenant, si nous voulons ramener le point K en K', situé à 3 mètres de L, il nous faudra substituer à la lentille L une autre ayant deux fois plus de force et ayant pour valeur 1/3 de dioptrie ou 2/6, qui égalent $0^D,333$. Mais si nous voulons laisser la lentille L, il faudra évidemment en ajouter une autre L' moins forte que 1/3 de la quantité 1/6 puisque la première a déjà produit 1/6 de convergence; cela revient donc à soustraire 1/6 de 1/3, ce qui donne 1/6; ou, en dioptries, $0^D,333 - 0^D,166 = 0^D,167$, ce qui représente bien 1/6 de dioptrie.

Le même calcul s'appliquerait à tout autre changement que l'on voudrait opérer sur le point K. Cette démonstration rend parfaitement compréhensible la formule de l'accommodation,

$$\frac{1}{A} = \frac{1}{P} - \frac{1}{R},$$

dans laquelle $\frac{1}{A}$ représente la lentille additionnelle L'; $\frac{1}{P}$ la puissance réfringente totale de l'œil accommodé; $\frac{1}{R}$ la puissance normale à l'état de repos. Dans cette expression si $\frac{1}{P}$ reste constant, $\frac{1}{A}$ deviendra d'autant plus grand que $\frac{1}{R}$ deviendra plus petit, c'est-à-dire que le punctum remotum sera plus éloigné. Lorsque ce point sera à l'infini, $\frac{1}{R}$ égalera $\frac{1}{\infty}$ et l'on aura :

$$\frac{1}{A} = \frac{1}{P} - \frac{1}{\infty} = \frac{1}{P}.$$

Mais au-delà de l'infini $\frac{1}{R}$ deviendra une quantité négative, et, pour l'hypermétropie, la formule ci-dessus deviendra :

$$\frac{1}{A} = \frac{1}{P} - \left(-\frac{1}{R}\right) = \frac{1}{P} + \frac{1}{R}.$$

Cela se comprend facilement, puisque les rayons parallèles forment naturellement leur foyer au-delà de la rétine et qu'il faut pour les y ramener un effort d'accommodation exprimé par le degré de l'amétropie. Cet effort d'accommodation, qui n'est destiné qu'à percevoir les rayons parallèles, doit donc s'ajouter à l'effet convergent qu'exerce l'œil pour amener sur la rétine les rayons divergents depuis le parallélisme jusqu'au *punctum proximum*.

Dans la figure précédente, nous avons compté la distance à partir du centre optique O, et pour que la lentille additionnelle L' de 1/6 de force réfringente ramenât le point K en K', il faudrait théoriquement que son centre optique O' coïncidât avec O; en un mot, il faudrait que la lentille L s'ajoutât à elle-même la lentille L'. En pratique, cela n'est pas possible, car il n'y a pas de lentille sans épaisseur, comme on les considère en théorie. Mais dans l'œil il n'en est pas de même. Nous savons que le centre optique de cet organe est situé dans le cristallin très-près de sa face postérieure. Or, dans l'accommodation, c'est la face antérieure de cette lentille qui diminue de rayon de courbure et qui tend à avoir la même convexité que la face postérieure, cas dans lequel le centre optique se trouverait au milieu de l'épaisseur du cristallin. Mais dans l'accommodation maximum le rayon de courbure de la face antérieure du cristallin diminue à peine de 2 millim., il reste donc toujours plus grand que le rayon de la face postérieure et, par suite, le centre optique reste plus près de la face postérieure que de l'antérieure. Du reste, en raison du peu d'épaisseur de la lentille cristallinienne, ce point varie fort peu et peut nous servir de point de départ pour compter les distances P et R du point le plus proche, p, et du point le plus éloigné, r, de la vision distincte. Il jouit encore d'une autre propriété : tous les rayons lumineux qui y passent ne sont pas déviés, continuent leur marche rectiligne dans l'œil et sortent parallèlement à leur direction initiale. Il suit de là qu'il est très-facile de construire l'image rétinienne. Connaissant la distance de ce point à l'objet et à la rétine, il suffira de mener des lignes droites de chacun des points de l'objet vers le centre optique de l'œil, et leur intersection avec le plan de la rétine donnera la grandeur et la forme de l'image (1).

Nous reviendrons plus tard avec détail sur ce sujet, que nous ne faisons que signaler en passant, et nous allons

---

(1) Le caractère élémentaire de cet ouvrage nous empêche de donner les formules exactes qui servent à la construction des images données par un système convergent. C'est pour cela que nous ne parlons ni des points principaux ni des points nodaux et que nous admettons simplement un centre optique.

maintenant donner une explication pratique sur l'emploi de la formule de l'amplitude de l'accommodation dans tous les cas, que l'œil soit emmétrope myope ou hypermétrope.

Soit un œil emmétrope, (fig. 83) à l'état de repos. Les rayons parallèles venant de *r*, ou de l'infini, viendront former leur foyer sur la rétine en *m*, naturellement et par la

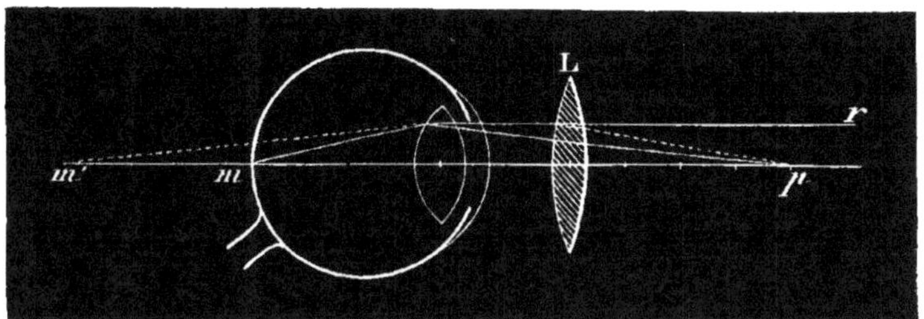

Fig. 83.

seule puissance des milieux refringents. Soit maintenant un point *p* situé à 5 pouces au-devant d'un œil accommodé pour l'infini. Les rayons qui en partiront seront divergents, et, si l'œil reste au repos, ils iront former leur foyer à une certaine distance derrière la rétine, en *m'*, par exemple. Mais pour que de tels rayons viennent former leur foyer en *m*, il suffira de placer contre l'œil une lentille de 5 pouces de foyer, ou bien la lentille L de 4 pouces de longueur focale à 1 pouce de la cornée et à 4 pouces de *p*, qui rendra parallèles les rayons divergents venant de son foyer *p*. Si le point *p* était à 10, 20, 50, *x* pouces, la lentille additionnelle devrait avoir pour distance focale 10, 20, 50, *x* pouces; et si *x* égale ∞, le rayon de courbure de la lentille égalera aussi ∞, c'est-à-dire que ce sera un verre plan ou neutre et, par conséquent, sans aucun effet convergent.

Dans tous ces cas l'œil continuera de rester au repos, car les rayons incidents qui émergeront de la lentille additionnelle seront encore parallèles et se réuniront sur la rétine.

Or, si nous supprimons les lentilles additionnelles, et que les rayons forment quand même leur foyer en *m*, c'est que l'œil leur fera subir un changement de direction tel qu'ils sembleront venir de *r*, et pour cela, il sera obligé de suppléer la lentille convergente L et d'en faire l'office. Mais cet effort d'accommodation sera précisément égal à celui que produisaient auparavant les lentilles additionnelles pour les diverses distances, il sera donc exprimé par une fraction ayant la distance de *p* pour dénominateur, puisque nous savons que la force d'une lentille est inversement proportionnelle à son rayon de courbure.

Il est convenu que l'unité peut être une quantité arbitraire, mais qui doit être toujours la même pour la longueur focale de la lentille et pour la distance du point *p*. Exemple : le point *p* est à 12 pouces; la lentille additionnelle, ou l'effort d'accommodation, aura aussi pour expression 1/12, c'est-à-dire une longueur focale de 12 pouces. Le point *p* est à 12 centim. ou 12 mètres; la distance focale de la lentille additionnelle sera également de 12 centim. ou 12 mètres.

Ceci nous fournit donc un moyen extrêmement simple pour calculer l'amplitude de l'accommodation. Si l'œil est emmétrope, il sera au repos pour les rayons venant de l'infini. Dans la formule précédemment citée $\frac{1}{\infty}$ égalera 0, et dès lors nous aurons pour l'amplitude de l'accommodation

$$\frac{1}{A} = \frac{1}{P} - \frac{1}{\infty} = \frac{1}{P}.$$

Si l'œil est myope, il sera accommodé naturellement pour des rayons divergents venant d'une certaine distance qu'indiquera précisément le degré de la myopie. Plus cette distance sera courte, plus la myopie sera forte. Depuis l'infini jusqu'à cette distance, cet œil n'aura donc aucun effort d'accommodation à faire; aussi, ce ne sera qu'à partir de ce point que nous commencerons à la compter. Alors $\frac{1}{R}$ marquera en même temps que cette distance la divergence naturellement vaincue par l'œil myope depuis l'infini jusqu'à ce point, et qu'on devra retrancher de $\frac{1}{A}$. La formule ci-dessus deviendra donc pour la myopie :

$$\frac{1}{A} = \frac{1}{P} - \frac{1}{R}.$$

l'unité de distance pour A, P et R restant toujours identique.

Si l'œil est hypermétrope, nous avons déjà dit qu'il fallait ajouter à $\frac{1}{P}$ la quantité qui exprime le degré de l'hypermétropie, c'est-à-dire la force de la lentille négative nécessaire pour ramener au parallélisme les rayons convergents qui forment naturellement leur foyer sur la rétine, ou ce qui revient au même, la force de la lentille qui donne aux rayons parallèles la convergence nécessaire pour la formation de l'image sur la rétine ; en effet, l'hypermétrope, pour percevoir les rayons parallèles, est déjà obligé de faire un effort d'accommodation exprimé par le degré de son hypermétropie. Son amplitude d'accommodation est donc :

$$\frac{1}{A} = \frac{1}{P} + \frac{1}{R},$$

formule dans laquelle $\frac{1}{R}$ exprime le degré de l'hypermétropie. Si celle-ci égale 1/12 et que l'unité soit le pouce, les rayons parallèles pour être perçus devront prendre la direction convergente qui leur est donnée par une lentille de 12 pouces de foyer ; ce sera donc l'effet de cette lentille que l'accommodation devra d'abord produire pour percevoir les rayons parallèles, et, à partir du parallélisme jusqu'au point p, la quantité à ajouter sera la même que nous avons indiquée pour l'œil emmétrope.

Dans tout ce qui précède, nous avons supposé nulle la

distance de la lentille additionnelle L au point nodal K, pour la facilité de la démonstration ; cependant, en pratique, il n'en est pas ainsi et l'on doit en tenir compte. Dans la figure 83 nous avons vu que la lentille L donnait aux rayons venant de p, distant de 4 pouces *de la lentille*, une direction parallèle ; mais en réalité le point p est un peu plus éloigné du point nodal K, de toute la distance qui sépare ce point du centre optique de la lentille L, c'est-à-dire d'un pouce environ. On désigne habituellement par x cette quantité. Dans l'exemple précédent, l'effort d'accommodation qui remplacera la lentille 1/4 ne sera en réalité que 1/5, c'est-à-dire équivalent à une lentille positive de 5 pouces de foyer, puisque le point p est à 5 pouces de l'œil.

Pour l'œil myope, c'est tout le contraire : le punctum remotum donné par la lentille divergente est compté à partir de la lentille. Il est donc en réalité plus éloigné de toute la distance qui sépare la lentille de l'œil, et R doit être augmenté de cette même quantité, ce qui augmentera d'autant $\dfrac{1}{\Lambda}$.

§ 6. — **Détermination pratique du punctum remotum et du punctum proximum. — Optomètres.**

La formule qui donne l'amplitude de l'accommodation, étant connue, il nous reste à savoir comment on peut déterminer pratiquement la situation des points r et p. Cela est très-facile. Nous avons vu que les efforts de convergence s'accompagnaient toujours d'un certain degré d'accommodation ; il nous faudra alors prendre des lignes visuelles parallèles ou presque parallèles, et, pour déterminer le *punctum remotum*, nous ferons fixer avec les deux yeux ouverts un objet distant d'au moins 5 ou 6 mètres et suffisamment petit. Au lieu d'un objet nous pourrons employer des lettres alphabétiques ou des groupes de lignes noires verticales d'une épaisseur de 3 à 5 millimètres et distantes les unes des autres d'une quantité égale à leur épaisseur. A l'œil nu, et avec une acuité visuelle normale, on distingue très-nettement ces lignes. Si le sujet ne les voit pas bien on fait passer devant ses yeux un verre concave et un verre convexe faibles, l'ancien numéro 30, par exemple, ou le numéro 1 métrique actuel, et l'on demande quel est celui des deux qui produit de l'amélioration. Ceci étant connu, on augmente graduellement la force de ce verre et l'on s'arrête au verre *concave le plus faible* ou au verre *convexe le plus fort*, avec lequel le malade voit aussi bien. Ce verre indique le degré de l'amétropie, et sa distance focale la distance du *punctum remotum*, en faisant toutefois la correction de x, que nous avons indiquée plus haut.

Si la vue n'est pas améliorée par les verres concaves ou convexes et que le sujet distingue parfaitement les petites lettres ou les petites lignes, il s'agit d'un emmétrope et le punctum remotum est à 5 ou 6 mètres ou à l'infini.

Si la vue est nette et distincte à 6 mètres et qu'avec l'emploi des verres convexes elle continue d'être aussi bonne, nous avons affaire à un hypermétrope, et le verre le plus fort qu'il pourra employer sans que sa vue diminue, nous donnera le degré de son hypermétropie manifeste. Nous verrons plus loin, quand nous traiterons spécialement de cette anomalie, les diverses sortes d'hypermétropie.

Lorsque le sujet verra nettement à la distance de 5 ou 6 mètres les caractères dont la grandeur correspond à une bonne acuité, il ne faudra pas se hâter de dire qu'il est emmétrope et essayer toujours des verres convexes; car, chez les enfants surtout, on serait exposé à laisser passer inaperçues maintes hypermétropies d'un assez haut degré.

Lorsque l'acuité visuelle sera diminuée, le sujet pourra ne distinguer à 5 ou 6 mètres que d'assez grosses lettres; mais, s'il ne les voit pas aussi nettement avec les verres, il sera emmétrope; s'il les distingue aussi bien avec des verres convexes, il sera hypermétrope.

La détermination du punctum proximum s'effectue de plusieurs manières. La plus simple consiste à faire lire de fins caractères d'imprimerie et à noter la plus petite distance à laquelle ils peuvent être lus. Ce point sera le punctum proximum. On a construit pour le même effet des instruments spéciaux très-nombreux et très-variés, connus sous le nom d'*optomètres*. Le plus simple de tous est l'optomètre à fils. Il se compose d'un petit châssis rectangulaire

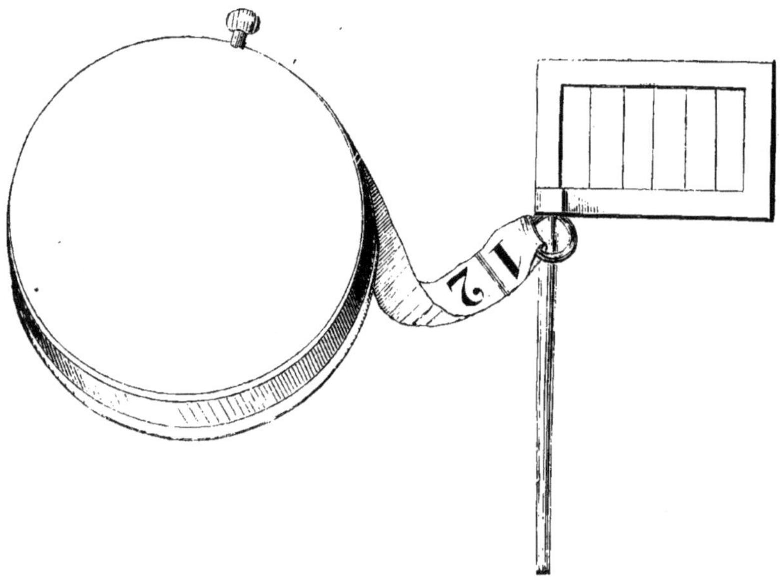

Fig. 84.

(fig. 84), sur lequel sont tendus des fils métalliques noirs et fins et qui est attaché par un petit anneau à l'extrémité d'un ruban divisé en centimètres d'un côté, et en *dioptries* de l'autre. La division commence à partir du châssis et l'autre extrémité s'enroule autour d'un petit tambour à ressort fixé dans une boîte métallique. Si l'on écarte le châssis, le ruban se déroule en tendant le ressort; si on le rapproche, la force du ressort fait enrouler le ruban sur le tambour, de sorte qu'on a à chaque instant l'écartement de ces deux parties. Si maintenant on applique le tambour à la tempe du sujet et qu'on éloigne le châssis peu à peu jusqu'à ce que les fils paraissent avec des contours nets, ce point nous indiquera le punctum proximum et le chiffre marqué près du tambour nous donnera sa distance. L'envers du ruban pourra indiquer en même temps le numéro approximatif du verre qui corrige la presbyopie ou l'hypermétropie dont le punctum proximum est à ce point.

On peut varier la forme de cet instrument sans en changer le principe; M. de Græfe remplace le ruban par une tige d'acier graduée sur laquelle glisse le châssis et qui se termine par un bouton qu'on appuie sur le front du sujet. On éloigne le châssis jusqu'à ce que les fils soient vus nettement; on note cette distance, et, si l'on veut, on continue d'éloigner le châssis jusqu'à ce que les fils commencent de nouveau à devenir confus. Ce second point indique la limite de ce qu'on appelle la *vision distincte*.

M. Hasner remplace la grille par une plaque percée de petits trous ayant un millimètre de diamètre environ. Tant que la plaque est dans l'étendue d'accommodation les trous paraissent distincts et séparés, mais dès qu'on dépasse les limites de l'accommodation, ces trous empiètent les uns sur les autres et ne sont plus vus distinctement.

Si on ne veut pas faire l'achat d'un instrument spécial, une expérience bien simple et bien ancienne, puisqu'elle date de 1619, due à Scheiner, peut encore nous fournir un optomètre excellent avec lequel le précédent offre, comme on va le voir, une bien grande analogie. On perce dans une carte avec une aiguille deux, trois, ou plusieurs petits trous, contenus dans un espace égal ou inférieur à la dimension de la pupille, et, plaçant la carte contre la cornée ou aussi près que possible, on observe un petit objet, une tête d'épingle, par exemple, à travers les trous d'aiguille qui donnent la sensation d'une ouverture unique.

Si l'épingle est plus rapprochée de l'œil que le punctum proximum, on verra autant de têtes d'épingle qu'il y aura de trous. Cela est facile à comprendre : l'objet étant placé au point le plus rapproché de la vision distincte, ce point se trouve au foyer conjugué de la rétine; dès lors tous les faisceaux lumineux qui en partent ont une divergence telle, que les trous d'épingle se trouvent sur leur trajet et ne gênent en rien la formation d'une image unique sur la rétine. C'est pour cela qu'en ce point, on ne voit qu'une seule épingle. Mais si l'objet est placé plus près de l'œil que le foyer conjugué de la rétine, lorsque l'œil est à son maximum d'accommodation, il en résulte que l'image de l'objet va se former au-delà de cette membrane, mais les faisceaux lumineux partant de l'objet sont séparés par les trous d'aiguille et chacun d'eux va former au fond de l'œil un petit cercle de diffusion qui donne une image séparée et plus ou moins confuse de la tête d'épingle.

Chacune de ces impressions isolées sera donc perçue par la rétine comme si elle était sur le prolongement du rayon allant de l'image au centre optique, et extériorisée par le sensorium comme une image distincte. Soit dans la figure 85 un œil accommodé pour une distance plus grande que celle de l'objet a. Les faisceaux lumineux qui partiront de ce point passeront par les deux ouvertures b et c de la carte et iront se fusionner en une seule image en d. Mais ils rencontreront sur leur trajet la rétine en i et i' où ils formeront un petit cercle de diffusion et par suite une image peu distincte. D'après le principe de direction que nous avons déjà vu, nous savons que la rétine rapportera en c' l'image i', et en b' l'image i, sur le prolon-

gement des axes optiques secondaires $i'c'$, ib'. Nous pouvons nous en convaincre en fermant alternativement le
trou b et le trou c : dans le premier cas ce sera l'image b',

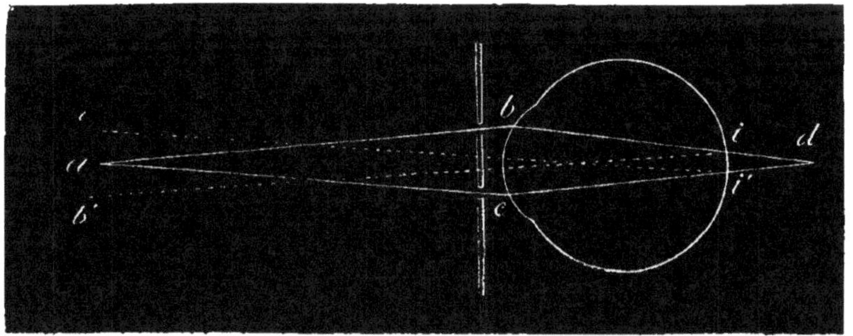

Fig. 85.

située du même côté qui disparaîtra; dans le second, ce
sera l'image c'.

Si le sujet est myope naturellement, ou artificiellement
au moyen d'un verre convexe, son punctum remotum

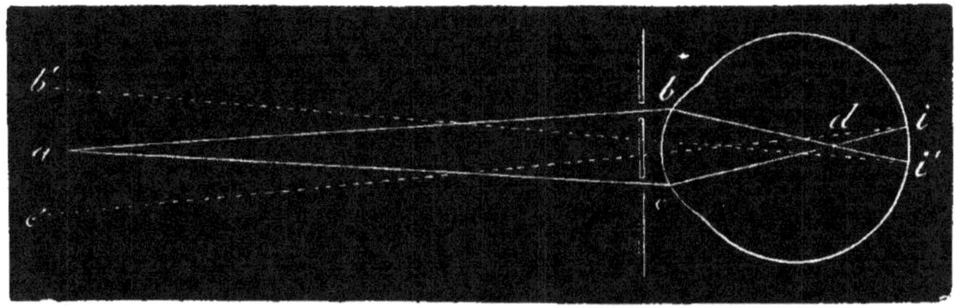

Fig. 86.

sera plus ou moins rapproché de l'œil. Dans ce cas, si
nous plaçons un objet a (fig. 86) au-delà de ce point, les
faisceaux lumineux qui en partiront traverseront comme
précédemment les trous de la carte, mais ils formeront
leur image en d, en deçà de la rétine, et iront en divergeant traverser cette membrane en i et i' où se forme-

ront des images diffuses mais distinctes. Il faudra qu'il en soit ainsi, puisque dans cet état d'accommodation de l'œil le foyer conjugué de la rétine se trouve entre la cornée et le point a. Par suite, tout autre point, tel que a, ou plus éloigné, formera son foyer conjugué d'autant plus en deçà de la rétine que sa distance sera plus considérable. Il résulte de tout cela que la rétine sera impressionnée par l'image i comme si elle venait de c', sur le prolongement de l'axe ic'; et par l'image i', comme si elle venait de b' situé sur le prolongement de l'axe $i'b'$. En fermant l'ouverture b on fera disparaître l'image b' en fermant l'ouverture c, ce sera l'image c' qui cessera d'être vue.

Ces expériences peuvent donc servir à déterminer le punctum proximum et le punctum remotum, et par suite l'amplitude et le parcours de l'accommodation, comme nous allons le voir dans un instant.

On peut encore simplifier l'expérience en regardant tout simplement la carte percée et en mesurant la plus petite distance à laquelle les trous sont encore vus séparément. Ce sera le punctum proximum. La plus grande distance chez le myope, nous donnera le punctum remotum.

Notons, en passant, que si on ne se sert que d'un œil à la fois, on trouvera le punctum proximum un peu plus éloigné qu'il ne l'est en réalité, et si la convergence intervient et que le sujet fixe l'objet avec les deux yeux, ce point se rapprochera d'une certaine quantité, ce qui démontre en outre que le maximum d'accommodation ne peut être obtenu qu'avec le maximum de convergence, et réciproquement.

De Græfe a donné une méthode très-ingénieuse pour mesurer l'amplitude de l'accommodation et reconnaître en même temps si l'œil est emmétrope, myope ou hypermétrope. Il conseille de placer devant l'œil que l'on veut examiner une lentille biconvexe de 6 pouces de foyer et de rechercher le point le plus éloigné et le plus rapproché auquel le sujet peut lire le n° 1 des échelles typographiques de Jæger. Le rapport qui existe entre ces points r' et p' est le même que celui qui existe entre les vrais points r et p, et il est permis d'exprimer d'après eux la puissance d'accommodation.

Supposons d'abord, qu'avec la lentille de $6''$ $r' = 6''$ et $p' = 3''$; nous aurons alors :

$$\frac{1}{A} = \frac{1}{3} - \frac{1}{6} = \frac{1}{6},$$

ou, en dioptries,

$$\frac{1}{A} = 12^{\text{D}},50 - 6^{\text{D}},25 = 6^{\text{D}},25;$$

dans ce cas, l'œil est normal et l'accommodation assez étendue. Mais si, en nous servant toujours d'une lentille de $6''$ de foyer, $r' = 4''$ et $p' = 3''$, nous aurons une étendue d'accommodation bien moindre :

$$\frac{1}{A} = \frac{1}{3} - \frac{1}{4} = \frac{1}{12},$$

ou, en dioptries,

$$\frac{1}{A} = 12^{\text{D}},50 - 9^{\text{D}},25 = 3^{\text{D}},25,$$

et l'œil sera myope puisqu'il ne pourra recevoir que les rayons divergents sortant de la lentille de $6''$ de foyer, et venant de $4''$.

Si, au contraire, le sujet lit à $8''$ avec la lentille de $6''$ de foyer et en même temps à $4''$, il sera hypermétrope et

$$\frac{1}{A} = \frac{1}{4} - \frac{1}{6} + \left(\frac{1}{6} - \frac{1}{8} \right) = \frac{3}{24} = \frac{1}{8}$$

ou, en dioptries,

$$\frac{1}{A} = 9^{\text{D}},25 - 6^{\text{D}}25 + (6^{\text{D}},25 - 4^{\text{D}},50) = 4^{\text{D}}7;$$

expressions dans lesquelles $(1/6-1/8)$ ou $(6^{\text{D}}25-4^{\text{D}}50)$ expriment le degré d'hypermétropie.

C'est en s'appuyant sur cette donnée de de Græfe que
M. Badal, M. Perrin et autres ont construit leurs optomètres,
qui, en définitive, ne sont que l'exécution pratique de la mé-

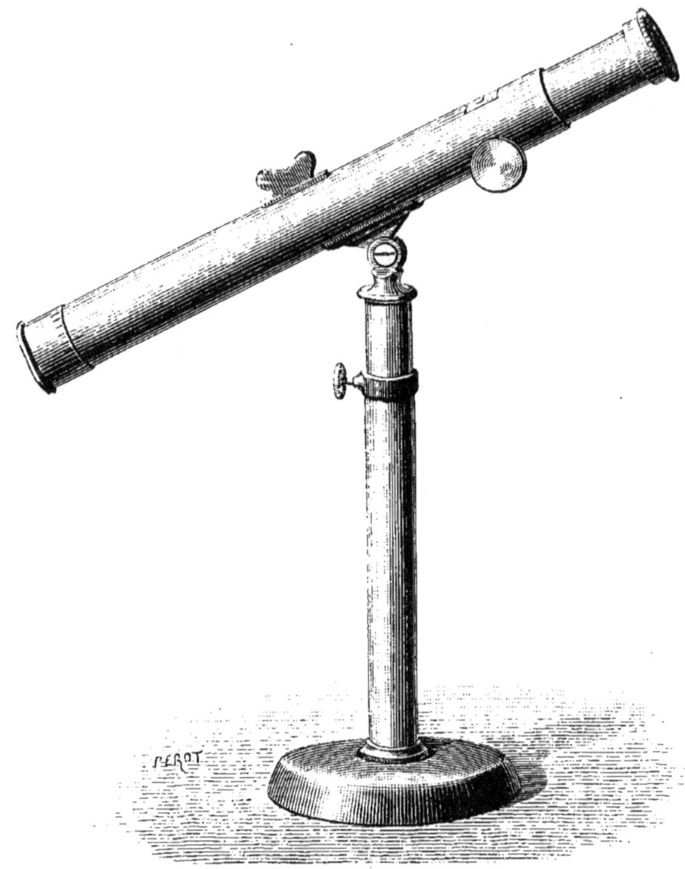

Fig. 87. — Optomètre du Dr Badal.

thode de de Græfe. En effet, dans les uns comme dans les
autres on produit une myopie artificielle assez forte, au
moyen d'une lentille biconvexe, de façon à ce que le point r
soit seulement à quelques centimètres de l'œil, en r' et

comme la longueur focale de la lentille est connue, la distance à laquelle il faudra placer un objet pour le voir nettement, soit plus près, soit plus loin que cette distance focale, et sans que l'accommodation entre en jeu, indiquera, au moyen des mêmes calculs que nous avons faits tout à l'heure, le degré de myopie ou d'hypermétropie du sujet, c'est-à-dire la distance de son punctum remotum.

La partie réellement originale de l'instrument de M. Badal, que représente la figure 87, consiste en ce qu'il permet de mesurer, en même temps que la réfraction de l'œil, son acuïté visuelle, car il donne sur la rétine des images dont la grandeur reste invariable malgré l'éloignement ou le rapprochement des objets fixés, par rapport à l'œil.

Nous ne ferons pas ici la démonstration théorique de cet optomètre dont la construction repose sur l'application de formules d'optique très-simples qui ont été développées par l'auteur et par M. le Dr Gard (*Thèse*, Paris, 1877). Nous nous bornerons à dire ce qui est indispensable pour comprendre son mécanisme et son fonctionnement et permettre de s'en servir facilement.

Cet instrument se compose d'un tube cylindrique en cuivre de 30 centimètres de longueur environ, dont le pied est pourvu d'une hausse permettant de mettre l'œilleton exactement à la hauteur de l'œil. Le tube est uni à son support par une articulation servant à donner à l'instrument toutes les inclinaisons possibles.

Dans ce tube se trouve placée une lentille biconvexe de 63 millimètres de foyer, et distante également de 63 millimètres de son extrémité libre qui se termine par un œilleton destiné à recevoir l'œil du sujet à examiner. A l'autre extrémité existe un autre tube plus petit pouvant rentrer dans le premier au moyen d'une crémaillère et d'un pignon, dont on voit le bouton à la partie latérale de l'instrument, et portant à son extrémité libre une plaque de verre dépoli sur laquelle se trouve une réduction photographique des nouvelles échelles typographiques de Snellen, calculée de telle sorte que la grandeur des images des lettres sur la rétine soit exactement semblable à celle des images données par les échelles ordinaires à la distance qui correspond à leur numéro. Une graduation placée sur ce tube indique à chaque instant la distance de la plaque photographique par rapport au foyer de la lentille qui est dans le tube. Le zéro de la graduation correspond à ce même foyer, c'est-à-dire à 63 millimètres.

Avec ces dimensions on obtient ce résultat vraiment remarquable que chaque fois que la plaque de verre se déplace de 4 millimètres, la réfraction métrique varie régulièrement de 1 unité, soit 1/4 d'unité ($0^n,25$) par millimètre, ce qui correspond à la plus faible différence de deux lentilles consécutives des nouvelles boîtes.

Dans ces conditions, et avec la longueur donnée à l'instrument, on a la mesure de la réfraction depuis $+ 15^p$ jusqu'à $- 20^p$, ce qui suffit aux besoins de la pratique.

La plaque de verre dont nous venons de parler peut être remplacée par une autre contenant des signes de cartes à jouer et destinée aux illettrés, ou bien par une troisième sur laquelle sont figurées des lignes rayonnantes et servant à la détermination de l'astigmatisme.

Emploi et usages de l'optomètre. — Cet instrument peut servir à déterminer l'état de réfraction de l'œil, emmétropie, myopie, hypermétropie, astigmatisme; son amplitude d'accommodation dans la presbyopie, la paralysie, la parésie et le spasme, et enfin son acuïté visuelle. Son emploi est très-facile : il suffit de le placer sur une table près d'une fenêtre bien éclairée faisant face à l'observateur, ou, si on opère dans l'obscurité, en face d'une bonne lampe. On applique alors son œil contre l'œilleton et on cherche à déchiffrer les caractères typographiques ou les figures de cartes à jouer tracées sur la plaque de verre mise préalablement au zéro de la graduation, c'est-à-dire à 63 millimètres du foyer de la lentille biconvexe.

Si les lettres paraissent très-nettes et que l'éloignement ou le rapprochement de la plaque de verre n'augmente pas l'acuïté visuelle, l'œil sera emmétrope. La dernière ligne lue distinctement indiquera l'acuïté visuelle, comme dans l'examen, par la méthode de Donders, la distance étant toujours calculée pour 6 mètres.

Pour que les résultats donnés par l'instrument soient exacts, il faut, de toute nécessité, que nous recherchions le punctum remotum et que, par conséquent, l'accommodation soit au repos. Pour cela il suffira de prendre les précautions suivantes :

1° Si l'œil observé est myope ou hypermétrope il faudra, dans un cas comme dans l'autre, rechercher le point le plus éloigné auquel la vue restera aussi bonne, et pour cela il faudra d'abord placer la plaque au-delà de ce point et ne la rapprocher que peu à peu et lentement, de façon à permettre le relâchement graduel de l'accommodation.

2° Il ne faudra jamais mesurer la réfraction statique aussitôt après avoir mesuré la puissance d'accommodation ; en effet, cette dernière épreuve laisse souvent après elle un peu de spasme du muscle ciliaire.

Nous venons de supposer l'œil emmétrope ; s'il ne l'était pas, nous nous en apercevrions immédiatement en éloignant ou en rapprochant la plaque au moyen de la crémaillère. Dans le premier cas, si la vision est améliorée, c'est que l'œil est hypermétrope, puisque les rayons émergeant de la lentille sont convergents et arrivent ainsi dans l'œil. Dans le second cas, l'œil est myope puisque ces mêmes rayons sont divergents, attendu qu'ils viennent d'un point situé entre la lentille et son foyer principal. La quantité dont il aura fallu éloigner ou rapprocher la plaque de verre est mesurée par des divisions tracées sur le petit tube et indiquant en même temps la valeur de cette quantité en pouces et en dioptries.

Si l'on place devant l'oculaire un diaphragme muni d'une fente sténopéique et qu'on la fasse tourner jusqu'à ce que la vision soit le plus nette possible, on aura la direction d'un méridien principal d'un œil astigmate, direction qui sera indiquée par une graduation placée sur la circonférence de la lunette. Ce méridien une fois trouvé, il sera facile d'en mesurer la réfraction comme précédemment, ainsi que la réfraction du méridien qui lui est perpendiculaire. Avec cela on aura immédiatement la valeur et la direction de l'astigmatisme.

Si l'on parvient à relâcher complétement son accommodation ou que l'œil soit atropinisé, l'instrument donnera des résultats très-exacts, mais si peu que l'accommodation entre en jeu il n'y aura plus aucune certitude. C'est pour cela que dans la détermination de la myopie il faudra avoir soin de placer d'abord la plaque de verre au-delà du foyer de la lentille ou au foyer, et ne la rapprocher que très-lentement et peu à peu pour que l'accommodation n'intervienne pas. Pour la mesure de l'hypermétropie on agira d'une façon opposée : on mettra d'abord la plaque au foyer de la lentille, et on l'en éloignera jusqu'à ce que l'acuïté cesse d'augmenter.

Si on veut mesurer aussi l'amplitude d'accommodation, il suffira, pour l'œil emmétrope, de rapprocher la plaque jusqu'à ce que les lettres cessent d'être vues distinctement. La distance de ce point au foyer de la lentille donnera la mesure de cette amplitude. Si l'œil est myope ou hypermétrope on comptera cette distance jusqu'au point le plus éloigné où la vue est encore nette.

La simplicité de cet instrument et la rapidité avec laquelle on fait un examen optométrique sont suffisantes, à notre avis, pour en recommander l'emploi aux praticiens. Il ne dispense pas sans doute d'avoir une boîte de verres d'essai, mais il donne immédiatement une idée assez approximative de l'amétropie pour qu'on puisse la corriger sans tâtonnements au moyen des verres, par la méthode de Donders.

§ 7. — Parcours de l'accommodation.

Jusqu'à présent, nous ne nous sommes occupé que de l'amplitude de l'accommodation, c'est-à-dire de la force réfringente que l'œil s'ajoute à lui-même par la diminution du rayon de courbure de la face antérieure du cristallin. Cette amplitude est liée à la situation respective de r et de p et peut être égale quoique ces deux points changent de position. Un exemple le fera mieux comprendre et prouvera en même temps que le punctum proximum surtout a une grande importance : un sujet voit distinctement depuis l'infini jusqu'à 6 pouces. Son amplitude d'accommodation est donc

$$\frac{1}{A} = \frac{1}{6} - \frac{1}{\infty} = \frac{1}{6}.$$

Un autre voit depuis 12″ jusqu'à 4″, il est donc myope et

$$\frac{1}{A} = \frac{1}{4} - \frac{1}{12} = \frac{1}{6}.$$

Un autre voit depuis 6″ jusqu'à 3″; il est encore plus myope que le précédent, mais son amplitude d'accommodation est égale, car

$$\frac{1}{A} = \frac{1}{3} - \frac{1}{6} = \frac{1}{6}.$$

Enfin, un autre sujet voit depuis 12″ au-delà de ∞ jusqu'à 12″ de l'œil; alors

$$\frac{1}{A} = \frac{1}{12} + \frac{1}{12} = \frac{1}{6}.$$

Nous savons qu'ici l'hypermétropie est 1/12 et qu'il faut l'ajouter à $\frac{1}{P}$.

On voit, par ces quelques exemples, que le nombre des positions occupées par p et r peut être infini sans que l'amplitude d'accommodation soit changée. Nous pourrions démontrer de la même façon qu'un hypermétrope peut voir plus près qu'un myope, si $\frac{1}{A}$ est assez grand. Exemple : un sujet voit depuis 24″ au-delà de l'infini jusqu'à 6″ de l'œil, ou $0^m,16$; il dispose donc de

$$\frac{1}{A} = \frac{1}{6} + \frac{1}{24} = \frac{5}{24};$$

ou, en dioptries :

$$\frac{1}{A} = 6^D + 1^D,50 = 7^D,50;$$

Mais un autre sujet myope, ayant son punctum remotum à 72″ de l'œil ou $1^m,94$, ne dispose que de $2/24$ ou 3^D d'accommodation ; alors

$$\frac{1}{P} = \frac{2}{24} + \frac{1}{72} = \frac{7}{72} = 10''2/7,$$

ou, en dioptries :

$$\frac{1}{P} = 3^D + 0^D,50 = 3^D,50,$$

et p est à 10″ 2/7 de l'œil, ou $0^m,28$.

Cette diminution de $\frac{1}{A}$, lorsqu'elle survient par l'effet de l'âge, porte le nom de *presbyopie* et fait que le myope peut devenir presbyte et avoir besoin de verres convexes pour la vision de près, lorsque le degré de sa myopie est assez faible et son accommodation assez restreinte.

L'amplitude de l'accommodation, quoique très-nécessaire pour une bonne vue, peut cependant, à force égale, ne pas rendre les mêmes services. D'après ce que nous avons dit, dans l'hypermétropie, toute la force d'accommodation destinée à percevoir les rayons parallèles est entièrement perdue, car la nature ne nous offre pas de rayons convergents, et se traduit par un éloignement du punctum proximum, ce qui peut être très-gênant pour les occupations ordinaires de la vie. Dans la myopie, au contraire, le rapprochement du punctum remotum entraînera, $\frac{1}{A}$ restant égal, un rapprochement de p qui sera souvent inutile, non-seulement parce que nos besoins ne s'étendent pas en deçà d'une certaine limite, mais encore parce que la vision binoculaire, pour s'exercer à une si petite distance, exige une convergence considérable que sont impuissants à produire les muscles droits internes sans éprouver bientôt une grande fatigue. Dans ce cas, le sujet renonce à la vision binoculaire, et, pour éviter la diplopie qu'entraînerait un défaut de convergence, il dévie un œil en dehors et fait abstraction de l'image diffuse qui se produit nécessairement en pareil cas dans l'œil dévié. Nous savons, en effet, que l'image est d'autant moins nette qu'elle se produit sur un point plus éloigné de la macula. Telle est une cause fréquente du strabisme divergent.

L'amplitude restant la même, le changement de place de p et de r entraînera donc nécessairement un déplacement de l'espace dans lequel s'effectue l'accommodation; c'est ce que nous appellerons le *parcours de l'accommodation*.

Tout ce parcours sera utilisé, en général, dans l'emmétropie et dans la myopie à un faible degré; mais dans l'hypermétropie, et dans les forts degrés de myopie, une certaine longueur voisine de r dans le premier cas, et de p dans le second, sera perdue ou inutilisée et la vue sera défectueuse dans les deux cas : dans l'hypermétropie, le parcours de l'accommodation ne se rapprochera pas assez de l'œil; dans la myopie, il ne s'en éloignera pas suffisamment.

Le tableau ci-joint, emprunté à Donders, et que nous avons augmenté de la conversion des pouces en mètres et en dioptries, indique en même temps, et d'une manière fort simple, l'amplitude et le parcours de l'accommodation ainsi que l'état de réfraction de l'œil d'un certain nombre de sujets.

TABLEAU D'AMPLITUDES ET DE PARCOURS D'ACCOMMODATION EN POUCES ET EN DIOPTRIES.

RÉFRACTION de l'œil		Age.	1/A	
Pouces.	Diop.		Pouces.	Dioptries.
Emmétr.		ans. 12	$\frac{1}{2\frac{2}{3}}$	13.88
—		25	$\frac{1}{4}$	9.25
—		45	$\frac{1}{8}$	4.62
—		60	$\frac{1}{24}$	1.54
Myo. $\frac{1}{12}$	3.08	16	$\frac{1}{3}$	12.34
— $\frac{1}{4}$	9.25	40	$\frac{1}{6}$	6.17
— $\frac{1}{24}$	1.54	65	$\frac{1}{24}$	1.54
Hyp. $\frac{1}{24}$	1.54	20	$\frac{1}{4}$	9.25
— $\frac{1}{12}$	3.08	30	$\frac{1}{6}$	6.17
— $\frac{1}{4}$	9.25	20	$\frac{1}{6}$	6.17
— $\frac{1}{8}$	4.62	60	$\frac{1}{24}$	1.54
Aphakie.		Sans cristallin.		

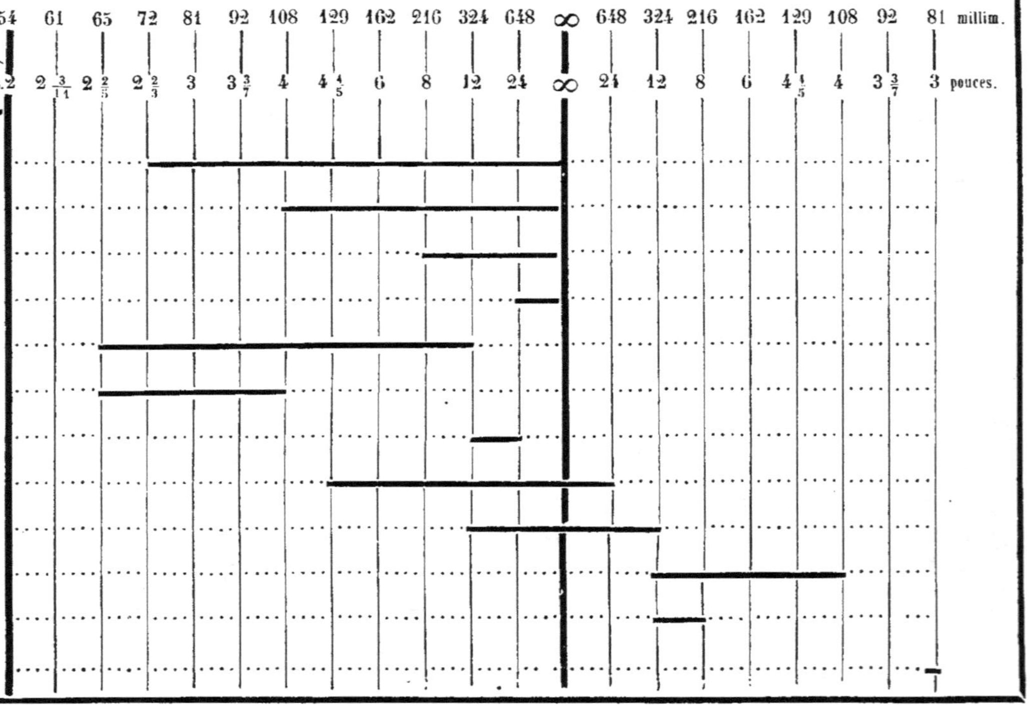

Échelle du parcours (graphique) :

millim. : 54 — 61 — 65 — 72 — 81 — 92 — 108 — 129 — 162 — 216 — 324 — 648 — ∞ — 648 — 324 — 216 — 162 — 129 — 108 — 92 — 81 millim.

pouces : 2 — $2\frac{3}{11}$ — $2\frac{2}{5}$ — $2\frac{2}{3}$ — 3 — $3\frac{3}{7}$ — 4 — $4\frac{4}{5}$ — 6 — 8 — 12 — 24 — ∞ — 24 — 12 — 8 — 6 — $4\frac{4}{5}$ — 4 — $3\frac{3}{7}$ — 3 pouces.

L'espace compris entre deux lignes verticales consécutives correspond toujours à 1/24 ancien d'accommodation ou à $1^p,543$. Les chiffres placés au-dessus de ces lignes indiquent leur distance de l'œil, distance qui s'étend depuis $2''$ jusqu'à ∞ et depuis ∞ jusqu'à $3''$ au delà.

Les lignes pleines horizontales commencent au punctum proximum et finissent au punctum remotum. Le nombre d'intervalles qu'elles traversent mesure l'amplitude d'accommodation, qui égale autant de fois 1/24 ou $1^p,543$ qu'il y a d'espaces franchis, et indique en même temps où commence et où finit la vision distincte, c'est-à-dire le parcours de l'accommodation et, par suite, l'état de réfraction de l'œil.

Prenons la première ligne horizontale : il s'agit d'un enfant de douze ans chez qui l'amplitude d'accommodation est considérable. Ce sujet est emmétrope, puisque r est à ∞ ; mais p étant à $2''\ 2/3$ de l'œil, son *parcours* d'accommodation s'étend depuis ∞ jusqu'à $2''\ 2/3$, et l'accommodation comprend 9 intervalles, soit en tout, $9/24 = 1/2\ ^2/_3$ ou 9 fois $1^p,543 = 13^p,88$, de 1/24 chacun. Les trois exemples suivants sont également emmétropes, mais leur pouvoir d'accommodation diminue et n'atteint plus que 1/24, chez le troisième, soit $1^p,543$ ou $1^p,50$ en chiffre rond. Le cinquième exemple nous montre un sujet myope, puisque r est à $12''$, mais qui possède un pouvoir d'accommodation suffisant pour voir distinctement jusqu'à $2''\ 3/5$ de l'œil. Il est clair qu'il ne se servira jamais de toute son accommodation, puisqu'il n'aura jamais besoin de voir à $2''\ 3/5$; mais à $8''$ ou $12''$ il pourra travailler sans fatigue.

Le sixième exemple, quoique jouissant de 1/6, ou 6^p71, d'accommodation, aura une vue plus mauvaise que le septième qui ne possède qu'une accommodation égale à 1/24, mais dont le parcours est entre $12''$ et $24''$, c'est-à-dire à la distance des besoins ordinaires.

Les autres exemples suivants sont des hypermétropes, puisque r est au-delà de ∞. Le premier aura une bonne vue, attendu qu'il pourra voir jusqu'à 4″ 4/5 de l'œil, tant que son accommodation restera assez puissante; mais les autres seront moins favorisés; en effet, mettant en jeu toute leur accommodation, ils ne parviendront pas à percevoir même les rayons parallèles; ils ne verront donc distinctement à aucune distance et ne pourront pas se passer de lunettes.

§ 8. — Point et ligne d'accommodation; distance de la vue moyenne.

Nous venons de voir que l'œil doué d'une bonne vue et d'un grand pouvoir d'accommodation rapprochait rarement les objets à plus de 8 ou 10 pouces. C'est donc la distance que nous choisissons instinctivement, même lorsque notre punctum proximum est à 3 ou 4 pouces, pour regarder les petits objets, les caractères d'un livre, par exemple. A cette distance on peut lire ou travailler pendant plusieurs heures consécutives sans éprouver de fatigue. On appelle ce point *distance de la vue moyenne*; mais il n'a pas une fixité ni une constance invariables et oscille dans une certaine limite.

Pour déterminer ce point, il suffit de placer devant les yeux des caractères d'imprimerie assez fins; instinctivement on les mettra à la distance voulue. On a essayé de vouloir préciser cette distance par les expériences suivantes : la première consiste à regarder par deux trous d'épingle, percés dans une carte, et distants l'un de l'autre de 3 millimètres, un petit objet qu'on éloigne de l'œil jusqu'à ce qu'il paraisse distinctement et unique. Ce point serait la *distance moyenne de la vue*. La seconde expérience consiste à regarder un fil tendu dans la direction de l'axe optique et à noter le point où ce fil paraît simple et nettement. En deçà et au-delà de ce point, le fil paraît d'une manière confuse et affecte une forme conique, comme le représente la figure 88. Ce point *b* n'est pas seulement un point, c'est une ligne qui s'étend à une certaine distance de chaque côté de *b*. Czermack a donné à ce point le nom de *point d'accommodation* et à la ligne *abc* celui de *ligne d'accommodation*.

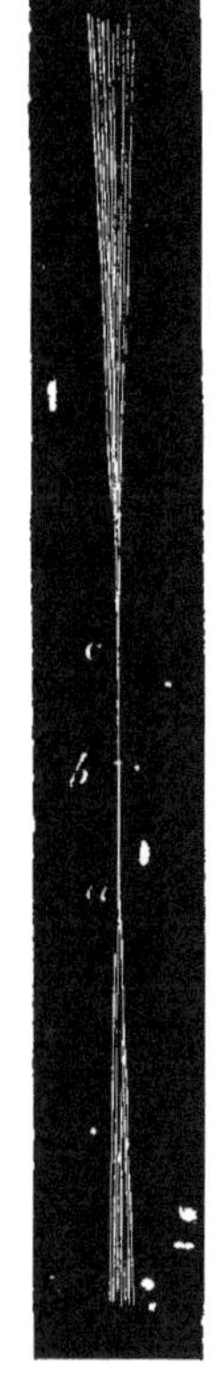

L'expérience démontre, comme l'indiquait déjà la théorie, que dans ces deux procédés le point où l'objet, ou le fil, paraît simple, correspond tout simplement à la distance pour laquelle l'œil est accommodé et peut varier beaucoup en modifiant l'effort d'accommodation. C'est donc un moyen très-infidèle et inutile. Il peut servir uniquement à démontrer que l'œil quoique accommodé pour un point, voit cependant distinctement un peu en deçà et un peu au-delà de ce point. Les calculs de Listing enseignent que, pour un si faible écart de distance, les cercles de diffusion qui se forment sur la rétine ne sont pas suffisamment grands pour altérer la netteté de l'image. C'est pour cette dernière raison que nous pouvons encore voir nettement un peu en deçà du punctum proximum et un peu au delà.

Cette faculté que possède l'œil de s'adapter à diverses distances est donc variable chez les divers individus; mais indépendamment de cette diversité elle peut encore éprouver chez le même sujet des modifications nombreuses sous l'influence de certains états pathologiques, et déterminer des troubles visuels qu'on désigne sous le nom de *troubles de l'accommodation*.

Fig. 88.

CHAPITRE II

PATHOLOGIE ET PHYSIOLOGIE
DE L'ACCOMMODATION

DES MYDRIATIQUES ET DES MYOTIQUES

L'accommodation dépend d'une action musculaire et non d'une construction anatomique spéciale de l'œil. Nous aurons donc à nous occuper ici des affections propres aux muscles en général et qui sont : la paralysie et le spasme. De même que pour le système musculaire général, il y a des agents propres à exciter la contraction ou à produire la paralysie, de même ici nous avons deux sortes de médicaments ou de substances dont l'étude se lie si étroitement avec l'oculistique qu'elle en fait, pour ainsi dire, partie intégrale et que nous ne saurions passer sous silence. Ce sont : 1° les *mydriatiques*, en rapport avec la paralysie, 2° les *myotiques*, en rapport avec le spasme.

Nous serions trop incomplet si nous nous bornions à constater seulement ces états pathologiques ou obtenus par l'action des médicaments, sans nous rendre compte jusqu'à un certain point de la façon dont ils se produisent. Nous n'aurions alors pour règle de conduite qu'un empirisme dangereux, peu propre à en perfectionner la thérapeutique et à en éclairer la physiologie. D'un autre côté, l'effet de l'âge produit aussi un changement dans l'amplitude de l'accommodation, et donne lieu à des phénomènes dont l'ensemble constitue ce que nous étudierons sous le nom de *presbyopie*.

Pour cette raison, nous traiterons succinctement de l'influence des nerfs sur l'accommodation et sur les mouvement de l'iris; de l'action des *mydriatiques* et des *myotiques* sur ces nerfs, et par conséquent sur le phénomène de l'accommodation et l'état de la réfraction; de la pathologie proprement dite du muscle ciliaire : paralysie ou parésie, spasme ou contraction.

§ 1. — Système nerveux ciliaire, ses fonctions.

Le muscle ciliaire et l'iris sont animés par les nerfs ciliaires qui viennent du ganglion ophthalmique, situé comme on sait, à la partie externe du nerf optique. Ce ganglion possède trois racines : une courte et grosse, *motrice*, venant de la branche du moteur oculaire commun qui se rend au petit oblique; une longue et grêle, *sensitive*, venant de la branche ophthalmique; une *ganglionnaire*, venant du plexus carotidien du grand sympathique. De ce ganglion partent 15 ou 20 nerfs, qui, sous le nom de nerfs ciliaires, traversent la sclérotique autour et dans le voisinage du nerf optique et se rendent dans le muscle ciliaire et dans l'iris. Une ou deux autres branches, appelées nerfs ciliaires *longs*, viennent du nerf ophthalmique et se distribueraient d'après quelques auteurs de la même manière que les nerfs ciliaires *courts,* tandis que, suivant Cl. Bernard, ils iraient seulement à l'iris et à la cornée.

Les nerfs ciliaires, émanés du ganglion ciliaire ou ophthalmique, et arrivés au niveau du muscle ciliaire, forment un riche plexus dans cet organe. De là partent quelques branches qui se dirigent vers la grande circonférence de l'iris, y forment un nouveau plexus, puis, réduites à un petit nombre, ces branches vont encore former un troisième plexus dans le sphincter de l'iris.

L'influence de chacune des racines du ganglion ophthalmique sur les muscles intra-oculaires a été étudiée avec beaucoup de soin par Volkmann, E. Weber, Budge, Nuhn, etc., en agissant directement sur les nerfs d'où elles émanent. L'action du nerf *moteur oculaire commun* sur le muscle sphincter de la pupille est hors de doute. Non-seulement dans la paralysie de ce nerf la pupille est dilatée et immobile, mais encore elle se contracte énergiquement chez les animaux sur lesquels on irrite ce nerf à la base du crâne. Il faut dire cependant que Volkmann et E. Weber ont vu sur des animaux la pupille se dilater à la suite d'excitations portées sur le moteur oculaire commun à la base du crâne ; mais Budge a démontré que ce phénomène doit être attribué à l'irritation concomitante du rameau du grand sympathique qui marche dans le voisinage et qui conserve plus longtemps son excitabilité. La pathologie, du reste, est venue jeter sur la question un plus grand. jour que l'expérimentation, en démontrant que la paralysie de la troisième paire produit aussi une paralysie du sphincter de l'iris et de l'accommodation.

L'influence du *grand sympathique sur les mouvements de l'iris* a été découverte avant 1727 par Petit, médecin français, qui trouva la pupille plus étroite après la section du nerf vague. Budge et Waller ont démontré que les filets du grand sympathique qui agissent sur la pupille tirent leur origine de la moelle épinière en passant par les racines antérieures des deux dernières paires cervicales et des six premières dorsales.

Un phénomène constant, c'est la dilatation de la pupille qui suit l'irritation du cordon cervical du grand sympathique. Ces faits semblent démontrer que les fibres radiées de l'iris sont animées par la portion ganglionnaire des nerfs ciliaires et servent d'antagonistes aux fibres circulaires. Jusqu'ici aucune expérience n'a pu démontrer une influence quelconque du grand sympathique sur l'accommodation.

L'influence du *nerf trijumeau* est loin d'être complétement élucidée, malgré les expériences nombreuses qui ont été faites à cet égard. La seule chose parfaitement démontrée, c'est que ce nerf donne à l'iris et à la cornée leur sensibilité. Cependant l'irritation du tronc de la 5ᵉ paire produit presque constamment un rétrécissement de la pupille. On ne peut expliquer ce fait que par une action réflexe sur le ganglion ciliaire qui transmettrait aux fibres *motrices* l'excitation indirectement reçue.

§ 2. — Action des mydriatiques.

On désigne sous le nom de *mydriatiques* des substances qui, instillées dans l'œil, ou introduites directement dans l'organisme par les voies digestives ou par injection intra-veineuse ou sous-cutanée, jouissent de la propriété de dilater la pupille. Cette action de certaines plantes était connue du temps des anciens, qui, au dire de Pline, s'en servaient dans l'abaissement de la cataracte; cependant la *belladone*, qui est la plus active d'entre elles, n'est mentionnée pour la première fois que par Van Swieten. Plus tard Reimar, Mellin, Ray, Loder et autres, étudièrent l'action de cette plante, et Loder s'en servit en infusion dans l'extraction de la cataracte. Néanmoins ce fut Charles Himly qui découvrit l'action mydriatique de la jusquiame au commencement de ce siècle et généralisa l'emploi des mydriatiques en oculistique. Depuis, de nombreux travaux ont été publiés sur ce sujet et on a étudié la plupart des médicaments relativement à cette action particulière, tant sur l'homme que sur les animaux. Le docteur Leblanc (thèse,

Paris, 1875) en a fait un résumé très-complet et signalé un certain nombre de particularités fort intéressantes sur les rapports qui existent entre les modifications de la pupille et les maladies ou l'effet des médicaments, ou leur tolérance, ou même l'indication sur leur choix ou leur emploi.

Certaines substances même ont sur la pupille une action diamétralement opposée; mais cette étude sortirait de notre sujet. Le mydriatique par excellence, c'est la belladone, ou l'atropine qui en est la partie active et qui, très-peu soluble dans l'eau (1 partie se dissout dans 450 parties d'eau), donne avec les acides des sels d'une extrême solubilité qui possèdent toutes ses propriétés. Le sulfate neutre est le sel le plus employé. A la fin de cet article nous parlerons d'un mydriatique récemment découvert et fort intéressant, le *gelsemium* qui semble destiné à prendre place avec avantage dans l'oculistique.

Les doses presque infinitésimales d'atropine sont suffisantes pour produire la mydriase, car Follin l'a obtenue avec quelques gouttes d'une solution au 50 000ᵉ, ce qui donne environ 8 ou 10 millionièmes de centigramme de sulfate d'atropine employé et supposé absorbé en entier. Mais ce qui contrarie un peu les doctrines homœopathiques, c'est que l'action de cette substance diminue à mesure que les doses se fractionnent. La solution généralement employée pour dilater simplement la pupille se fait au 1000ᵉ; si le médicament est destiné à exercer une action rapide ou à agir comme calmant ou sur le muscle ciliaire, on peut faire usage d'une solution au 200ᵉ ou au 100ᵉ. Dans certains cas même où les solutions n'agissent pas ou agissent très-lentement et faiblement, on se trouve bien d'appliquer dans le cul-de-sac conjonctival quelques milligrammes de sulfate neutre ou d'atropine en nature.

Si l'instillation de collyre d'atropine est suivie de douleur, c'est que ce médicament était de mauvaise qualité. Cependant, après quelques jours ou quelques semaines d'emploi d'une bonne préparation, il peut survenir un état particulier qu'on a désigné sous le nom d'*atropinisme* et qui est caractérisé par une inflammation particulière de la conjonctive.

Une remarque singulière à ce sujet, c'est que des individus ayant supporté pendant longtemps l'atropine, et pris d'*atropinisme*, sont dans la suite exposés, quoique fort longtemps après la cessation du mydriatique, à être repris de la même maladie à la première instillation du collyre, ce qui oblige à en supprimer complétement l'emploi. Il semble que c'est une saturation de l'économie, cependant on voit quelquefois survenir l'atropinisme dès les premières instillations, ce qui porte à croire que c'est plutôt une idiosyncrasie particulière à certains individus.

L'atropine agit, quoique à des degrés différents, sur la plupart des animaux, mais l'homme, le chien et le chat y sont surtout très-sensibles, tandis que le lapin et la plupart des rongeurs sont réfractaires non-seulement à la belladone dont ils peuvent même se nourrir, mais encore à la plupart des solanées vireuses. Son premier effet est de dilater la pupille, puis survient le relâchement et la paralysie de l'accommodation. A la suite de l'instillation du soluté 1/200°, la dilatation pupillaire commence à se montrer chez l'homme au bout de 15 à 20 minutes et atteint presque son maximum dans l'espace de 20 à 25 minutes : la pupille est alors complétement immobile, même sous l'influence d'un vif éclairage, et peut mettre deux ou trois jours pour revenir à son état primitif.

L'accommodation commence à diminuer un peu après le début de la dilatation pupillaire et d'autant plus que la solution était plus forte ou continuée pendant un temps plus long. Elle commence à revenir à son état normal à peu près en même temps que la pupille redevient mobile, toutefois son amplitude est considérablement amoindrie et ne recouvre la plénitude de sa valeur première qu'au bout de 10 ou 12 jours.

La propriété des mydriatiques la plus intéressante pour nous c'est cette influence sur l'accommodation. Quelle que soit leur manière d'agir sur l'iris, qu'ils paralysent simplement les fibres circulaires ou bien qu'ils excitent en même temps les fibres radiées animées par le grand sympathique, peu nous importe; ce que nous savons c'est qu'ils ont sur l'accommodation une action paralysante dont l'effet est de reculer le punctum proximum jusqu'à la rencontre du punctum remotum qui, lui-même, reste invariable s'il n'y avait pas auparavant un certain degré de spasme ou de contraction du muscle ciliaire. Si l'emmétrope et le myope ne voient pas, par l'emploi de l'atropine, reculer leur punctum remotum malgré les plus grands efforts de volonté, c'est qu'il n'existe pas de puissance active d'accommodation *négative*, si l'on peut s'exprimer ainsi, et que la contraction ciliaire n'a pour antagoniste que l'élasticité naturelle de la capsule du cristallin, qui permet à cet organe de revenir à un état toujours identique et passif dès que toute compression active a cessé. Si, chez les hypermétropes, quelques amblyopes, les astigmates et les jeunes myopes, le punctum remotum s'éloigne après l'emploi de l'atropine, c'est qu'il existe toujours chez ces individus un certain degré d'accommodation.

Lorsqu'un œil est atropinisé les objets paraissent avec cet œil beaucoup plus éclairés, et cela se comprend sans peine car la pupille étant plus large, laisse entrer plus de rayons lumineux. En outre cet excès de lumière agit par sympathie sur l'iris de l'autre œil, qui se contracte et augmente encore davantage la différence d'éclairage. De cette façon les deux images rétiniennes étant très-inégales, la vision binoculaire est fort gênée, et, dans ce cas, il vaut mieux cacher l'œil atropinisé.

Quel que soit l'état de la réfraction, il arrive parfois qu'a-près l'emploi de l'atropine le malade accuse de la diplopie monoculaire et qu'aucun verre correcteur ne parvient à donner des images nettes. Cet inconvénient pourrait gêner beaucoup et empêcher de reconnaître exactement l'acuïté visuelle et le degré de l'amétropie, si nous n'avions pas un moyen bien simple d'y obvier : il suffit de mettre devant l'œil en expérience un diaphragme opaque percé à son centre d'une ouverture de 3 ou 4 millimètres de diamètre, c'est-à-dire de la grandeur moyenne de la pupille.

La façon dont agit l'atropine sur l'iris et le muscle ciliaire n'est pas encore bien connue. Ce que l'on sait, c'est que cette substance passe dans la chambre antérieure, où sa présence a été démontrée par l'expérience suivante : on instille dans l'œil d'un animal quelques gouttes de solution d'atropine. Lorsque la dilatation est survenue on lave soigneusement avec un courant d'eau l'œil atropinisé, puis on puise dans la chambre antérieure, avec une canule capillaire, une petite portion d'humeur aqueuse que l'on transporte directement soit dans la chambre antérieure d'un autre animal, soit seulement sur son œil : dans les deux cas on voit survenir la dilatation de la pupille. Cette expérience est capitale, mais ne prouve pas que le mydriatique n'agisse que lorsqu'il est mis en contact avec l'iris, car l'humeur aqueuse d'un animal chez lequel la mydriase a été produite par l'usage interne du médicament reste sans effet sur un autre animal; cependant l'atropine agit encore sur un œil isolé que l'on vient d'arracher ou qui tient encore à la tête d'un animal décapité.

Dans ces derniers temps (*Lancet* du 9 juin, et *France médicale*, N° 72, 1877) Tweedy a fait une étude spéciale du *Gelsemium sempervirens* ou *jasmin sauvage*, et indiqué les propriétés spéciales de cette plante sur l'iris et sur l'accommodation. Le principe actif est un alcaloïde, appelé par Robbins (de New-York) *gelsémine*, et formant avec les acides des sels solubles et très-vénéneux. (Voir, pour plus de détails, *Journal de pharmacie et de chimie*, octobre 1877.)

Le gelsemium présenterait sur l'atropine l'avantage de dilater presque aussi rapidement la pupille et de n'agir que beaucoup plus tard sur l'accommodation, ce qui est souvent un grand avantage. En effet, on sait que l'action de l'atropine se fait sentir assez longtemps et paralyse suffisamment l'accommodation pour empêcher le sujet de voir de près pendant plusieurs jours. Le gelsemium, au contraire, permet de pouvoir lire ou travailler à 12 pouces après 10 ou 15 heures, quoique la pupille se maintienne encore dilatée, et, en moins de 30 heures, l'accommodation est redevenue régulière. La vue est beaucoup moins troublée sous l'influence du gelsemium que sous l'influence de l'atropine.

Ce médicament s'emploie en collyre, à l'état de chlorhydrate, de la même manière que l'atropine. La formule suivante paraît satisfaire dans tous les cas :

> Chlorhydrate de gelsémine................ 0.50
> Eau distillée........................ 30

Dis. collyre.

§ 3. — Action des myotiques.

Un certain nombre de substances possèdent la propriété de faire contracter la pupille ; telles sont : le *Semen santonicum*, le *Daphné mezereum*, le *Nicotiana tabacum*, l'*Aconitum napellus*, le *Secale cornutum* et les extraits ou les alcaloïdes que ces diverses plantes fournissent. M. de Græfe a trouvé aussi que la morphine en injections sous-cutanées est apte non-seulement à resserrer la pupille, mais encore à augmenter la réfraction. Mais tous ces agents possèdent des propriétés irritantes qui suffiraient pour en proscrire l'emploi, et ce n'est que depuis une trentaine d'années que l'on connaît les propriétés myotiques de la fève de Calabar (*Physostigma venenosum*), de la famille des légumineuses papillonacées, qui paraît exempte de ces inconvénients. Ce fut le docteur Daniell (1846) et plus tard Christison (1855) qui étudièrent l'action générale de cette fève. M. Van Hasselt (1857) reconnut que le myosis est le symptôme principal de son action générale, mais Thomas Fraser (1) découvrit que l'application locale de la fève de Calabar rétrécit la pupille, et, l'année suivante, Argyll Robertson démontra l'influence de cette substance sur l'accommodation et l'introduisit, à titre de médicament nouveau, dans l'ophthalmologie. Depuis, Bowmann, Sœlberg Wells, de Græfe, Rosenthal, Donders, et autres ont enrichi la science de nouvelles études très-précises sur les diverses préparations de la fève de Calabar, dont le principe actif est un alcaloïde connu sous le nom d'*ésérine*.

Les préparations les plus employées sont l'extrait éthéré formulé de la manière suivante :

> Extrait éthéré de fèves de Calabar....　0.05 cent.
> Eau distillée........................　30　gr.

le papier calabariné (d'après la méthode de M. Streatfield), ou bien la solution suivante :

> Sulfate neutre d'ésérine.............　0.01 cent.
> Eau distillée........................　10　gr.

que l'on conservera dans un flacon noir, ou à l'abri de la lumière, si l'on veut éviter que le liquide devienne rouge, ce qui ne paraît pas pourtant lui ôter beaucoup de sa puissance.

Dès qu'on instille une préparation de fève de Calabar dans le cul-de-sac conjonctival, il survient immédiatement une irritation qui dure quelques minutes, puis il se manifeste

____

(1) Th. Fraser, *Dissert inaug.*, Édimbourg, 31 juillet 1862.

12.

de légères contractions spasmodiques de la paupière inférieure suivies du rétrécissement de la pupille et presque en
même temps du spasme de l'accommodation.

Le rétrécissement pupillaire peut atteindre son maximum
au bout de 30 à 40 minutes, lors même que la pupille aurait
été dilatée au préalable par l'atropine, et reste trois ou
quatre heures dans cet état, puis diminue peu à peu et finit
par disparaître après deux ou trois jours.

Durant l'effet du myotique l'influence de la lumière n'est
pas complétement abolie et s'ajoute à celle du médicament.
La pupille peut se réduire à 1 millimètre 1/2 de diamètre, et
présente fréquemment des contours anguleux et des contractions spasmodiques involontaires.

Le muscle ciliaire est affecté de la même façon que l'iris :
il éprouve une contracture qui entraîne un spasme de l'accommodation, révélé par un déplacement du *punctum re-
motissimum* et du *punctum proximum;* ce dernier surtout
est atteint avec la moindre convergence même après que le
premier est déjà revenu à sa distance normale. En un mot,
il se produit une myopie artificielle, peu accusée cependant,
parce que la pupille étant très-étroite, les cercles de diffusion, formés sur la rétine par les points lumineux situés en
dehors du champ de l'accommodation, sont très-petits, et
permettent encore la vision des objets. Il n'en serait pas de
même en cas d'absence de l'iris.

Lorsque le spasme commence à diminuer, l'accommodation entre en jeu à la moindre impulsion de la volonté, et
produit parfois de la douleur qui peut persister pendant
plusieurs heures si la dose du médicament est un peu élevée.

A dose faible, la fève de Calabar commence, comme l'a-
tropine, à agir sur l'iris qui peut être assez contractée sans
que l'accommodation en soit notablement affectée. Comme
l'atropine, cette substance n'agit pas également chez tous
les animaux. Le chien et le chat y sont très-sensibles, mais

l'effet obtenu sur les lapins, les oiseaux, les amphibies et les poissons est beaucoup moindre. En outre, quelle que soit la dose employée, on ne voit jamais survenir l'immobilité absolue de la pupille.

Quant à son mode d'action, il paraît probable, bien qu'on ne soit pas parvenu à le démontrer, qu'il est identique à celui de l'atropine, c'est-à-dire que cette substance agit directement sur les nerfs ciliaires en produisant une excitation tétaniforme des nerfs qui se rendent au sphincter de la pupille et au muscle accommodateur, et sans paralyser le dilatateur.

Antagonisme de l'atropine et de la fève de Calabar. — Ces deux substances ont une action en tous points diamétralement opposée. Si on les instille en même temps, le myotique commence à faire sentir ses effets par un léger degré de rétrécissement de la pupille, mais bientôt l'action de l'atropine se manifeste plus énergique que la première et la dilatation de la pupille prend le dessus. Si on instille le myotique pendant la durée des effets d'une faible dose d'atropine, il resserre encore temporairement la pupille et augmente la réfraction de l'œil. Si, au contraire, l'application de l'atropine succède à celle de la fève de Calabar, la dilatation pupillaire se montre de nouveau, quoique plus lentement, en même temps que le relâchement partiel de l'accommodation. M. de Græfe a vu la fève de Calabar rester complétement sans effet sur une mydriase de cause cérébrale. Ce même auteur a utilisé le rétrécissement artificiel de la pupille pour faciliter l'opération de l'iridectomie dans le glaucôme, et a conseillé l'emploi de cette substance alternativement avec l'atropine, pour rompre les synéchies ou les empêcher de se former.

Tout à fait dans ces derniers temps on a découvert des propriétés myotiques, extrêmement remarquables dans une substance récemment découverte et qu'on appelle *pylocar-*

pine. C'est un alcaloïde contenu dans le *jaborandi*, ce sudorifique si puissant que tout le monde connaît. Les expériences tentées jusqu'à ce jour ne nous permettent pas de nous prononcer encore sur l'utilité et les avantages de ce médicament, mais il paraît cependant certain que ses propriétés myotiques sont égales ou même supérieures à celles de l'*ésérine* et qu'il ne produit aucune irritation locale. Seulement il agit immédiatement sur l'accommodation qui se trouve tétanisée au bout de quelques minutes.

§ 4. — Paralysie et parésie morbide de l'accommodation.

Le ganglion ophthalmique recevant sa racine motrice du moteur oculaire commun, toute altération de ce nerf pourra retentir sur les nerfs ciliaires, et par suite sur la contraction du muscle ciliaire et du sphincter de la pupille, en même temps que sur les muscles extrinsèques de l'œil animés par la troisième paire. Nous savons que dans un faisceau nerveux les divers tubes qui le composent ne s'anastomosent pas et que chacun d'eux va se rendre directement à la partie qu'il doit innerver. On peut donc admettre théoriquement, sans que la démonstration anatomique ou histologique en soit possible, que chaque nerf ciliaire moteur soit la continuation d'un faisceau du moteur oculaire commun et, comme tel, ait dans le tronc principal du nerf une place déterminée. Si toute la grosse racine du ganglion est paralysée ou détruite il s'ensuivra une paralysie du muscle ciliaire et du sphincter de la pupille. Si une partie de cette racine est seule paralysée ou altérée il pourra se faire qu'elle corresponde aux nerfs qui vont à l'iris ou bien au muscle ciliaire seul, et, dans le premier cas, nous aurons une paralysie de l'iris tandis que dans le second ce sera une paralysie du muscle ciliaire et de l'accommodation. Une altération plus centrale de la troisième paire pourra avoir les mêmes conséquences selon qu'elle portera sur les uns ou les autres de ces nerfs. De plus, la presque totalité ou une partie seulement du tronc du moteur oculaire commun pourra être paralysée ou détruite, entraînant ainsi la paralysie des muscles extrinsèques animés par ces faisceaux, et, malgré cela, l'accommodation demeurer indemne. Si nous imaginons maintenant une lésion quelconque siégeant sur une des branches du moteur oculaire, la paralysie du muscle correspondant deviendra très-facile à comprendre.

L'observation vient confirmer pleinement ces données hypothétiques, mais rationnelles, et toutes les variétés de paralysies partielles de la troisième paire ont été observées : ainsi tous les muscles animés par ce nerf, y compris le muscle ciliaire et le sphincter de l'iris, peuvent être paralysés ; la maladie peut n'affecter que le petit oblique ou le releveur de la paupière supérieure, ou le droit supérieur ou l'inférieur, ou le droit interne, ou bien simultanément telle combinaison que l'on pourra imaginer. On a même vu des cas de paralysie de l'accommodation coïncidant avec celle du droit externe. Il n'y a rien d'impossible à cela, en effet, car la paralysie peut frapper en même temps deux nerfs différents que leur rapprochement expose à subir les mêmes influences pathologiques.

Il est à remarquer que si l'on observe souvent la paralysie de l'accommodation isolée, il est rare de la voir manquer lorsque la troisième paire en est affectée.

Tout ce que nous venons de dire de la paralysie peut s'appliquer à la *parésie*, qui n'est qu'un état moins avancé de la maladie et se traduit par des symptômes moins nets et moins accusés.

La paralysie de l'accommodation peut n'avoir aucun symptôme objectif, et, dans le cas contraire, le seul qui se montre, c'est une dilatation et une immobilité de la pupille, laquelle pourrait aussi induire en erreur, car elle peut exister avec une accommodation à peu près normale. Il y a donc peu à compter sur les symptômes objectifs, tandis que les symptômes subjectifs sont les plus importants, et se manifestent par un changement dans l'état de la réfraction de l'œil.

Tout ce que nous avons dit à propos de la mydriase artificielle peut s'appliquer ici; nous ne le répéterons donc pas, mais il faut bien savoir que dans la paralysie pathologique la dilatation de la pupille n'est jamais aussi grande qu'après l'emploi de l'atropine, et c'est plutôt son immobilité qui nous met sur la voie du diagnostic. En même temps la vue subit l'influence de l'état de réfraction de l'œil dont le punctum proximum s'éloigne. Si le sujet est emmétrope, la vue de loin ne sera pas troublée, mais elle sera impossible pour les objets rapprochés. S'il est hypermétrope, il accusera un trouble de la vision même pour les objets lointains, et à plus forte raison pour les objets rapprochés.

S'il est faiblement myope, ce sera à peu près le cas de l'emmétrope; mais s'il est très-myope, le punctum remotum, coïncidant avec le punctum proximum, pourra être très-rapproché de l'œil et gêner peu le malade pour la vision à cette distance, mais en deçà et au-delà la vision nette sera impossible. Quel que soit l'état de la réfraction de l'œil, la vision des objets situés en deçà du punctum remotum sera toujours améliorée par les verres convexes dont la force devra être d'autant plus grande que l'objet sera plus rapproché. Cette lentille, qui remplace l'effort d'accommodation, ne servira évidemment que pour une même distance ou pour des points très-voisins, et il faudrait presque autant de verres qu'il y a de distances, surtout à partir d'un point assez rapproché de l'œil.

Pour déterminer le verre nécessaire pour voir à une distance donnée, il nous suffira d'appliquer la formule de l'amplitude de l'accommodation :

$$\frac{1}{A} = \frac{1}{P} - \frac{1}{R},$$

dans laquelle $\frac{1}{A}$ désignera la lentille cherchée.

Dans la paralysie de l'accommodation il existe encore un phénomène constant : l'œil est atteint de *micropsie*, c'est-à-dire qu'il voit les objets plus petits qu'ils ne sont en réalité et cela parce qu'il les croit plus rapprochés qu'ils ne le sont.

L'*étiologie* de la paralysie de l'accommodation est très-variable : elle peut être de cause rhumatismale ou *a frigore*, de cause syphilitique, de cause cérébrale, ou bien être le résultat de la faiblesse générale qui accompagne la convalescence de maladies graves, telles que la fièvre typhoïde, la pleurésie, la pneumonie, etc. Une cause assez fréquente de paralysie ou de parésie de l'accommodation, c'est la *diphthérite*. Dans ce cas l'affection est généralement double, chez les enfants, et a un pronostic favorable, puisque sur trente cas observés par Donders la guérison a toujours été obtenue.

Le traitement général sera indiqué par l'étiologie et par les symptômes généraux concomitants. Le traitement *optique* consistera dans l'emploi de l'*ésérine*, pour tâcher de diminuer la grandeur de la pupille et d'activer un peu la fonction suspendue, et de lunettes déterminées comme nous l'avons indiqué un peu plus haut. On commencera par donner des verres qui remplacent complétement l'accommodation, et on en diminuera peu à peu et progressivement la force à mesure que la paralysie elle-même diminuera. Il ne faudra jamais cependant arriver jusqu'à la fatigue, ni remplacer trop tôt les verres convexes par d'autres moins forts.

§ 5. — **Spasme de l'accommodation.**

A propos des myotiques nous avons parlé du spasme de l'accommodation produit par ces agents, mais cet état peut se montrer en dehors de toute expérimentation et offrir des symptômes, sinon identiques dans tous les cas, du moins très-analogues la plupart du temps. La *maladie*, car cela en est une, peut présenter des degrés variables, mais elle est toujours caractérisée par un rapprochement du punctum remotum et par une diminution de l'amplitude d'accommodation. Tandis que dans la paralysie de cette fonction c'était le punctum proximum qui s'éloignait jusqu'à coïncider avec le punctum remotum, ici c'est le punctum remotum qui se rapproche jusqu'au point de se confondre avec le punctum proximum. Sans doute, dans ce cas, l'œil est accommodé pathologiquement pour des rayons fortement divergents, son muscle ciliaire tétanisé ne donne à la vue qu'un parcours extrêmement restreint, il n'y a plus de *parcours* d'accommodation, et s'il existe une *amplitude* maximum, celle-ci n'est qu'en fonction du punctum remotum, qui n'existe plus, et peut par conséquent être considérée comme nulle. Cela correspondrait à une forte myopie avec perte du pouvoir accommodatif. Il est vrai que les cas aussi prononcés sont très-rares, et ce que l'on observe le plus souvent, c'est un simple rapprochement du point *r*. L'état de réfraction de l'œil a une grande influence sur la situation de ce point. Si l'œil est hypermétrope et le spasme peu prononcé, le punctum remotum peut être ramené à l'infini, et dans ce cas les verres convexes n'amélioreront pas la vision à distance. Si l'œil était emmétrope, il y aura toujours un certain degré de myopie accidentelle qui pourra être corrigée par des verres concaves appropriés. Si l'œil était myope, la myopie aura augmenté et nécessitera l'emploi de verres concaves plus forts qu'auparavant pour voir à distance.

Les observations de myopies soudaines et temporaires rapportées par les auteurs anciens doivent être considérées comme des spasmes de l'accommodation, car de nos jours nous voyons cette maladie être relativement assez fréquente. Néanmoins, il est fort probable que beaucoup de ces cas n'étaient que des myopies apparentes causées par une amblyopie. Pour notre compte, et malgré notre faible expérience, nous avons déjà observé plus de vingt malades présentant à s'y méprendre les principaux symptômes objectifs de la myopie tout en étant emmétropes ou même fortement hypermétropes. C'est ainsi que quelques-uns d'entre eux lisaient à 4 ou 5 pouces de fins caractères, qu'ils ne voyaient plus à une distance plus grande. De Græfe a donné l'explication scientifique de ce phénomène, en prouvant que la grandeur des images rétiniennes croissait plus vite que les cercles de diffusion. C'est pour cela que le malade rapproche les objets pour avoir de plus grandes images tout en sacrifiant un peu de leur netteté. Dans tous ces cas, il y a une diminution de l'acuïté visuelle, de l'amblyopie, et la détermination seule du punctum remotum nous éclairera sur l'état de réfraction de l'œil.

Le spasme de l'accommodation est surtout fréquent chez les hypermétropes à cause de la tension continue dans laquelle se trouve le muscle ciliaire, mais il peut se rencontrer chez les emmétropes et même chez les myopes, à la suite de travaux soutenus, et surtout avec un éclairage insuffisant. Il peut se montrer temporairement après des irritations oculaires causées par l'introduction dans l'œil de petits corps étrangers, de poussière par exemple; il peut encore être un symptôme réflexe de névroses du nerf facial et ophthalmique (de Græfe).

Les exemples de spasme complet sont très-rares; ce

que l'on observe le plus souvent c'est pour ainsi dire une irritabilité excessive du muscle ciliaire dont la contraction se manifeste à la moindre impulsion de la volonté (Donders). L'œil étant adapté à une distance plus petite que celle qui normalement dépend du degré de force employée, les objets paraissent agrandis (macropsie).

Très-souvent l'accommodation conserve une amplitude assez grande, mais elle est douloureuse et la vision de près s'accompagne très-promptement de douleurs périorbitaires insupportables et de céphalalgie. Toutes les fois qu'un malade accusera ces symptômes, sans qu'aucune lésion apparente puisse en rendre compte, on commencera par appliquer l'atropine dont l'emploi devra parfois être continué un certain temps avant que le muscle ciliaire soit relâché sous l'influence du mydriatique. Alors seulement on sera parfaitement édifié sur l'état de réfraction de l'œil malade.

Le traitement du spasme de l'accommodation consiste dans le repos absolu des yeux, dans l'administration de l'atropine en collyre pendant un temps plus ou moins long, mais qui sera rarement inférieur à un mois, et enfin dans l'usage continu de lunettes appropriées à l'état de réfraction.

LIVRE IV

OPTOMÉTRIE

CHAPITRE PREMIER

AMÉTROPIE EN GÉNÉRAL. — ACUÏTÉ VISUELLE. — CHAMP VISUEL. — PERCEPTION ET PROJECTION LUMINEUSES. — CHROMATOPSIE ET ACHROMATOPSIE OU DALTONISME.

§ 1. — Détermination pratique de l'amétropie.

Nous avons vu que l'ophthalmoscope pouvait nous renseigner assez exactement sur l'état de réfraction de l'œil et nous en faire connaître et mesurer toutes les anomalies. Mais s'il est très-facile, avec cet instrument, de diagnostiquer une myopie ou une hypermétropie, il faut dire aussi que peu de personnes, malgré leur habileté et une grande pratique, arrivent à mesurer ces anomalies avec assez de certitude pour pouvoir se dispenser d'un moyen plus exact. Nous passerons donc sous silence l'emploi des ophthalmoscopes, dits *à réfraction*, et nous allons résumer succinctement ce que l'ophthalmoscope ordinaire peut nous apprendre, renvoyant le lecteur, pour plus de détails, à la page 102 et suivantes.

A. Examen à l'ophthalmoscope. — Si, en se plaçant à une faible distance, 20 ou 30 centimètres, on voit l'image du fond de l'œil nettement, le sujet est hypermétrope ou fortement myope. En s'éloignant, l'image restera distincte dans les deux cas, mais s'il s'agit d'une myopie cette image sera très-grande et *renversée*, ce que l'on constatera de deux manières : si on fait regarder le malade à droite ou à gauche, en haut ou en bas, l'image *suivra les mouvements de la cornée*, et, comme le fond de l'œil se déplace en sens inverse, nous avons donc une image renversée. La seconde manière consiste à déplacer l'œil observateur, celui de l'observé restant immobile. Ce procédé est même préférable au premier, parce que le malade ne regarde pas toujours dans la direction indiquée, surtout si c'est un enfant. Si l'œil observé est myope, l'image se déplacera en *sens inverse de l'observateur*; s'il est hypermétrope, *dans le même sens*.

Dans l'hypermétropie l'image du fond de l'œil est *plus petite* et *droite*. Si l'œil observateur s'éloigne, la partie visible conserve son étendue tandis qu'elle diminue beaucoup si l'œil est myope.

Si le malade exécute des mouvements avec son œil, l'image se déplace en *sens inverse de la cornée*, c'est-à-dire dans le même sens que l'objet. Si c'est l'observateur, qui se déplace, l'image *suivra ses mouvements*.

La distance à laquelle on voit nettement l'image renversée peut aussi nous donner une idée du degré de myopie. En effet, cette image aérienne, pour être bien vue, doit être à la distance moyenne de la vision distincte : cette distance étant de 20 à 25 centimètres environ, pour un œil emmétrope et jouissant d'une bonne accommodation, en retranchant cette longueur de la quantité qui sépare l'œil observant de l'œil observé, le reste indiquera *approximativement* le degré de la myopie. Toutefois ce moyen ne donne pas de résultats très-précis attendu qu'il est subordonné à l'état d'accommodation du sujet; ce n'est que dans le cas où l'œil observé est atropinisé qu'il donne un peu plus d'exactitude.

Le fond de l'œil emmétrope normal présente à distance une coloration uniforme, rouge, blanchâtre ou rosée au niveau de la papille, mais les vaisseaux et les autres détails ne sont que peu ou très-peu visibles si l'observateur ne relâche pas complétement son accommodation.

Remarque. — De ce que le malade dit voir de près mieux qu'à une certaine distance les petits objets, il ne faut pas en conclure qu'il est myope; nous savons même que l'hypermétrope est souvent dans ce cas parce que l'image rétinienne grandit plus vite que les cercles de diffusion; il en est de même de l'emmétrope. Nous y reviendrons plus tard en détail à propos de la myopie et de l'hypermétropie.

B. Procédé de Donders. — L'examen ophthalmoscopique, qu'on ne doit jamais négliger, une fois pratiqué, on sait dans quel état se trouve le fond de l'œil et on en tire souvent des conclusions fort importantes, pour la prescription des lunettes, mais cela ne suffit pas. On mène alors le malade devant les échelles typographiques de Snellen, ou autre, suspendues verticalement contre un mur de couleur foncée et éclairées soit par la lumière du jour, soit par une lumière artificielle, placée latéralement et renvoyant ses rayons vers le tableau au moyen d'un réflecteur qui doit en même temps cacher la source lumineuse pour le sujet observé. La lumière artificielle est de beaucoup préférable, attendu qu'on peut la graduer à volonté et lui donner toujours une intensité égale, ce qui n'a pas lieu pour la lumière solaire qui est subordonnée à l'heure du jour et à l'état de l'atmosphère. Il convient donc d'avoir une *unité lumineuse* afin de pouvoir établir des rapports exacts entre plusieurs examens successifs. M. Javal, si connu par ses recherches photométriques, a réalisé ce desideratum et fait construire un bec de gaz dont la flamme conserve une intensité égale quelle que soit la pression, à cause d'un petit gazomètre fort simple et très-ingénieux qui règle d'une manière uniforme l'écoulement du gaz. Le robinet porte une aiguille qui se meut sur un arc de cercle gradué et permet de donner à volonté un éclairage variant depuis 1 bougie métrique jusqu'à 25 bougies.

Quelquefois on examine la réfraction des deux yeux à la fois, lorsqu'il n'y a aucune raison de soupçonner une différence; mais il vaut mieux déterminer l'état de chaque œil en particulier, et voir ensuite si la vision binoculaire est influencée par les verres appropriés à l'état de chaque œil, dans le cas où il y aurait une réfraction différente. Souvent même il convient de corriger exactement l'amétropie de chaque œil quoique la vision binoculaire en soit primitivement gênée, d'autres fois on peut l'éviter et prendre la moyenne si leur réfringence est de même signe, c'est-à-dire si les deux yeux sont myopes ou hypermétropes. Il en sera question à propos de l'anisométropie.

On a généralement l'habitude de commencer l'examen toujours par l'œil gauche ; en agissant ainsi il est plus facile de se rappeler le résultat de l'examen, surtout si on est dérangé avant de l'avoir écrit. On mettra alors devant l'œil droit soit la main droite du malade, légèrement repliée en coquille, de façon à ne pas appuyer sur le globe oculaire, ce qui pourrait troubler un peu la vue de ce côté et donner moins de précision à l'examen subséquent, soit un verre dépoli, ou une rondelle opaque de cuivre ou de carton, si on se sert des lunettes d'essai. Alors on dit au malade de lire à haute voix les lettres du tableau en commençant par les plus grosses et l'on note jusqu'à quel caractère la lecture peut se faire sans difficulté. A ce moment on met devant l'œil, à la distance ordinaire des lunettes, un verre faible n° 42 ou 48 ancien, soit $0^D,50$ ou $0^D,75$ métrique, concave ou convexe, et l'on observe si la vue est améliorée, si les lettres précédemment lues paraissent plus distinctement ou si la lecture peut avoir lieu pour des lettres plus petites. Le verre qui produit de l'amélioration étant connu, on essaye successivement tous les verres de la série en allant vers les numéros plus concaves ou plus convexes et l'on s'arrête au verre *convexe le plus fort* avec lequel le malade voit aussi distinctement, ou au verre *concave le plus faible*. Il faut à plusieurs reprises repasser devant l'œil des verres différents et voir si le malade accuse toujours l'amélioration par le même numéro. Avec les verres concaves, surtout si le sujet n'est pas atropinisé, on est exposé à prendre un numéro trop fort, car, en faisant jouer son accommodation, il peut surmonter facilement un certain degré de divergence, même sans en avoir conscience, et faire croire ainsi à une myopie plus forte que celle qui existe en réalité. On ne saurait donc trop insister pour recommander de présenter devant l'œil plusieurs fois le même verre ainsi que des verres différents, et de ne s'arrêter à un numéro que lorsqu'on sera convaincu qu'un autre plus faible n'est pas aussi bon.

Dans les forts degrés d'hypermétropie, surtout chez les enfants, et lorsque l'acuïté visuelle est diminuée, on voit fréquemment le malade avoir l'aspect d'une personne fortement myope, car il rapproche considérablement de ses yeux les petits objets, pour les voir distinctement (nous avons déjà dit pourquoi), mais une simple question viendra lever les doutes, et si on lui demande s'il voit bien de loin, il répondra par l'affirmative.

Nous avons vu comment, au moyen de l'ophthalmoscope, on pouvait reconnaître la myopie et en mesurer approximativement le degré. Mais ce moyen demande une certaine habitude et assez d'habileté ; de plus, le malade, surtout s'il est jeune, ne relâche pas complétement son accommodation et augmente encore les causes d'erreur.

Toutes ces difficultés disparaissent avec le procédé de Donders, et la détermination de l'amétropie peut être faite par la personne la moins versée dans la science ophthalmologique, et avec une précision pour ainsi dire rigoureuse.

Le sujet étant placé, comme précédemment, devant les échelles typographiques, et ayant l'œil droit caché accusera immédiatement une amélioration notable par l'emploi de verres concaves, même assez faibles. On augmentera progressivement la force de ces derniers tant que l'acuïté montera et on s'arrêtera au verre le plus faible qui produira la même acuïté, et qu'on aura soin de contrôler par plusieurs examens successifs et alternatifs. Le numéro de ce verre indiquera le degré de la myopie et la distance du punctum remotum : si c'est le 24 ancien, la myopie égale 1/24 et le point r est à 24″. Si c'est le 4ᴰ métrique, la myopie égale aussi 4ᴰ et le punctum remotum est à 1/4 de mètre, soit à 0ᵐ,25.

La détermination se fera de la même manière pour l'œil droit; puis, les deux verres correcteurs seront mis dans la lunette d'essai et l'on examinera la vision binoculaire qui sera souvent meilleure que celle de chaque œil en particulier.

Dans tout ce qui précède, nous avons supposé que le sujet savait lire ; s'il n'en était pas ainsi, au lieu de lettres, on se servirait de signes faciles à nommer, tels que des cercles, des carrés, des triangles, des signes de cartes à jouer, etc. Les échelles géométriques de Boettcher, les échelles internationales de Burchard ou de Snellen ou autres ont été construites dans ce but.

Après l'examen de l'état de réfraction des yeux, il sera très-utile de mesurer l'amplitude d'accommodation et pour cela nous renvoyons au chapitre spécial qui traite de ce sujet.

§ 2. — Examen de l'acuité visuelle centrale.

Les anciennes échelles typographiques de Snellen sont calculées de telle sorte que toutes les lettres donnent sur la rétine une image de même grandeur si on les place à la distance indiquée par leur numéro. Le CC doit être lu à 200 pieds; le L à 50 pieds; le XX à 20 pieds; si la vue est normale. Dans les échelles métriques, c'est la même chose, les distances étant comptées en mètres. D'après le dernier numéro lu par le malade et la distance à laquelle il en était placé, il nous sera très-facile d'énoncer son acuïté visuelle. Si l'on se sert des échelles de Snellen anciennes, et que le malade lise le n° XX à 20 pieds, sans que les verres concaves ou convexes procurent d'amélioration, il sera emmétrope et son acuïté sera représentée par $20/20 = 1$; s'il ne lit que le n° XXX, son acuïté sera $20/30$; s'il ne lit que le n° CC son acuïté sera $20/200$; si même le n° CC ne peut être lu qu'à 15 ou 10 pieds, l'acuïté sera $15/200$ ou $10/200$. Pour les échelles métriques, c'est le même principe, les distances étant comptées en mètres. Autrefois on désignait par S, initiale du mot allemand qui veut dire vue, l'acuïté visuelle; maintenant c'est par la lettre V (visus) qui a l'avantage de se rapporter à une langue universellement classique. Si D indique la distance à laquelle est lu le n° N, nous avons la formule $V = \frac{D}{N}$.

Une remarque très-importante, et qui paraîtra peut-être futile, c'est que l'acuïté visuelle *absolue* doit être mesurée avec les verres correcteurs exacts. Si l'on cherche à établir une comparaison entre l'acuïté visuelle avec différentes lunettes ou sans lunettes, on a alors une *acuïté relative* après laquelle il faut toujours ajouter les mots : *sans correction, avec tel ou tel verre, après ou sans atropine*, etc., etc.

13.

Si l'œil observé est emmétrope, on doit toujours trouver la même acuïté pour toutes les distances : si le n° C est lu à 100 pieds, le n° XX devra l'être à 20 pieds, le n° X à 10 pieds, etc., et toute interposition de verres faibles positifs ou négatifs rendra la vision moins bonne. Si l'acuïté est diminuée, que le sujet par exemple ne lise le n° XX qu'à 10 pieds, il ne lira le n° X qu'à 5 pieds, et ainsi de suite pour les autres distances, et tant que son accommodation lui permettra de voir de plus près. Même avec l'emploi de verres convexes qui remplacent l'accommodation nécessaire pour voir à des distances plus rapprochées, l'acuïté continuera de rester égale à 1/2.

Si le sujet est hypermétrope, il pourra arriver que sans lunettes il ne puisse lire le n° L qu'à 20 pieds ; mais si l'on fait passer devant son œil des verres convexes, d'abord faibles, puis de plus en plus forts, on verra l'acuïté monter jusqu'à un certain point au-delà duquel elle commencera à diminuer par l'emploi de verres plus forts.

Le dernier numéro lu avec le plus fort verre convexe donnera le degré de l'acuïté visuelle, le numéro du verre étant celui de l'hypermétropie. Cette acuïté se conservera égale pour des distances plus rapprochées et pour des caractères plus fins, avec les mêmes lunettes, si l'œil possède une bonne accommodation, ou avec des verres calculés d'après la distance, si l'œil est atropinisé ou l'accommodation insuffisante.

Après ces diverses épreuves et celles qui sont relatives à la recherche de l'astigmatisme dont il sera question dans un chapitre spécial, nous pourrons quelquefois nous en tenir là, mais le plus souvent nous devrons pousser plus loin nos investigations et examiner encore les questions suivantes, parfois fort importantes : 1° La vision périphérique. — 2° La sensibilité rétinienne en général. — 3° La perception des couleurs.

§ 3. — **Examen de la vision périphérique.** —
Champ visuel.

La vision centrale peut être très-bonne et malgré cela la vue fort défectueuse, c'est lorsque la vision périphérique est imparfaite ou très-réduite ; en un mot lorsque le *champ visuel* est peu étendu. On appelle champ visuel l'étendue extérieure de l'espace dont les divers points vont impressionner simultanément la rétine. Dans cette étendue il est un point particulier appelé *point de fixation*, vers lequel se dirige l'axe visuel et qui vient former son image sur la partie de la rétine qui jouit d'une exquise sensibilité, sur la *macula lutea* ou tache jaune. En même temps que ce point est vu plus distinctement, tous les points circonvoisins viennent impressionner la région de la rétine située autour de la macula et y forment aussi des images assez nettement perçues mais d'autant moins qu'elles tombent sur une région plus périphérique. Cette notion, quoique un peu imparfaite, des objets voisins du point de fixation, ou suffisamment éloignés, nous est d'un secours immense pour nous conduire et vaquer à nos occupations. Pour s'en faire une idée il suffit de mettre devant chaque œil un tube de carton long de quelques pouces et de voir ainsi la difficulté qu'on a pour se conduire.

Nous n'entrerons pas ici dans les longues discussions qui ont été soulevées à propos de cette vision périphérique, et nous nous contenterons de mesurer son étendue et de déterminer sa situation et sa forme. Les lignes de direction des objets extérieurs passant toutes par le point nodal postérieur situé comme on sait dans le cristallin près de sa face postérieure, il s'ensuit que la partie de la rétine impressionnée a la même forme que l'espace extérieur perçu ou, renversant la proposition, que la partie impressionnable de la rétine donne à l'espace extérieur perçu une forme identique et proportionnelle comme étendue. Nous pouvons ici négliger l'influence de l'iris dont la contraction excessive seule peut mettre obstacle à l'entrée des rayons trop périphériques ou modifier la forme de la surface rétinienne impressionnable. C'est une démonstration géométrique trop élémentaire pour que nous nous y arrêtions que celle qui donne la forme réduite d'un objet en menant vers un point commun des lignes droites venant de tous les points de l'objet et prolongées d'une quantité toujours proportionnelle à la distance qui sépare le point commun d'intersection du point de l'objet d'où l'on fait partir ces lignes. La papille étant ronde, s'il n'y avait aucun obstacle autour du globe oculaire et que la rétine fût sensible dans une région circulaire autour de la macula, le champ visuel serait aussi circulaire. Mais ce n'est qu'en dehors que l'œil est à découvert : en haut la proéminence du sourcil, en dedans et en bas celle du nez et de la joue sont autant d'obstacles à la régularité circulaire du champ visuel et se traduisent dans l'œil normal par un rétrécissement concentrique correspondant et proportionnel à ces éminences. Comme c'est l'image renversée qui se peint au fond de l'œil, il s'ensuit que la partie sensible de la rétine située en dedans de la macula doit être plus grande que celle qui est nécessaire en dehors, en haut ou en bas.

Pour la même raison, une affection de la rétine qui rendra cette membrane insensible en bas ou en dehors se traduira par une défectuosité du champ visuel en haut ou en dedans, et de même pour tous les autres points de la rétine. Une partie limitée et insensible de cette membrane se traduira dans le champ visuel par une lacune ou *scotome* de même forme, scotome d'autant plus étendu, on le conçoit, qu'il sera projeté sur un plan plus éloigné. La tache de

Mariotte, que tout le monde connaît, donna lieu à des expériences qui eurent jadis un grand retentissement, et n'est qu'un scotome physiologique.

Après ce long exposé, qui était cependant nécessaire pour la compréhension du sujet, voyons quelle est l'étendue du champ visuel normal et comment on peut la déterminer.

Lorsqu'il ne s'agit que d'une détermination approximative on se contente de placer le sujet le dos au jour, de se mettre devant lui à la distance de un ou deux pieds, de lui faire fermer un œil avec sa main et de l'engager à fixer la main de l'observateur placée sur la poitrine à peu près à la même hauteur que l'œil en observation. Si la vision centrale existe, cette main sera vue plus ou moins nettement suivant l'état de la vision. Alors l'observateur promène son autre main à diverses distances de la première et dans tous les sens en notant les points où elle est encore aperçue par le malade, qui regarde toujours la main restée fixe, et ceux où elle cesse de l'être. Cet examen, bien peu précis sans doute, suffit quelquefois pour avoir un renseignement immédiat, mais si l'on veut une exactitude plus rigoureuse, et surtout si l'on veut inscrire ce champ visuel pour le comparer à un autre pris à une époque différente, il faut alors employer divers instruments connus sous le nom de *périmètres* ou *campimètres*, et dont le nombre est presque aussi grand que celui des ophthalmoscopes.

Théoriquement il faudrait, pour prendre le champ visuel, que l'œil observé fût placé au centre d'une sphère, ou au moins d'une demi sphère, et qu'il fixât le milieu de la surface concave. Les points de chaque méridien où s'arrêterait la vue d'un objet brillant donneraient par leur réunion le contour ou la *carte* du champ visuel, carte que l'on pourrait ensuite *projeter* sur un plan.

Ce procédé peu pratique n'est pas employé, et l'on y supplée par un moyen commun à presque tous les périmètres et qui consiste à faire tourner autour du point de fixation comme centre un demi-méridien gradué en degrés et dont la rotation complète engendre une surface demi-sphérique. Une aiguille placée sur l'essieu et qui se meut sur un cadran divisé en espaces de 5 en 5 degrés indique à chaque instant la position du méridien mobile sur la surface intérieure duquel on promène un objet brillant que le malade doit voir en même temps que le point de fixation, et dont la distance à ce point est mesurée par la graduation tracée sur le méridien. Si l'on inscrit à mesure cette distance, on peut ensuite tracer la carte du champ visuel. La plupart de ces appareils compliqués et coûteux sont peu employés, car on n'a pas souvent besoin d'une si grande exactitude. Les *campimètres* ou surfaces planes sur lesquelles le malade projette son champ visuel, sont d'un usage plus général, et le plus simple en même temps que le meilleur, à notre avis, consiste en un tableau noir de 1^m30 de largeur vers le milieu duquel est peint un point blanc de trois centimètres de diamètre. Autour de ce point, comme centre, on a tracé des cercles concentriques éloignés de 5 en 5 degrés d'un point placé sur la perpendiculaire au plan du tableau élevé sur le point blanc et distant de 0^m30 de ce tableau. Ces cercles représentent donc les projections coniques sur un plan tangent au pôle d'une sphère, de 0^m30 de rayon, des parallèles menés de 5 en 5 degrés à partir du pôle, ou si l'on veut, l'intersection de ce plan avec les sphères concentriques menées aux extrémités des rayons partant d'un même point situé à 0^m30 du tableau, formant entre eux des angles de 5° et se prolongeant jusqu'à la rencontre du tableau. On a aussi tracé sur ce tableau les projections des méridiens menés de 15 en 15 degrés, ce qui donne le dessin dont la fig. 89 représente la plus grande partie, mais que nous avons dû tronquer sur les bords à cause du défaut d'espace.

Il sera du reste très-facile de suppléer par la pensée, et même en pratique, à ce qui manque. Le dessin est à l'échelle de 1/15 environ.

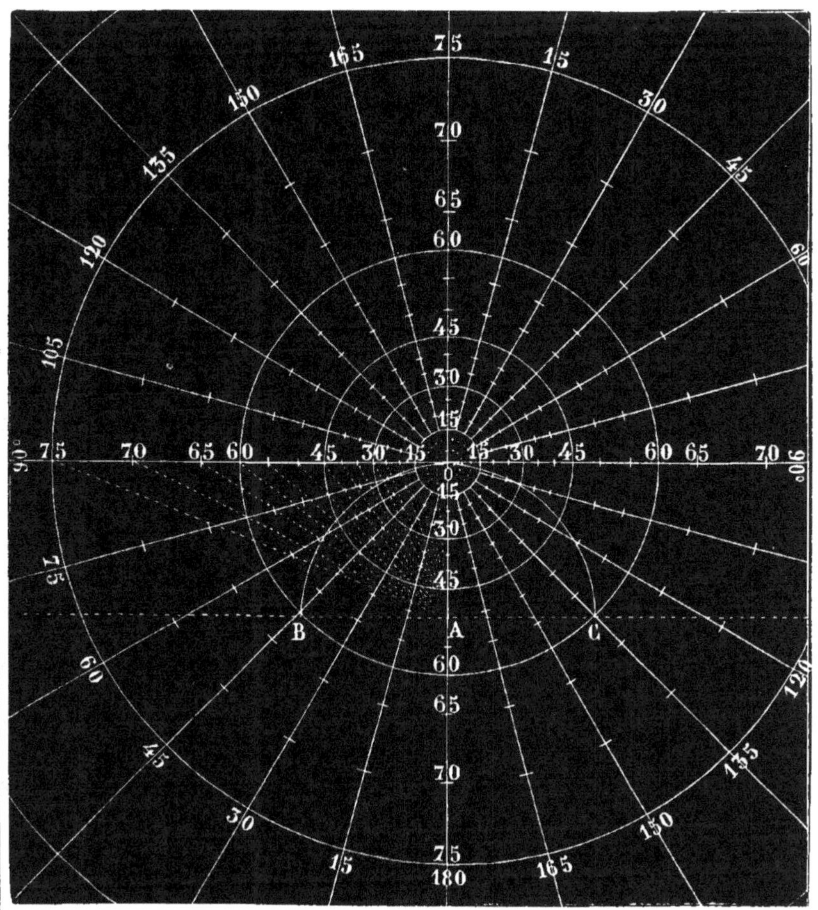

Fig. 89.

Pour construire le tableau campimétrique il faut un fond noir et des couleurs assez sombres pour le dessin, telles que le bleu foncé, le marron, le rouge, afin qu'elles n'attirent pas l'attention du malade. Le point de fixation O, qui est en même temps le centre des cercles concentriques, sera peint en blanc, aura 3 centim. de diamètre, et sera placé vers le milieu de la hauteur du tableau, mais un peu sur le côté parce que le champ visuel ne dépasse pas 75° du côté nasal tandis qu'en dehors il atteint presque 90°. Les limites supérieures et inférieures sont aussi d'environ 75° à l'état normal.

Pour exécuter le tracé indiqué, il suffit de décrire du point A comme centre, et avec un rayon de 0^m30, l'arc de cercle B O C que l'on divise avec un rapporteur en parties distantes de 5 en 5 degrés. On trace les rayons passant par les points de division et on les prolonge jusqu'à la ligne 90°-90° tangente à l'extrémité du rayon A O. Puis on trace les autres rayons partant du centre O, indiqués sur la figure, et formant entre eux des angles de 15°; on peut les prolonger jusqu'aux bords du tableau. Cela fait, du point O comme centre, on n'a qu'à tracer les cercles passant par les points d'intersection avec la tangente 90°-90° des rayons de l'arc B O C prolongés. On peut, comme cela est indiqué dans la figure, ne tracer en lignes pleines que les degrés 15, 30, 45, 60, 75, et les lignes intermédiaires en points séparés. De cette manière on voit plus facilement sur quel parallèle on se trouve, sans avoir besoin de regarder la graduation et en comptant tout simplement depuis le centre les cercles pleins et multipliant ce nombre par 15.

Dans l'exécution, il est clair que la partie ponctuée B O C sera faite avec de la craie et effacée dès que le tableau sera dessiné. Les dimensions dont nous pouvions disposer pour la figure ne nous ont pas permis de la dessiner en entier, mais il sera on ne peut plus facile de la compléter sur le tableau noir.

Pour prendre le champ visuel au moyen de ce tableau, on fera asseoir le malade le dos au jour en face du point blanc O qui devra se trouver au niveau de l'œil et à $0^m,30$

de distance. Si l'on prend le champ visuel de l'œil gauche, le droit sera couvert avec la main droite du malade et le regard immobile dirigé vers le point de fixation O. Le tableau sera disposé comme dans la figure de manière à avoir du côté externe le plus grand espace, puisque c'est de ce côté que la vue s'étend le plus. Si l'on examinait l'œil droit, il suffirait de retourner le tableau de haut en bas pour se trouver relativement à l'œil droit dans le même cas que précédemment. Pour obtenir plus de certitude dans les résultats, il convient de fixer le menton du malade sur un appui distant de 0^m,30 du tableau et dont la hauteur permette d'avoir l'œil de l'observé et le point de fixation sur la même ligne horizontale.

Tout étant ainsi disposé, l'observateur prend une boule blanche, en bois ou en liége fixée à l'extrémité d'un manche noir de 0^m,30 de longueur et la présente sur chaque méridien en commençant par le bord du tableau, avançant lentement vers le centre et faisant exécuter à la boule quelques petits mouvements d'oscillation. Dès que la boule sera aperçue par le malade on tracera avec la craie un point correspondant à cet endroit, et on continuera de la faire avancer pour voir s'il n'y a pas de lacunes et si la vision se conserve nette jusqu'au centre. Quand on aura procédé ainsi pour chaque méridien il sera bon de faire reposer le malade un petit instant et de renouveler l'examen alternativement en haut et en bas, à droite et à gauche. Il arrive parfois que le second examen ne coïncide pas avec le premier parce que le malade a changé de point de fixation. Alors, si la limite supérieure du champ visuel a monté, l'inférieure a monté aussi, le champ visuel n'est donc que déplacé et conserve la même étendue. Si le scotome (1) est central, le point de fixation ne sera pas vu et la boule n'apparaîtra qu'à

____

(1) On appelle ainsi les parties du champ visuel qui ne sont pas perçues par la rétine.

une certaine distance du point blanc. Sur les limites, si le malade est intelligent, il verra la boule disparaître peu à peu, et il n'en restera que la moitié ou le quart de visible. Il sera dès lors facile d'indiquer rigoureusement les limites du scotome.

Quand tous les points méridiens seront tracés, on les joindra par une ligne continue qui indiquera les limites, la forme et l'étendue du champ visuel. Si on veut en garder l'observation on n'aura qu'à en transcrire le tracé sur un dessin représentant une réduction du tableau, ou la figure ci-dessus complétée.

S'il s'agit de délimiter bien exactement un scotome central ou voisin du centre, afin d'étudier sa marche croissante ou décroissante, on fera bien de construire à une plus forte échelle la partie centrale de la figure sur la feuille d'observation, de manière à pouvoir noter d'une manière sensible des différences assez minimes qui peuvent exister entre deux examens successifs.

Dans certains cas il sera bon de prendre aussi le champ visuel dans la chambre noire et avec un éclairage artificiel dont on pourra à volonté varier l'intensité. On aura ainsi un terme de comparaison souvent fort important pour le pronostic.

Lorsque le sujet est très myope, la détermination du champ visuel offre parfois quelques difficultés et on est obligé de se servir d'une boule un peu plus grosse. La correction de la myopie par les verres appropriés n'aurait réellement d'utilité que pour les points peu éloignés du centre de fixation, car les rayons lumineux, venant d'une région plus excentrique, ou ne traversent pas le verre ou le traversent si obliquement qu'ils sont irrégulièrement réfractés et ne forment point d'image nette sur la rétine.

Tous ceux qui portent des lunettes pour voir de loin savent bien que, malgré la correction de leur amétropie, leur champ visuel corrigé est relativement restreint et ne s'étend pas au-delà d'une certaine distance du point de fixation. De cette manière ces personnes n'ont jamais un tableau panoramique distinct bien étendu et sont obligées de diriger le regard dans tous les sens pour en voir nettement les diverses parties.

§ 4. — De la sensibilité rétinienne en général.
De la perception et de la projection lumineuse.

Tout ce que nous venons de dire se rapporte à l'examen de l'acuïté visuelle, mais il est des cas nombreux où la vue n'existe plus, et où cependant il est fort important de constater et de mesurer la sensibilité de la rétine : c'est lorsqu'il existe une cataracte et que le malade vient nous demander de l'opérer. Si nous n'avons pas assisté au début de la maladie, et que nous n'ayons aucun renseignement, nous ne devrons pas opérer sans savoir d'avance si nous aurons des chances de rendre la vue au malade. En effet, la cataracte peut ne s'être produite qu'après la disparition de la vue par l'effet d'une autre maladie, d'un glaucôme, d'une atrophie du nerf optique, d'une choroïdite, d'un décollement de la rétine, etc., et comme les commémoratifs peuvent être très-insuffisants ou incertains, une opération exécutée dans ces conditions serait peu propre à établir la réputation du médecin. Comme le fond de l'œil est inaccessible à nos moyens directs d'exploration, il faut que nous constations l'état de la rétine et c'est par l'examen de la perception et de la projection lumineuse que nous y parviendrons.

Quelle que soit la cataracte, le malade devra toujours distinguer la lumière de l'obscurité et voir la clarté d'une bougie placée à deux ou trois pieds de distance dans la chambre noire. Pour faire cette détermination, on place le malade dans l'obscurité, on lui fait couvrir avec sa main l'œil sur lequel ne porte pas l'examen, puis on l'engage à fixer une bougie, une lampe ou un bec de gaz placé à quelques pieds. S'il dit apercevoir la clarté, on interpose la main entre l'œil et le foyer lumineux et le malade doit immédiatement dire qu'il ne voit plus rien; puis, ôtant la main, on attend sa nouvelle réponse. On répète à plusieurs reprises l'expérience jusqu'à ce qu'on soit parfaitement sûr qu'il distingue la clarté de l'obscurité. On peut encore explorer par le même moyen la sensibilité quantitative de la perception lumineuse; il suffira, pour cela, d'éloigner la bougie ou de baisser la lumière de la lampe ou du bec de gaz et de voir si le sujet reconnaît ces modifications.

Autrefois, on recherchait avec soin les *phosphènes* pour constater l'état de la rétine. Ce moyen est très-bon et doit être employé conjointement avec celui que nous venons d'indiquer, et surtout lorsque le premier donne un résultat négatif. Tout le monde sait qu'on désigne sous le nom de phosphènes, des lueurs qui apparaissent subitement lorsqu'une partie quelconque du globe oculaire est comprimée. Cette lueur affecte même la forme de l'objet comprimant, ou plutôt de la partie comprimée, et se montre dans une direction diamétralement opposée : si on comprime la partie médiane et supérieure du globe, le phosphène paraît vers la joue correspondante; si l'on comprime en bas, le phosphène paraît en haut; si la compression se fait en haut et en dehors, le phosphène se montre en bas et en dedans, etc.

Cette relation invariable entre la position des phosphènes et la partie comprimée, nous fournit un bon moyen de nous assurer du degré de certitude des réponses du malade et de pouvoir les contrôler.

Nous ne nous étendrons pas davantage sur les phosphènes, et nous renvoyons pour leur étude complète au livre de M. Serres (d'Uzès). Ajoutons qu'avec les seuls signes des phosphènes chez des sujets peu intelligents, il serait parfois imprudent de se décider à une opération, surtout si ces signes étaient tant soit peu douteux. Voilà pour la perception lumineuse.

La *projection lumineuse* est reconnue de la façon suivante : le malade continuant de fixer la première lumière, on place sur le même plan, et sans l'en avertir, une seconde bougie éloignée de quelques décimètres de la première, il devra alors dire qu'il voit deux clartés en même temps. La bougie sera successivement éloignée ou rapprochée de la première à droite et à gauche, portée en haut et en bas, et à chaque déplacement le malade devra, sans hésitation et en continuant toujours de fixer la première lumière, indiquer la position de la seconde. Si l'examen est satisfaisant, on peut en conclure que la sensibilité centrale et périphérique de la rétine est conservée et que l'opération sera faite dans de bonnes conditions; dans le cas contraire, on devra se guider sur l'ensemble des symptômes et des commémoratifs et agir en conséquence. Il est évident que dans cet examen on devra tenir grand compte de l'état objectif de l'œil, et si, par exemple, le cristallin était encore en partie transparent et que le malade accusât une grande diminution de la vue ou de la perception lumineuse, il faudrait, avant de se décider à opérer, s'enquérir s'il n'existe pas une autre affection concomitante.

§ 5. — De la chromatopsie, ou perception des couleurs. Du daltonisme, ou achromatopsie.

La *chromatopsie*, comme l'indique son étymologie, c'est la perception des couleurs en général. On a écrit déjà plusieurs volumes pour expliquer de quelle manière pouvait avoir lieu cette perception; on a inventé des théories plus ou moins ingénieuses, mais qui, jusqu'à présent, malgré les admirables découvertes de Yomg, de Dalton, d'Arago, de Tyndall, de Marc Schulze, de Helmholtz, etc., ont été de peu d'utilité pour la pratique. Quoiqu'on sache parfaitement, d'après les expériences d'interférence, les longueurs d'onde des diverses couleurs, il nous importera peu de savoir, par exemple, que la longueur d'onde d'un rayon rouge est de 620 millionièmes de millimètre, et que le nombre des oscillations d'un atome d'air sous l'influeuce de cette couleur s'élève à 498 000 000 d'après Frauenhofer, tandis que ce même atome d'air tourne en un millionième de seconde 1 655 342 000 000 fois sur lui-même, d'après M. Huart. Ce seul exemple suffit pour montrer que nous nous éloignerions trop de notre sujet si nous voulions aborder cette étude, qui est devenue aujourd'hui une science immense, et dont on ne peut pas faire de résumé. Si nos lecteurs désirent de plus amples renseignements à ce sujet, ils n'auront qu'à consulter la bibliographie que donne M. de Wecker dans son *Traité des maladies des yeux.*

Peu nous importe la manière dont se forme sur la rétine l'impression spéciale des diverses couleurs; sachons seulement qu'un œil normal perçoit distinctement non-seulement toutes les couleurs, mais encore une infinité de tons et de nuances. Sans doute il en est de même pour le sens de la vue que pour les autres; les dispositions naturelles sont variables selon les individus; la faculté se perfectionne par l'exercice et l'habitude, et c'est pour cela qu'on observe tant de différences individuelles. On rapporte que Rameau, le célèbre compositeur, aurait distingué jusqu'à la 12ᵉ et même la 17ᵉ harmonique dans la voix humaine; et le physicien Seebeck distinguait l'un de l'autre deux diapasons dont l'un donnait 1200 vibrations par seconde et l'autre 1201 ! La même différence se fait sentir pour la vue. Certaines personnes voient des couleurs ou des nuances que d'autres moins exercées ne soupçonnent pas, et de même que nous avons admis pour l'acuïté visuelle une quantité au-dessus de la normale, nous pouvons aussi admettre une chromatopsie plus que normale, mais très-arbitraire, et portant seulement sur la perception des tons ou des nuances. On a construit à ce sujet des *tables chromatiques* dont les plus célèbres sont celles de M. Chevreul, le savant directeur des Gobelins, et qui permettent d'apprécier le degré extrême de la perceptivité des couleurs.

Dans la pratique ophthalmologique on se borne à l'emploi d'une quinzaine de petits cartons présentant les principales couleurs franches, et que le malade doit nettement reconnaître s'il jouit d'une chromatopsie normale. Si on a quelques doutes sur certaines couleurs, on les montre à travers une petite ouverture faite à une feuille de papier blanc, et si alors la couleur n'est plus reconnue, c'est déjà un commencement d'*achromatopsie* qui se manifeste.

Cette maladie peut affecter telle couleur que l'on voudra, et pour chacune d'elles on a créé des noms nouveaux, la plupart du temps peu euphoniques, et que nous ne reproduirons pas ici. On a même réservé le mot d'achromatopsie (de α privatif, χρῶμα, couleur, ὄψις, vue) pour désigner la cécité de toutes les couleurs ; cependant, nous croyons que ce mot doit être conservé faute d'en trouver un autre qui rende plus exactement ce que l'on veut exprimer, et qui ait un caractère plus générique. Quelques auteurs ont préféré l'expression de *dyschromatopsie* (δύς, χρῶμα, ὄψις, difficulté de voir les couleurs), comme étant plus générale que la première, mais nous verrons que ce mot ne sera pas applicable à un certain nombre de cas, à l'absence de perception des couleurs, par exemple. Nous désignerons donc la maladie qui nous occupe par le mot achromatopsie, et il nous suffira d'y ajouter un qualificatif pour exprimer nettement notre pensée ; ainsi, on dira : achromatopsie pour le bleu, le rouge, le violet, etc., au lieu des expressions barbares de *akianoblepsie*, de *anérythroblepsie*, etc. Il peut arriver que certaines couleurs soient confondues avec quelques autres, et il en est presque toujours ainsi, puisque ces couleurs ne sont pas perçues; alors on pourrait être tenté d'employer le mot *chromatopseudopsie;* mais il serait inutile, car il rentrerait dans celui que nous avons adopté. Pour couper court à toutes ces discussions de mots et d'étymologies, Prévost a imaginé le nom de *daltonisme*, qui a l'avantage de ne rien indiquer, si ce n'est le souvenir de l'illustre Dalton, qui était affecté de cette maladie. C'est même l'expression la plus répandue et la plus généralement connue et employée.

Ainsi, on dira achromatopsie complète ou absolue, ou daltonisme absolu, lorsque le malade ne distinguera aucune couleur quoique cependant il puisse distinguer des *tons* et voir les objets comme en photographie. On dira achromatopsie partielle, ou pour telle ou telle couleur, lorsque cette couleur seulement ne sera pas perçue ou sera confondue avec une autre. De cette façon, on pourra parfaitement s'entendre sans être obligé de créer des mots nouveaux, qui ne sortent pas des livres, et qui sont beaucoup plus barbares que les maladies qu'ils servent à désigner.

Le daltonisme, qu'il soit total ou partiel, peut être congénital ou survenir à un âge plus ou moins avancé. Dans le premier cas, il sera beaucoup plus difficile à préciser parce que le sujet, n'ayant jamais vu certaines couleurs, n'en aura pas l'idée, tandis que celui qui sera devenu achromatopse à un certain âge en gardera encore le souvenir et verra parfaitement qu'il ne les retrouve nulle part.

L'étiologie du daltonisme est très-variable : s'il est congénital la vue des objets est toujours parfaitement conservée et l'acuïté visuelle est souvent tout à fait normale, ce qui exclut l'idée d'une altération pathologique de la rétine ou des autres parties de l'œil que l'autopsie, du reste, n'a jamais constatée; s'il est accidentel, il peut survenir à la suite de l'injection de certaines substances, pendant certaines maladies, soit générales, soit locales. Cela demande quelques explications. D'abord, nous devons signaler parmi ces substances, la *santonine*, qui fait souvent voir tous les objets colorés en jaune; puis, parmi les maladies générales, l'*ictère*, lorsqu'il survient subitement. Mais alors s'agit-il bien d'un véritable daltonisme? Nous ne le croyons pas et nous pensons que cette couleur jaune est tout simplement produite par la présence dans les milieux réfringents, et dans les membranes transparentes de l'œil, des matières colorantes du semen-contra et de la bile dont on a pu très-souvent démontrer l'existence dans ces milieux, et qui font alors le même effet que feraient des besicles jaunes.

Les maladies locales de la rétine ou du nerf optique sont celles qui donnent la véritable achromatopsie : telles sont les amblyopies toxiques, l'atrophie progressive des nerfs optiques, soit en rapport avec l'ataxie locomotrice, soit avec le glaucome. Souvent même ce symptôme est déjà très-manifeste, alors que les autres (diminution de l'acuïté, rétrécissement du champ visuel, etc.) sont à peine sensibles, mais il n'est pas constant et ne suit pas toujours la marche des autres.

Le daltonisme congénital est presque toujours héréditaire et beaucoup plus fréquent chez lhomme que chez la femme.

Le *diagnostic* se fera, comme nous l'avons déjà dit, en faisant reconnaître au malade une série de petits cartons colorés qu'on lui présentera successivement, puis deux par deux, et enfin à travers une petite ouverture pratiquée dans une feuille de papier blanc. Ce sera suffisant pour la pratique. Pour l'étude approfondie de la question, il faudrait, d'après M. Goubert (thèse de Paris, 1867), employer le spectroscope, dont les indications sont tout à fait précises à cause des *raies obscures* qui ont dans l'image une position fixe et parfaitement déterminée. L'examen devra également être fait à la lumière du jour et à la lumière artificielle, en tenant compte toutefois des modifications que ce dernier éclairage amène, pour l'œil normal, dans la perception de certaines couleurs. Enfin, l'achromatopsie congénitale existe constamment dans les deux yeux, tandis que le daltonisme symptomatique d'une lésion oculaire n'existe que du côté affecté.

Le *pronostic,* on le conçoit aisément, est beaucoup plus grave dans le dernier cas, car il est lié à celui de l'affection concomitante, contre laquelle sont souvent impuissantes les ressources de l'art, tandis que dans le premier cas, comme nous l'avons vu, la vue peut rester parfaitement bonne.

Le daltonisme congénital est complétement incurable; le daltonisme acquis ou symptomatique doit être traité de la même façon et par les mêmes moyens que la maladie dont il relève. Dans les cas d'intoxication alcoolique ou nicotique, nous l'avons vu céder souvent à la suppression des causes occasionnelles, c'est-à-dire de l'alcool et du tabac.

Enfin, au point de vue pratique, nous devons signaler l'importance que présente la connaissance de cette affection toutes les fois que les sujets sont exposés à reconnaître des signaux colorés, comme les marins et les employés des chemins de fer, ou à se servir de couleurs, comme les peintres, les teinturiers, etc.

CHAPITRE II

DES DIFFÉRENTES SORTES DE LUNETTES ET DE LEUR INFLUENCE SUR LA VISION

CONSIDÉRATIONS GÉNÉRALES.

Il serait difficile ou même impossible de renfermer dans un seul chapitre tout ce qui a trait aux lunettes. En agissant ainsi, on risquerait d'abord de n'être pas bien compris, puis on laisserait incomplètes une foule d'autres questions disséminées çà et là et qui ont avec ces instruments des rapports intimes et inséparables. Nous avons donc, dans le courant de cet ouvrage, souvent parlé de lunettes, et même parfois nous avons donné quelques détails assez étendus sur leur emploi. Pour compléter ce que nous avons dit à ce sujet, nous donnerons d'abord quelques considérations générales, puis, dans le chapitre suivant, nous nous étendrons davantage et nous indiquerons leur utilité et leurs applications dans chaque cas particulier d'amétropie.

On divise les lunettes en trois grandes classes : 1° lunettes *sans foyer*, ou *neutres;* 2° lunettes *à foyer* ou *lenticulaires* sphériques, ou cylindriques; 3° lunettes *prismatiques* avec ou sans foyer.

§ 1. — **Des lunettes neutres ou conserves.**

Ces lunettes sont destinées à préserver l'œil du contact des corps étrangers ou à le garantir d'une trop forte lumière. Elles portent encore le nom de *conserves*, mais nous ne nous occuperons que de celles qui ont un but optique ou un rapport direct avec une maladie oculaire, car les autres, qu'elles soient en toile métallique pour garantir les yeux des piqueurs de meules, ou en cristal de roche pour protéger les disciples de saint Hubert contre les plombs de chasse égarés! (Galezowski), ne sauraient avoir d'intérêt scientifique.

Les conserves sont *teintées* soit de bleu, soit de vert ou de noir. Chaque couleur a ses partisans et ses ennemis, et tandis que les uns exaltent les propriétés *thérapeutiques* du bleu (Boehm), d'autres lui préfèrent le vert ou le noir. Il serait donc fort difficile de se prononcer sur les couleurs, d'autant plus, croyons-nous, qu'on les a rarement essayées comparativement sur le même sujet. Ce qui est certain, c'est que toutes soulagent, et peut-être leur valeur dépend du genre d'affection et de l'état de l'œil malade. Quant à nous, nous préférons les verres dits teinte *fumée* ou *neutre*. Sous leur influence, les objets ne sont point colorés d'une façon artificielle; ils semblent recouverts d'une ombre légère, et l'œil éprouve un bien-être et un soulagement considérables. Quelle que soit la couleur employée, on a toujours un certain nombre de teintes dont les plus claires sont destinées à diminuer légèrement l'éclat lumineux ou à remplacer les teintes plus foncées employées primitivement, afin que la transition résultant de leur suppression soit moins sensible. Les couleurs foncées ne doivent pas être employées sans une absolue nécessité, car elles absorbent beaucoup de chaleur et rendent les yeux très-sensibles à la lumière quand on en suspend l'emploi. Dans tous les cas, on ne doit les employer qu'au dehors, pour le grand jour ou pour une lumière artificielle très-intense.

Les conserves ont une forme variable : elles sont tantôt rondes, tantôt ovales ; tantôt planes, tantôt bombées (verres *coquilles*). Les verres plans conviennent pour les teintes légères, car ils ne protégent guère que dans la vision centrale ; il vaut mieux les prendre un peu larges que trop étroits. Les verres bombés conviennent pour les couleurs plus foncées et lorsqu'il s'agit d'empêcher la lumière de pénétrer périphériquement autour des lunettes ; mais leur fabrication en grand les rend généralement défectueux, en ce sens qu'ils présentent presque tous un *foyer*, et, pour les avoir bons, il faut qu'ils soient taillés et parfaitement *périscopiques ;* ils sont alors d'un certain prix. Lorsque le malade pourra s'en procurer, ils seront de beaucoup préférables aux autres et *très-doux*.

Il est encore un genre de lunettes que nous ne pouvons placer dans aucune des trois classes que nous avons énumérées en commençant et qui s'emploient tantôt avec les verres neutres ou sans verres, tantôt avec les verres lenticulaires ou cylindriques : on les appelle *sténopéiques* (στενός, étroit, et ὀπή, fente). Ces appareils consistent tout simplement en une fente étroite ou en un petit orifice, percé soit dans une plaque de verre dépoli ou noirci, soit dans une plaque métallique, soit enfin dans une couche de vernis noir dont on aura recouvert les faces d'un verre à foyer. Dans ce dernier cas, on comprend qu'il n'y aura d'utilisé dans la lentille que la partie qu'on aura dépouillée de la couche de vernis.

Ces appareils si simples rendent parfois de grands services, dans les cas, par exemple, de taies de la cornée, de myopie très-forte ou de déformation d'une partie de la cornée ou de l'iris à la suite d'opérations ou de maladies. Ils ont pour objet essentiel de ne laisser arriver sur la rétine que les rayons lumineux régulièrement réfractés, qui seuls donnent des images nettes, et, par suite, leur forme est subordonnée à l'état de la cornée ou de la pupille.

Pour déterminer quel genre d'ouverture est le plus favorable pour la vue, on place dans la lunette d'essai un diaphragme muni d'une fente que l'on engage le malade à faire tourner jusqu'à ce que la vue soit sensiblement améliorée, ce que l'on constatera facilement avec les échelles typographiques. Si la fente ne produit aucun effet avantageux, on fera passer successivement devant la pupille d'autres diaphragmes munis d'une ouverture circulaire ou ovale de diamètre variable, et l'on verra si par ce moyen on réussit à faire monter l'acuïté visuelle. Que l'amélioration soit produite par la fente ou par l'ouverture circulaire ou ovale, on laissera dans la monture le diaphragme dans la position qui a été reconnue la plus favorable, et l'on mettra au-devant des verres convexes ou concaves comme pour un essai d'amétropie ordinaire. Si aucun verre n'améliore la vision procurée par la fente ou par le trou, on se contentera de coller sur un verre plan un morceau de taffetas ou de papier noir dans lequel on aura découpé un orifice de même forme et de même direction que celui du diaphragme employé. On pourrait aussi, pour le même usage, remplacer le taffetas ou le papier noir par une couche de vernis de même couleur.

Le principe des lunettes sténopéiques est bien simple et consiste, comme nous l'avons déjà dit, à ne laisser arriver dans l'œil que les rayons lumineux qui traversent des parties transparentes et régulièrement réfringentes, et à en éliminer tous ceux qui seraient diffusés par des surfaces irrégulières ou demi-transparentes, ou des milieux pourvus d'opacité. Ces derniers, en effet, produiraient autour de la macula, où se forme l'image distincte, une clarté plus ou moins uniforme qui nuirait à la netteté de cette image.

Dans les cas de myopie très-forte, les verres correcteurs ont l'inconvénient de faire paraître les objets beaucoup plus petits, et pour peu que l'acuïté visuelle ait diminué, la vision de loin est très-imparfaite. La pupille largement dilatée laisse se former sur la rétine de larges cercles de diffusion résultant d'une accommodation imparfaite. Dans ces conditions, l'appareil sténopéique remplace le rétrécissement de la pupille et peut jusqu'à un certain point remplacer un médiocre degré de divergence des verres concaves, tout en offrant l'avantage de faire voir les objets plus gros et par suite plus distinctement. Tout le monde sait que quel que soit l'état réfringent de l'œil, si l'on regarde à travers une très-petite ouverture on pourra voir distinctement, même en deçà du punctum proximum, et au delà du punctum remotum si l'œil est myope, par suite de la diminution des cercles de diffusion.

Nous avons vu dans une autre partie de cet ouvrage que l'emploi du trou *sténopéique* était indispensable pour déterminer l'acuïté visuelle de la plupart des individus atropinisés, et qu'on ne devait jamais cesser d'y avoir recours si l'on voulait une détermination exacte.

L'inconvénient de ces appareils, c'est de restreindre considérablement le champ de la vision et de produire une grande déperdition de lumière, déperdition d'autant plus grande que la fente est plus étroite et plus éloignée de l'œil; d'où le précepte de l'en rapprocher le plus possible. Le principe des appareils sténopéiques n'est point applicable aux lunettes destinées à servir journellement dans les rues, vu qu'il limite trop le champ de la vision ; mais, en revanche, de telles lunettes rendent de grands services pour la lecture. Nous verrons plus tard, à propos de l'astigmatisme, comment on emploie la fente sténopéique pour la détermination et la mesure de cette anomalie de la réfraction.

§ 2. — Des lunettes lenticulaires, sphériques, cylindriques ou sphéro-cylindriques. — Phakomètres.

Toutes les lentilles sphériques convexes ou concaves pourraient être employées pour les lunettes, mais les verres plan-convexes et plan-concaves ont été exclus, et il ne reste plus que les biconvexes, les biconcaves et les ménisques convergents et divergents. Cependant, si l'on remplace la face plane du plan-convexe ou du plan-concave par une face cylindrique ; on a le verre *sphéro-cylindrique*, et si l'on remplace la face sphérique par une face cylindrique, on a le verre cylindrique simple ou *plan-cylindrique ;* et enfin si les deux faces sont cylindriques, on a le verre bicylindrique. Ces trois derniers verres sont aujourd'hui très-employés.

Les lunettes agissent sur les rayons qui viennent tomber sur l'œil de deux façons : 1° en les faisant converger ; 2° en les faisant diverger. Il y a donc deux sortes de lunettes : *a. convergentes ; b. divergentes ;* agissant les unes et les autres sur les limites de la vision distincte qu'elles déplacent.

a. Lunettes convergentes ou convexes. — Occupons-nous d'abord des verres sphériques. Nous savons que les lentilles terminées par deux faces convexes d'égal rayon jouissent de la propriété de faire converger vers le centre de courbure les rayons qui tombent parallèlement à l'axe. Quelle que soit la direction des rayons incidents, ces lentilles leur feront toujours subir une déviation égale relativement à leur direction primitive et quelle que soit la face qui reçoive ces rayons. Ce sont donc les lunettes les plus simples ou lunettes biconvexes. Si l'une des faces de la lentille est convexe et l'autre concave, mais d'un rayon de courbure plus grand, la lentille sera encore convergente ; ce sera un *ménisque convergent* ou un verre *périscopique* (de περί σκο-πεῖν, regarder autour). Ces verres, qui sont assez employés, ont l'avantage, comme l'a démontré Wollaston, d'altérer moins les images quand l'observateur regarde oblique-ment en faisant un certain angle avec l'axe des lunettes. Toutefois, pour les verres faibles, cet inconvénient est bien peu prononcé, et, pour les verres forts, le poids plus consi-dérable des périscopiques les fait rejeter. Ce n'est donc que pour les numéros moyens que convient leur emploi. Ils sont du reste un peu plus chers que les autres.

On fait encore des verres convergents à *double foyer,* c'est-à-dire que la moitié supérieure et la moitié inférieure ont une distance focale différente. C'est aussi un ménisque dont la face convexe appartient à deux sphères de rayons différents. La partie supérieure du verre doit servir pour la vision de loin et la moitié inférieure pour la vision de près (fig. 90). On peut même avoir à la fois un verre concave en

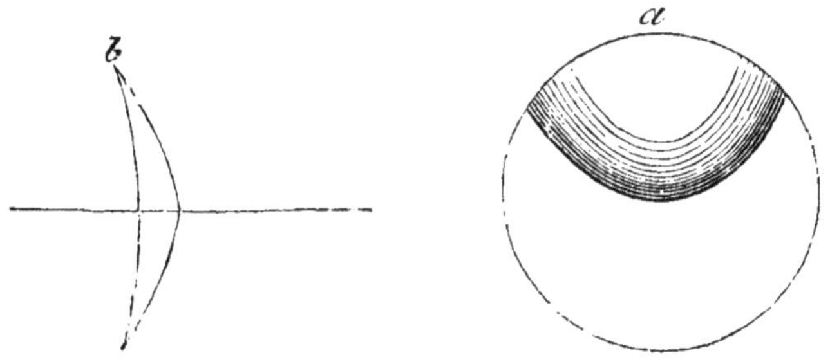

Fig. 90.

haut et convexe en bas, convenable dans les cas de myopie faible avec presbyopie. On sait que Franklin, qui avait une myopie 1/20 et un faible pouvoir d'accommodation, s'était fait construire des lunettes composées de deux moitiés de verres : la supérieure concave, à travers laquelle il regardait au loin pour corriger sa myopie, et l'inférieure convexe, qui lui servait pour lire ou écrire. Ces verres ainsi disposés portent le nom de *verres Franklin* et peuvent être remplacés par les verres à double foyer. Ajoutons, pour être complet, qu'on peut obtenir un verre convergent, ayant le même effet qu'un verre sphérique, en superposant deux cylindriques avec les axes croisés et dont le foyer est égal à celui du verre sphérique, ou, ce qui revient au même, en taillant les deux faces du verre de façon à obtenir la même combinaison que ci-dessus. Ces verres portent le nom de *verres à la Chamblant*. Nous y reviendrons à propos des cylindres.

b. Lunettes divergentes ou concaves. — Les lunettes divergentes sont faites de la même façon que les précédentes, en substituant aux verres ou aux surfaces convexes des verres et des surfaces concaves. Ce serait, croyons-nous, faire des répétitions inutiles que de les décrire.

Manière de distinguer un verre convexe d'un verre concave et d'en mesurer le foyer. — Il est une question trop puérile sans doute pour qu'on en parle dans les livres et que nous ne croyons pas cependant hors de propos ici : Comment distinguer un verre convexe d'un verre concave? ou bien, celui-ci étant connu, comment mesurer son numéro ou sa distance focale? La première question est bien facile à résoudre si le verre a un foyer assez court, car il suffira de le toucher : s'il est plus épais au centre qu'aux bords, c'est un verre convexe; s'il est plus épais aux bords qu'au centre, c'est un verre concave. Mais si sa distance focale est très-grande, ou qu'on veuille le reconnaître en le regardant, le commençant pourra être embarrassé s'il ne sait pas s'y prendre. Voici le moyen : on tient le verre verticalement à quelques pouces de distance, et l'on regarde au travers un objet éloigné; puis, faisant exécuter à ce verre des mouvements parallactiques, c'est-à-dire de droite à gauche, de gauche à droite, de haut en bas, de bas en haut, ou dans toute autre direction, toujours parallèlement au plan du verre, on voit dans quel sens se déplace l'image de l'objet éloigné. Si c'est un verre *convexe*, l'image fuit en *sens inverse* du verre (1) ; si c'est un verre *concave*, elle se déplace *dans le même sens*. De plus, si c'est un verre convexe, l'image est moins nette et agrandie, à moins que son foyer ne tombe en avant de l'œil observateur, cas dans lequel cette image est *réelle*, *plus petite* que l'objet et *renversée;* si c'est un verre *concave*, l'image est toujours *distincte, droite* et *plus petite* que l'objet, d'autant plus petite que sa distance focale est plus courte. Avec un peu d'habitude, on peut apprécier approximativement le numéro d'un verre rien qu'avec ce seul examen, et dire si tel verre est plus fort ou plus faible que tel autre, quoique la différence soit très-petite. Pour mesurer la distance focale d'un verre convexe, il suffirait, on le sait, de recevoir sur un écran l'image nette qu'il donnerait d'un objet éloigné, et de mesurer la distance de cette image à la lentille. Ce procédé, très-bon pour les foyers courts, est peu pratique pour les verres faibles, et l'on n'y aura recours que si l'on n'a pas sous la main une boîte de verres d'essai ou *juges*. Par ce procédé, du reste, on ne pourrait pas mesurer le foyer d'un verre concave qui ne donne que des images virtuelles. Si l'on a une boîte de juges, après avoir reconnu si le verre est positif ou négatif on lui superpose un verre de nom contraire, puis on exécute les mouvements parallactiques. Si l'image se meut dans le même sens qu'auparavant, on change le juge pour un autre plus fort, et l'on recommence

____

(1) Si l'œil est placé de façon à ce que l'image de l'objet soit entre cet œil et la lentille, avec des verres à court foyer, par exemple, celle-là suivra le mouvement du verre convexe et se déplacera dans le même sens que ce dernier comme pour les verres concaves, mais l'image sera *renversée*, tandis qu'elle est toujours *droite* avec les verres concaves.

ainsi jusqu'à ce que l'image reste immobile malgré les mouvements de la lentille. Alors le verre sera complétement neutralisé, formera avec le juge un verre à faces parallèles, et le numéro de ce dernier indiquera la distance focale du premier, qui sera, bien entendu, de nom contraire. Si l'on employait un juge plus fort que le verre à examiner, l'image se déplacerait en sens inverse de celle de ce verre, et il faudrait alors revenir à un numéro plus faible, jusqu'à obtenir la neutralisation, qui souvent ne sera pas complète, parce qu'il est rare que les verres livrés au commerce aient exactement la distance focale qu'indique leur numéro. Dans ce cas, on s'arrêterait au numéro qui neutraliserait le plus, et s'il était plus fort que l'autre verre, on dirait que celui-ci est *fort;* s'il était plus faible, on dirait que celui-ci est *faible.* Exemple : si nous avons un verre convexe n° 8 3/4 ancien, qui n'existe pas dans les boîtes, et que nous lui superposions un concave n° 8, la neutralisation n'aura pas lieu aussi bien qu'avec un n° 9 qui sera plus faible. Le n° 8 3/4 se rapproche donc plus de 9 que de 8, et nous dirons que c'est un n° 9 *fort.* Cela se comprend facilement, car la force d'un verre est inversement proportionnelle à sa longueur focale. Ce procédé est plus long à décrire qu'à exécuter. Il exige de plus que la boîte de juges soit exacte.

Si l'on veut avoir une mensuration tout à fait rigoureuse, on emploie divers instruments appelés *phakomètres.*

Phakomètres. — Le plus connu de ces instruments est celui de Snellen, mais son volume considérable, la complication de son mécanisme, son prix élevé, le rendent très-peu pratique, et, de plus, il ne peut servir que pour mesurer les verres convexes.

Tout à fait dans ces derniers temps, M. le Dr Badal a fait construire par M. Roulot, l'habile opticien bien connu des ophthalmologistes, le phakomètre que représente la figure (fig. 91) et dont le mécanisme extrêmement simple, le volume si réduit, la précision remarquable des résultats qu'il donne, le prix peu élevé, sont autant de titres pour en recommander l'emploi.

Cet instrument permet de déterminer en quelques secondes, et d'une façon rigoureusement mathématique, la distance focale d'une lentille quelconque et sa valeur en pouces et en dioptries, et cela quel que soit l'état de réfraction de l'œil de l'observateur.

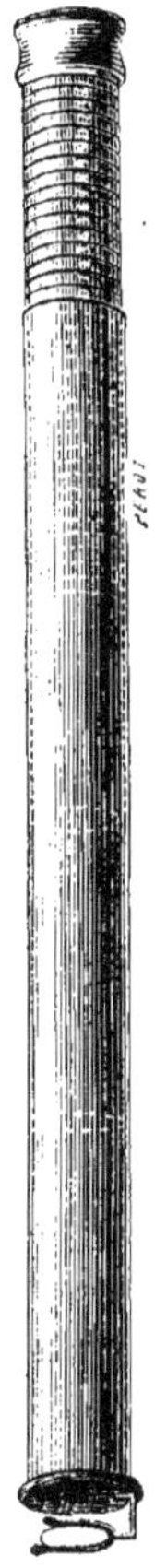

Il se compose : d'un premier tube en cuivre de 30 centimètres de longueur, fermé à son extrémité postérieure par un diaphragme de 2 centimètres d'ouverture environ contre lequel s'applique le verre à mesurer. Un presse-objet tendu par un ressort à boudin maintient le verre en place.

Dans le premier tube se trouve une lentille biconvexe de 10 centimètres de longueur focale et distante du presse-objet d'une quantité égale. Cette lentille est mobile autour d'une articulation extérieure de telle façon qu'on peut à volonté la laisser en place dans le tube ou la placer à l'extérieur; elle cesse alors de jouer aucun rôle.

Un second tube noirci à l'intérieur, glisse à frottement dans le premier et porte à son extrémité postérieure, celle qui regarde la lentille, une plaque de verre dépoli formant écran. Sur la longueur du tube se trouve tracée une triple graduation indiquant en centimètres et en pouces les longueurs focales des lentilles ainsi que leur puissance réfringente en dioptries.

Fig. 91.

Les traits correspondant aux dioptries sont séparés les

uns des autres par un intervalle qui est égal à la puissance carrée de la distance focale de la lentille que renferme l'instrument. Par exemple, si cette lentille a $0^m,10$ de foyer, l'intervalle en question est égal à $(0^m,10)^2 = 0^m01$. Des subdivisions correspondent aux 1/2 dioptries et 1/4 de dioptrie.

Étant donné un verre dont on veut connaître le numéro, on procédera à cette recherche de la façon suivante :

Le verre étant maintenu en place contre l'extrémité postérieure de l'instrument, l'observateur dirigera le phakomètre vers un objet éloigné (tuyau de cheminée, fenêtre, arbre, etc.), et, faisant glisser le second tube dans le premier en avant ou en arrière, suivant que l'image reçue par l'écran paraît plus nette dans un sens que dans l'autre cherchera la *mise au point* la plus exacte possible absolument comme s'il s'agissait d'un appareil photographique. A ce moment le numéro du verre examiné est donné par le chiffre de la graduation qui correspond à l'extrémité antérieure du premier tube.

L'observateur n'a pas à se préoccuper de la distance qui sépare son œil de l'extrémité antérieure de l'instrument, il doit se placer au point où il voit le mieux suivant qu'il est myope, hypermétrope ou presbyte. Il peut même garder ses lunettes, ou son binocle s'il a l'habitude de porter des verres pour la vision de près.

Remarque. La lentille mobile de l'instrument doit être laissée en place dans le tube pour tous les verres négatifs à essayer, quels qu'ils soient, et pour tous les verres positifs de distance focale supérieure à la sienne. Elle doit au contraire être mise de côté pour tous les verres positifs de distance focale inférieure à la sienne.

Si l'instrument a été construit avec une lentille de 10 dioptries, il s'ensuit que les seuls verres pour lesquels on ait à supprimer l'action de celle-ci, sont ceux qui vont de $+10$ à $+20$ dioptries. Ainsi construit, l'instrument ne pourrait pas servir à mesurer les verres négatifs dont la puissance réfringente serait supérieure à 10 dioptries, mais un simple artifice suffit : pour cela on place contre le verre concave à mesurer une lentille biconvexe de 10 dioptries et les deux verres sont fixés ainsi sous le presse-objet. Il est évident qu'il suffira d'ajouter 10 dioptries au chiffre de la graduation pour avoir la puissance réfringente du verre examiné. Dans ce cas, il est vrai, il y a une petite erreur à cause de l'épaisseur de la lentille ajoutée, et la distance focale trouvée varie un peu suivant qu'on place la lentille positive au-dessus et au-dessous du verre concave, mais cette erreur est insignifiante.

Si on opère la nuit ou dans l'obscurité, et qu'on n'ait pas d'objets lointains comme point de fixation, il est tout aussi facile que dans le premier cas de se servir de l'instrument. Il y a pour cela deux moyens : le premier consiste à recevoir sur l'écran l'image d'une bougie placée exactement à 1 mètre de distance du verre à examiner. Les rayons lumineux ont alors une divergence égale à 1 dioptrie, et il suffit d'ajouter cette quantité au chiffre obtenu s'il s'agit d'un verre convexe, et de l'en retrancher si c'est un verre concave.

Le second moyen consiste tout simplement à se placer près d'une bougie distante de quelques mètres d'une glace vers laquelle on dirigera l'instrument de manière à recevoir sur l'écran l'image réfléchie de la bougie. Dans ce cas la distance de l'objet fixé pourra être considérée comme double, et si le verre a un foyer moyen ou court, le résultat sera le même qu'avec des rayons parallèles.

Si on se sert du phakomètre de Snellen, on ne peut mesurer que les verres positifs; pour avoir les verres négatifs correspondants, on les *marie* avec les premiers, et, lorsque la neutralisation est obtenue, on a ainsi un numéro égal mais de signe contraire.

Tous ces petits détails sont d'une grande importance, car en fait d'optique, le médecin, et surtout l'oculiste, doit en savoir au moins autant que l'opticien. Dans les boîtes d'essai on trouve souvent un instrument qu'on appelle *pince de tourmaline* et qui sert à reconnaître si un verre de lunette est en *verre* ou en *cristal de roche*, et si ce dernier a été taillé *dans l'axe* du cristal ou plus ou moins obliquement, ce qui en diminue la valeur. Si l'on interpose entre les deux plaques de tourmaline un verre quelconque de flint de crown, ou de toute autre matière fondue, et qu'on regarde par transparence, on ne voit rien; si, au contraire, c'est une lame de *cristal de roche*, on aperçoit au milieu du verre une croix irisée, ou un petit spectre, plus ou moins circulaire, et dont la forme indique si le verre a été taillé *dans l'axe* ou non.

Verres cylindriques et sphéro-cylindriques. — Les verres cylindriques ont, comme l'indique leur nom, leurs faces taillées comme un cylindre. De même que la lentille sphérique bi-convexe est produite par l'intersection de deux

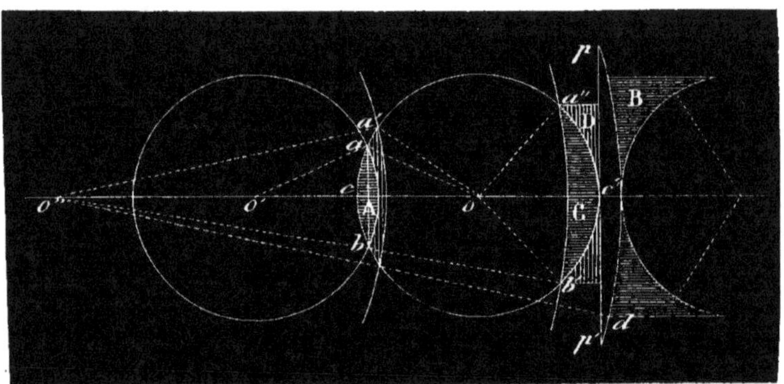

Fig. 92.

sphères, de même aussi le verre bicylindrique est produit par l'intersection de deux cylindres *o a*, *o' a* (fig. 92) dont les axes sont parallèles. Si ce verre est divisé en deux par le plan mené au point d'intersection des deux surfaces, nous avons deux verres plano-cylindriques dont chacun a la moitié de la force convergente du verre *bicylindrique* entier. Si les deux cylindres sont d'un rayon différent comme $o\,a'$, $o''\,a'$, les surfaces cylindriques auront chacune un pouvoir réfringent ou convergent proportionnel. Mais si les deux cylindres d'un rayon différent sont l'un dans l'autre de façon à ce que la surface $a''\,c'\,b'$ du petit cylindre $o\,a''$ dépasse la surface du grand cylindre $o''\,b'$, ces deux surfaces limiteront le ménisque cylindrique C indiqué par les traits horizontaux, qui sera convergent, puisque la surface convexe appartient à un cylindre de plus petit diamètre que la surface concave; ce sera donc un cylindre *périscopique*. La figure ci-dessus représente une coupe perpendiculaire à l'axe des cylindres et offre toutes les variétés de lentilles cylindriques convergentes ou divergentes. La lentille D, représentée par les traits verticaux et limitée d'un côté par la surface concave $a''\,c'\,b'$, et de l'autre par le plan $p\,p'$ est cylindrique *plan-concave;* si, au lieu du plan $p\,p'$, nous avions la surface convexe du grand cylindre $o''\,d$, d'un rayon plus grand que $o\,a''$, l'espace compris entre ces deux surfaces serait un ménisque cylindrique concave ou divergent.

Il résulte de la construction même des verres cylindriques que les rayons lumineux parallèles, tombant suivant un plan perpendiculaire à l'axe du cylindre, rencontreront une surface sphérique, seront réfractés comme par la face d'une lentille sphérique de même rayon, et iront converger sur un plan parallèle à l'axe du cylindre. Ici le foyer ne sera donc plus un point mais bien une ligne qui sera parallèle à l'axe du cylindre lui-même. Les rayons lumineux parallèles qui tomberont sur le cylindre, suivant le plan de l'axe ou parallèlement à ce plan, rencontreront au contraire deux surfaces parallèles et ne seront pas réfractés. On voit donc déjà l'action particulière de semblables verres : celle de ne réfracter les rayons incidents que dans un plan non parallèle de l'axe. La réfraction ou plutôt la déviation sera au maximum dans le plan perpendiculaire à l'axe et diminuera de plus en plus à mesure que ce plan deviendra plus oblique, pour devenir nulle lorsque les rayons tomberont parallèlement à l'axe, ou plutôt suivant le plan de l'axe. En effet, la section du verre cylindrique perpendiculaire à l'axe est une portion de cercle ou de circonférence de même rayon que le cylindre, tandis que toutes les sections obliques seront des portions d'ellipses à axes d'autant plus grands, ou à courbure d'autant plus faible, que ces sections se rapprocheront davantage de l'axe du cylindre, cas auquel l'axe de l'ellipse sera infini et la déviation nulle.

Les cylindres dont nous venons de parler sont convergents ou positifs. Si nous voulons obtenir les cylindres divergents ou négatifs, il suffira de placer les cylindres tangentiellement, ou à une certaine distance l'un de l'autre, et toujours avec les axes parallèles. L'espace compris entre les deux cylindres sera ce qu'on appelle un cylindre *biconcave*. Si le cylindre est tangent ou parallèle à un plan, l'espace qui les sépare forme un *plan-cylindrique concave ;* enfin si deux cylindres d'inégal rayon sont l'un dans l'autre de manière à ce que la surface externe du petit soit en contact avec la surface interne du grand, ou à une certaine distance, l'espace compris entre ces deux surfaces nous donnera un ménisque cylindrique divergent.

Si nous avons parlé de tous ces cylindres ce n'est que pour montrer leur analogie avec les verres sphériques; dans la pratique on n'emploie que les plan-cylindriques convexes et concaves ou les sphéro-cylindriques; cependant il y aurait souvent avantage, au point de vue de l'économie, d'employer les verres bicylindriques que l'on pourrait fabriquer en grand à meilleur compte que les sphéro-cylindriques, et qui donneraient les mêmes résultats. Il est inutile d'ajouter que les verres cylindriques concaves ou divergents n'agissent que sur les rayons qui les traversent dans un plan non-parallèle à l'axe et d'une façon opposée aux cylindres convergents. Les verres sphéro-cylindriques peuvent avoir les deux faces positives ou négatives ou bien l'une positive et l'autre négative. Nous verrons à propos de l'astigmatisme quelles sont les règles qui président à ces combinaisons.

Étant donné un verre cylindrique, il est toujours nécessaire que le médecin puisse constater par lui-même s'il a été bien taillé et bien monté. Si le cylindre est simple ou plan-cylindrique il suffira de voir si le même numéro de signe contraire, et avec l'axe parallèle, neutralise le premier et en fait un verre à faces parallèles; on constatera facilement qu'il en est ainsi par les mouvements *parallactiques* et surtout de *rotation* dans le même sens. En effet, si l'on fait tourner ainsi un cylindre, l'image des objets extérieurs se déformera dans un sens ou dans l'autre, ce qui n'a pas lieu pour les verres sphériques, et à plus forte raison pour les verres neutres. Si l'une des faces du verre est cylindrique et l'autre sphérique, on procédera de la même façon, neutralisant d'abord la face cylindrique comme précédemment avec le cylindre de signe contraire, puis, lorsque les mouvements de rotation parallactiques, ne donneront plus de déformation de l'image, sans rien changer, on superposera le verre sphérique de nom contraire jusqu'à ce que l'on ait obtenu l'effet d'un verre plan et comme pour les verres sphériques ordinaires.

L'axe des verres cylindriques est généralement indiqué par un petit trait au diamant, mais si ce trait n'existe pas, il faut savoir quand même trouver l'axe et pouvoir reconnaître si le cylindre a été monté comme l'indiquait la prescription. Cela n'est pas difficile. Il suffit pour cela de regarder à travers le verre un objet vertical ou horizontal, la barre ou la traverse d'une croisée, par exemple, et de faire tourner le verre jusqu'à ce que l'image soit bien sur la même ligne que l'objet. Alors on fait exécuter au verre des mouvements parallactiques dans le sens de la longueur de l'image et dans le sens diamétralement opposé. Dans le premier cas, si l'axe est dans la direction de l'objet, celui-ci est vu comme à travers un verre plan et ne change pas de place avec les mouvements de la lentille; dans le second cas, si l'axe est dans une direction perpendiculaire à la direction de l'objet (cas dans lequel l'image est encore sur la même ligne que l'objet), ce dernier se déplace comme dans un verre sphérique ordinaire, c'est-à-dire dans le même sens que le verre si celui-ci est concave et en sens inverse s'il est convexe.

L'axe étant ainsi reconnu, on l'indiquera par un trait à l'encre ou au diamant. Un autre moyen de trouver l'axe d'un cylindre consiste à appliquer sur la face cylindrique l'arête rectiligne d'un objet quelconque, le tranchant ou le dos d'un couteau, le bord d'une règle, etc. Suivant l'axe l'objet s'appliquera exactement sur le verre dans toute son étendue; perpendiculairement à l'axe ou obliquement il ne le touchera que dans un point, s'il est convexe, ou en deux points et sur les bords s'il est concave. Ce même moyen servira pour reconnaître immédiatement la face sphérique, qui, dans aucun sens, ne s'appliquera dans toute son étendue sur la surface rectiligne. Il est convenable, comme on le fait généralement, du reste, de tracer l'axe du cylindre sur la face cylindrique elle-même.

§ 3. — **Des verres prismatiques.**

Nous avons vu, en parlant de l'action des prismes en général, que ces appareils déviaient vers la base les rayons incidents et faisaient voir, par conséquent, les objets du côté du sommet (fig. 93). C'est ainsi qu'un rayon lumineux *i a* suivra la marche *i a b c*, et l'œil placé en *o* rapportera le point *i* sur le prolongement de *c b*, c'est-à-dire en J. Les prismes des cabinets de physique ne sont pas employés généralement pour dévier les rayons lumineux, mais bien pour les décomposer, en réfractant chaque rayon coloré suivant son degré de réfrangibilité, pour produire

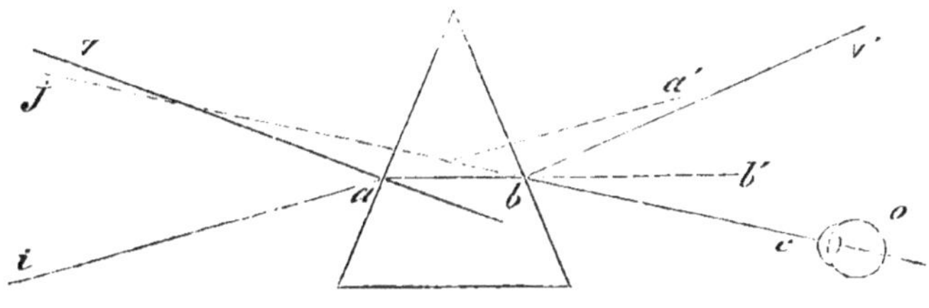

Fig. 93.

ce que l'on appelle le *spectre*. Aussi ils ont un angle très-grand (environ 60°) et sont formés de *flint-glass* qui jouit d'un grand pouvoir dispersif. En ophthalmologie, au contraire, nous ne recherchons que la déviation des rayons lumineux et nous évitons tout ce qui pourrait les décomposer, c'est pour cela que nous employons des prismes de *crown-glass* et d'un angle très-petit (2° à 24°). Ces prismes ne servent comme lunettes que lorsque leur angle ne dépasse pas 6° ou 8° à cause du poids et de la dispersion lumineuse, que produisent les numéros plus élevés. Ces derniers servent uniquement à évaluer les déviations de l'axe visuel, à mesurer le degré du strabisme ou de l'insuffisance musculaire. Dans la position de déviation minimum, les angles de déviation pour les numéros les plus faibles sont sensiblement égaux à la moitié de l'angle de réfraction du prisme; d'où il résulte qu'une déviation effective de 6° de l'axe visuel d'un œil ne sera corrigée que par un prisme de 12° placé devant cet œil, la base tournée du côté opposé

15.

à la déviation de la cornée, ou par deux prismes de 6° placés chacun devant un œil. Il sera toujours convenable de répartir ainsi l'effet prismatique sur les deux yeux.

L'emploi des verres prismatiques n'est pas très-fréquent, néanmoins il convient dans certains cas de parésie musculaire ou d'insuffisance des droits internes. Dans cette dernière affection, en effet, la convergence pour les distances rapprochées est souvent impossible ou exige de grands efforts musculaires, ce qui n'est pas sans danger, surtout chez les myopes où l'on voit alors augmenter la tension oculaire, et par suite le staphylôme, avec la myopie. Alors si l'on emploie des verres concaves qui éloignent un peu le punctum proximum et que même à cette distance la convergence soit difficile ou impossible, on devra y remédier par les verres prismatiques.

Pour constater cette insuffisance de convergence pour telle ou telle distance, on fera fixer un objet placé à cette distance et l'on couvrira alternativement l'un ou l'autre des deux yeux avec la main ou mieux avec un verre dépoli qui permettra à l'observateur de suivre les mouvements de l'œil caché. Si au moment où l'on découvre l'œil il reste immobile et dirigé vers l'objet, il n'y a pas d'insuffisance; si, au contraire, il est dévié en dehors et qu'il exécute un léger mouvement en dedans pour fixer l'objet, il y a insuffisance et le degré en sera déterminé approximativement par l'étendue de l'excursion de l'œil.

Toutefois il ne faut pas s'exagérer le résultat de cet examen ni prescrire des prismes sans nécessité, car bien souvent nous avons constaté par ce moyen une insuffisance qui paraissait assez étendue et qui cependant ne gênait nullement le malade. Ce ne sera que lorsque celui-ci accusera les symptômes propres à cette affection (fatigue rapide pour lire, écrire ou travailler à une faible distance, douleurs oculaires ou sus-orbitaires, diplopie, etc.) que

nous devrons y porter remède. Le meilleur moyen ce sera
encore de rechercher par tâtonnement le prisme nécessaire.
On commencera par mettre devant un œil un simple prisme
de 2°, à base interne, si le malade ne doit pas se servir de
lunettes à foyer, et on le fera lire pendant un certain temps
de petits caractères. Si la fatigue survient, qu'au bout d'un
moment les lettres se brouillent ou se dédoublent, on
mettra un autre prisme de 3° à la place du premier; s'il
n'est pas suffisant on mettra devant chaque œil un prisme
de 2°, tous les deux à base interne, puis un de 3° qu'il conviendra rarement de dépasser.

Si le malade se sert de lunettes à foyer, on y ajoutera les
prismes dans la monture d'essai, et on procédera de la
même manière que précédemment. Quand on aura trouvé
le prisme convenable, on fera tailler un verre prismatique
dont les faces auront la même convexité ou la même concavité que les verres de lunette employés concurremment.
Si l'effet prismatique nécessaire était très-faible il suffirait
pour l'obtenir de *décentrer* tout simplement les verres convexes ou concaves, c'est-à-dire de placer les centres plus
rapprochés que l'écartement des axes optiques, s'il s'agit
de verres convexes, ou plus éloignés s'il s'agit de verres
concaves. On comprend facilement que dans le premier
cas la moitié externe du verre convexe, à travers laquelle
passent les rayons lumineux, représente un prisme à base
interne, tandis que dans le second cas c'est la moitié interne.

L'insuffisance musculaire non corrigée peut entraîner un
strabisme divergent, car la vision de près ne se fait plus
qu'avec un œil, et l'autre se dévie de plus en plus en dehors
pour que son image rétinienne soit de moins en moins
nette et gêne moins la perception de l'autre. Comme l'insuffisance est fréquente chez les myopes, ceci nous explique
pourquoi on trouve si souvent chez eux le strabisme divergent.

Le moyen empirique que nous venons de décrire pour chercher le prisme le plus convenable qui permette sans fatigue la vision binoculaire, est à notre avis le meilleur; mais pour ceux qu'il ne satisferait pas, nous allons indiquer un autre mode d'exploration que de Græfe a employé le premier. On met devant l'un des yeux du malade un prisme de 10 à 12 degrés à base supérieure ou inférieure, puis on lui montre un point noir placé au milieu d'une ligne verticale (fig. 94) à la distance de 25 à 30 centimètres. Si la convergence des deux yeux est bonne, le malade verra deux points noirs superposés sur la même ligne verticale, l'un à sa place réelle et l'autre du côté du sommet du prisme. Si, au contraire, il y a de l'insuffisance, soit du droit externe, soit du droit interne, l'image fournie par le prisme sera à droite ou à gauche de l'autre mais toujours à une hauteur inégale. Si c'est de l'insuffisance du droit interne, il y aura strabisme externe et diplopie *croisée*; si l'insuffisance porte sur le droit externe, il y aura strabisme interne et diplopie *homonyme*, c'est-à-dire que l'image prismatique sera du même côté que l'œil armé de prisme.

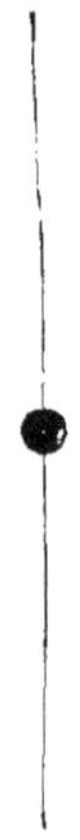

Fig. 94.

Si devant le premier prisme on en met un second avec la base tournée du côté du muscle insuffisant, alors les deux images se rapprocheront latéralement et se superposeront même si le second prisme neutralise l'insuffisance musculaire. Le degré de ce prisme indiquera celui de l'insuffisance. S'il était trop fort la diplopie changerait de sens, et deviendrait *croisée* si elle était *homonyme*, et *vice versâ*.

Ajoutons, pour terminer, que ce moyen donne rarement des résultats sur lesquels on puisse compter dans la pratique, et qu'il ne sert que comme contrôle de celui que nous avons indiqué en premier lieu. Si l'on prescrivait un prisme égal à celui qui amène la superposition des images, on s'exposerait souvent à de graves mécomptes.

On a construit un certain nombre d'instruments destinés à mesurer l'insuffisance et par suite la déviation angulaire de la ligne visuelle, ou, si l'on veut, l'angle que forment les deux lignes visuelles lorsque le regard se porte au loin, ce qui donne immédiatement le degré du prisme correcteur. Un de ces instruments, imaginé par M. de Wecker, est fort simple et se compose de deux prismes égaux enchâssés l'un sur l'autre dans un même anneau. L'un d'eux est fixe et l'autre peut exécuter un demi-mouvement de rotation qui lui permet d'ajouter sa puissance à celle du premier ou de l'en retrancher. Lorsque les deux bases sont l'une sur l'autre, l'effet des deux prismes s'ajoute ; lorsque la base de l'un est sur le sommet de l'autre, ils forment un verre plan et leur puissance est nulle. Un curseur, qui fait tourner en même temps le prisme, indique à chaque instant sur une graduation la valeur de l'angle total. Cet appareil nous a paru d'un emploi assez facile et d'une précision suffisante, mais il faut toujours en contrôler les résultats par la pratique, c'est-à-dire mettre des verres semblables dans la lunette d'essai et faire lire le malade pendant quelque temps si les verres sont pour voir de près.

Nous ne nous étendrons pas davantage sur ce sujet ; ce serait sortir des limites que nous nous sommes imposées. Nous allons indiquer toutefois la manière de reconnaître un verre prismatique, car il peut se présenter à nous un malade ayant de semblables lunettes et nous demandant notre avis, soit sur leur opportunité, soit sur l'exactitude de leur construction. Pour constater si le verre est prismatique, il suffit de regarder au travers, avec un œil, un objet éloigné que l'on puisse voir en même temps par-dessus ou par-dessous le verre, et après avoir neutralisé celui-ci relativement à son foyer s'il en a un. Si la lunette est prismatique, les deux images de l'objet ne seront pas sur la même ligne. La direction de l'image prismatique nous donnera celle du sommet. Maintenant, pour mesurer le degré du prisme, nous mettrons devant celui-ci, la base du côté du sommet, un prisme de la boîte d'essai qui ramène les deux images sur la même ligne. L'angle de ce second prisme sera égal à celui du premier, et opposé ; il en résultera un verre neutre ou à faces parallèles.

§ 4. — Remarques pratiques sur la construction des lunettes et le montage des verres.

Dans les paragraphes précédents nous avons décrit sommairement la construction des *verres* de lunettes ; sans doute c'est la partie essentielle de l'appareil ; mais il ne faut pas croire que le choix et la disposition de la *monture* de ces verres n'aient aussi une grande importance. La règle générale c'est que les axes des verres soient parallèles et coïncident avec les lignes visuelles. Mais cette règle souffre de nombreuses exceptions et nous avons déjà vu que dans beaucoup de cas il convenait de *décentrer* les verres pour obtenir un effet prismatique. Cela s'applique surtout aux lunettes destinées à voir de près, et lorsqu'on veut diminuer la convergence, dans les cas d'insuffisance des muscles droits internes. A ce propos on peut dire que, sauf bien peu d'exceptions, les verres convexes doivent être décentrés *en dedans* et les verres concaves décentrés *en dehors*. Très-rarement les mêmes lunettes sont employées pour voir de loin et de près, mais dans les cas où cela existerait, les lunettes ainsi décentrées n'auraient aucun inconvénient, pourvu toutefois qu'elles ne le fussent pas trop. Pour les mêmes raisons, les lunettes décentrées en sens inverse comme on le voit souvent dans les pince-nez pour les verres concaves, peuvent avoir de graves inconvénients. En effet, dans les pince-nez l'écartement des verres est limité par l'épaisseur du nez et varie d'un individu à l'autre; mais dans tous les cas cet écartement est insuffisant et s'il convient pour les verres convexes, il est dangereux pour les verres concaves dont les axes, en pareil cas, devraient être placés très en dehors du centre de l'anneau du pince-nez, el celui-ci sera d'autant plus mauvais (avec des verres concaves s'entend) que les verres seront plus inclinés et porteront sur le nez par le côté le moins convexe de leur ovale. D'un autre côté, ces mêmes conditions, défavorables pour les verres concaves, devraient être recherchées pour les verres convexes. Il est donc très-utile que dans toute prescription de lunettes ou de pince-nez le médecin indique l'écartement des axes afin que l'opticien puisse guider le client dans le choix de sa monture, et ne pas le laisser entraîner par le caprice d'une fantaisie.

Nous avons dit que les axes des verres devaient être dans le même plan que les lignes visuelles, c'est-à-dire parallèles, à moins de circonstances tout à fait exceptionnelles (déviations d'un œil en hauteur) et auxquelles il est fort difficile de remédier en pratique autrement que par des prismes, attendu que dans ces cas les deux lignes visuelles ne sont pas contenues dans un même plan. Dans les cas ordinaires les lignes visuelles sont dans le même plan mais celui-ci change de direction selon que le regard se porte droit devant soi ou sur un objet rapproché et placé plus bas que les yeux, comme cela arrive à peu près dans toutes les occupations, lecture, écriture, travaux manuels fins, broderie, couture, etc. Il faudrait donc, pour que la règle ci-dessus énoncée fût mise en pratique, que le plan des lunettes s'inclinât en avant, et comme celles-ci sont fixes, ce n'est que par une inclinaison de la tête qu'on atteindrait ce résultat. Mais une telle position déclive, à part la fatigue qu'elle occasionnerait, serait encore très-dangereuse dans le cas de myopie, par exemple, à cause de la congestion qu'elle produirait dans les vaisseaux sanguins de la tête, d'où la règle pratique d'incliner un peu en avant et de haut en bas le plan des lunettes qui servent pour la vision de près. Cette inclinaison n'est pas le seul avantage qu'on doive obtenir d'une lunette bien faite, car, à part le parallélisme des axes optiques des yeux et des verres, nous avons encore à considérer la distance et la direction de ces axes. Expliquons-nous : lorsque le regard est horizontal, pour que les axes des verres coïncident avec les lignes visuelles, il faut que ces verres soient assez élevés relativement à l'axe horizontal de la lunette qui appuie sur le dos du nez, d'autant plus élevés que cet axe sera posé sur une partie plus déclive, et comme il est de règle que les verres soient toujours très-rapprochés des yeux, il s'ensuit que pour la vue de loin on devra employer ce que les opticiens appellent les montures en ⋈ dans lesquelles l'axe horizontal de la lunette passe par les centres des verres. Pour la vue de près, au contraire, et lorsque celle-ci s'exerce sur des objets placés plus bas que les yeux, le plan des lignes visuelles est très-incliné et si la tête restait droite, ce plan passerait tout à fait au-dessous de l'axe horizontal des verres, ou même au-dessous de ceux-ci, dans une monture en ⋈ . Pour pouvoir maintenir cette rectitude de la tête, tout en évitant l'inconvénient que nous venons de signaler, on emploie les montures en ⋈ dans lesquelles l'axe horizontal des verres se trouve au-dessous du point d'appui de la lunette et dans le plan des lignes visuelles. On comprend que dans certains cas de parésie des muscles droits supérieurs ou inférieurs, on pourrait décentrer les verres en bas ou en haut, mais ces cas sont extrêmement rares, si toutefois ils se présentent, et sont plus avantageusement traités par une position convenable de la tête ou des objets sur lesquels portent les occupations.

Dans la vision de loin les lignes visuelles sont parallèles et le plan des verres doit être perpendiculaire à ces lignes; dans la vision de près, au contraire, les lignes visuelles sont convergentes, et d'autant plus que l'objet fixé est plus rapproché. Pour que cet objet ne soit pas vu obliquement à travers les verres, ce qui altérerait la netteté de l'image, on comprend que ces verres doivent toujours rester perpendiculaires aux lignes de visée, c'est-à-dire que leurs plans doivent converger vers la face du côté du nez. On peut suppléer à cette inclinaison par l'emploi de verres périscopiques qui la remplacent en partie; mais, s'il s'agit de verres forts, les périscopiques étant très-épais sont un peu lourds et par cela même assez incommodes. Il n'y a donc pas d'autre moyen dans ce cas que d'employer l'inclinaison des verres qui, quoique un peu disgracieuse, contribue beaucoup dans certains cas à la netteté de la vision, surtout lorsqu'on emploie des verres forts. Nous voyons souvent les enfants recourber leurs montures de lunettes et donner instinctivement à leurs verres l'inclinaison favorable. Les opticiens négligent généralement cette condition et montent toujours les verres dans un même plan que ceux-ci doivent servir pour voir de loin ou de près. Dans quelques cas, au contraire, les malades préfèrent regarder obliquement à travers leurs lunettes et les recourbent dans le sens favorable, soit en dedans, soit en dehors, dans l'astigmatisme, par exemple. Dans les verres faibles du reste cette inclinaison est inutile.

Les verres cylindriques ayant un axe qui doit être invariablement placé dans une direction fixe et déterminée par rapport à un méridien de la cornée sont difficiles à monter en pince-nez et on trouve peu d'opticiens qui veuillent se donner la peine de le faire d'une façon irréprochable; cependant lorsque le malade a l'habitude de mettre son pince-nez toujours de la même façon, on peut sans beaucoup de difficulté employer utilement les verres cylindriques, mais nous aimons mieux une monture de lunette.

Disons, en passant, que les verres cylindriques ne seront réellement efficaces qu'autant que leur axe restera dans un même méridien de l'œil pour lequel il aura été calculé, et si le regard s'incline d'un côté ou de l'autre, non parallèlement ou perpendiculairement à ces axes sans que la tête accompagne ce mouvement, il n'y aura plus coïncidence et le cylindre pourra être plus nuisible qu'utile attendu que son effet pourra s'ajouter à l'astigmatisme normal de l'œil. C'est pour cette raison qu'on voit généralement les astigmates pourvus ou non de lunettes correctrices incliner la tête d'une certaine façon pour avoir des images plus nettes lorsque le regard se porte dans un plan oblique par rapport à l'axe des verres ou à la direction de la fente palpébrale qui leur tient lieu d'appareil sténopéique, comme nous le verrons au chapitre de l'astigmatisme.

La matière dont est fait un verre de lunettes a une assez grande importance. Nous ne reviendrons pas sur ce que nous avons déjà dit à ce sujet. Le crown-glass, offrant un pouvoir dispersif très-peu considérable, convient parfaitement pour la confection des verres *forts*, concaves ou convexes, ceux-là parce qu'ils ne se rayent pas et ceux-ci parce qu'étant d'un prix peu élevé on peut les remplacer facilement. Le flint-glass et surtout le cristal de roche sont beaucoup plus durs que le crown-glass, mais ils ont l'inconvénient de coûter plus cher et d'avoir un pouvoir dispersif considérable, qui ne permet leur emploi que dans la construction des verres à long foyer. Un avantage assez sérieux des lunettes en cristal de roche, c'est de rester limpides malgré l'humidité de l'atmosphère et de ne pas condenser la vapeur d'eau à leur surface, comme le verre.

Quelques fabricants, plus guidés sans doute par les idées de lucre et le goût de la nouveauté que par les études scientifiques, ont fait des verres *achromatiques*; mais cette innovation, coûteuse et inutile, n'a aucun avantage, même pour les foyers courts où le crown-glass est parfaitement suffisant. Quant aux verres à long foyer ils peuvent être construits même en cristal de roche sans que la dispersion des couleurs soit nullement gênante. L'œil, du reste, n'est pas achromatique en dehors de l'adaptation exacte, et par conséquent les lunettes ont encore moins besoin de l'être.

Jusqu'ici les verres à court foyer, concaves ou convexes ou sphéro-cylindriques présentaient un sérieux inconvénient : c'était leur poids. Un de nos plus habiles constructeurs bien connu des ophthalmologistes, M. Roulot, de Paris, a complétement triomphé de cette difficulté et a pu ainsi fabriquer des verres de un ou deux pouces de foyer plus légers que les plus faibles numéros, surtout pour les verres concaves et tout en ayant la même grandeur. Le moyen est bien simple : pour ces derniers M. Roulot prend un verre plan de la grandeur des verres ordinaires, et taille à la main *une* des faces seulement en lui donnant la courbure voulue, courbure qui doit avoir un rayon deux fois plus court que celui d'un verre biconcave ordinaire pour produire le même effet divergent. Le verre de lunette étant ovale et le moule sphérique qui sert à le creuser produisant une excavation à bord circulaire, il s'ensuit que le verre une fois taillé présente à son centre une cavité en godet de 25 à 30 millim. de diamètre et à ses deux extrémités une partie en forme de croissant où le verre est plan. En conservant sur les bords l'épaisseur des verres faibles ordinaires nous avons pu nous convaincre que la partie concave était plus que suffisante et ne diminuait absolument rien de l'étendue du champ visuel corrigée par les verres ordinaires.

Ces verres ainsi taillés ont le même aspect qu'aurait un verre plan concave dont on aurait usé sur une meule plane la face sphérique jusqu'à produire un amincissement suffisant, mais il paraît que la fabrication par le procédé de M. Roulot est d'une exécution plus facile et plus économique que celle que nous venons d'indiquer.

Pour fabriquer les verres convexes à cataracte on prend une lentille plan-convexe de 3 centimètres de diamètre d'un rayon de courbure égal à la moitié de celui du verre biconvexe ordinaire et se terminant par un bord bien tranchant. Cette demi-lentille est collée exactement au moyen de Baume du Canada sur une des faces d'un verre plan auquel on peut donner la forme et les dimensions de l'anneau de la lunette.

Si on veut fabriquer par ce même procédé un verre sphéro-cylindrique concave ou convexe ou concave-convexe, il suffira de creuser la face plane du cylindre concave ou convexe de la même manière que nous venons de voir pour les verres sphériques, ou d'y coller une demi-lentille sphérique si cette face doit être convexe.

Si nous nous sommes étendu si longuement sur ces verres, c'est que leur emploi nous paraît avoir de très-grands avantages, et nous croyons que dans un ouvrage de la nature de celui-ci il est de notre devoir de chercher à en vulgariser l'emploi. Toutefois, pour être juste envers tout le monde, nous devons dire que si la fabrication des verres concaves par ce procédé ne présente que des avantages, il n'en est pas tout à fait de même pour les verres convexes dont la lentille sphérique se décolle assez fréquemment.

§ 5. — **Influence des verres de lunettes sur la vision.**

Nous ne parlerons ici que des verres sphériques, nous réservant de dire quelques mots sur les verres cylindriques, quand nous traiterons de l'astigmatisme, et nous supposerons également que les axes des verres coïncident avec les lignes visuelles.

Les conséquences immédiates les plus importantes de l'apposition devant un œil d'un verre positif ou négatif sont les suivantes :

1° Les limites les plus éloignées et les plus rapprochées de la vision distincte, P et R, subissent des modifications ;

2° L'amplitude d'accommodation est changée ;

3° Le parcours de l'accommodation change de position et d'étendue ;

4° La grandeur de l'image formée sur la rétine ne reste pas la même.

1°. *Les limites les plus rapprochées et les plus éloignées, P et R, subissent des modifications.*

Si nous nous rapportons au chapitre de l'accommodation, nous verrons que cette proposition s'y trouve développée quoiqu'elle ne soit pas énoncée sous une forme explicite. A propos des divers états de la réfraction, hypermétropie, myopie, emmétropie ; ou de l'accommodation, presbyopie, spasme ou paralysie, nous serons obligé de revenir encore sur cette question, mais les détails que nous allons donner maintenant nous dispenseront d'y insister plus tard.

Supposons d'abord, pour plus de clarté, que l'œil soit un simple appareil convergent. S'il est emmétrope, les rayons parallèles, venant de l'infini, viendront se réunir naturellement sur la rétine. Si nous plaçons sur le trajet de ces rayons lumineux une lentille convergente L (fig. 95), les rayons parallèles Ra, R'a', deviendront convergents, prendront la direction ak', $a'k'$, au sortir de la lentille, et formeront leur foyer en k', en avant de la rétine ; ils ne seront donc pas perçus. Il en sera de même pour tous les points placés depuis l'infini jusqu'au point f, foyer de la lentille L, qui se croiseront de plus en plus près de la rétine puisqu'ils seront de moins en moins convergents, et il n'y aura que les rayons fa,

fa', qui, sortant parallèles de la lentille, suivront la même marche que les rayons primitifs Ra, R'a et se réuniront en k, sur la rétine. Nous aurons donc produit ainsi une myopie artificielle dont la distance f indiquera le degré. Plus la distance focale de cette lentille sera grande, moins r se rapprochera de l'œil, plus cette distance focale sera courte, plus r sera rapproché et plus la myopie sera forte. La lentille po-

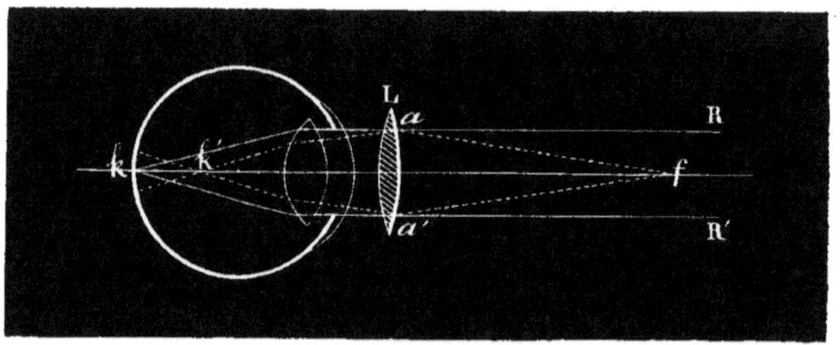

Fig. 95.

sitive aura donc transporté en f le point r, le plus éloigné de la vision distincte. Si l'œil était déjà myope, le verre positif ne servirait qu'à augmenter le degré de la myopie et rapprocherait encore le point r; si l'œil était hypermétrope, il aurait son punctum remotum au delà de l'infini, et si la lentille additionnelle donnait aux rayons parallèles la convergence nécessaire pour que ces rayons vinssent former leur foyer sur la rétine, cette lentille corrigerait l'hypermétropie et ramènerait le point r à l'infini. Donc, quel que soit l'état de réfraction de l'œil, les lentilles positives rapprochent toujours le point r; d'autant plus qu'elles sont plus fortes. Maintenant, si nous faisons intervenir l'accommodation, ce sera comme une nouvelle lentille positive ajoutée à la première. Mais, comme l'accommodation aura conservé sa même puissance on comprend aisément qu'elle rapprochera d'autant plus le point p que le point r sera déjà plus voisin et que celle-ci sera plus énergique. Quel que soit encore l'état de réfraction de l'œil, si l'accommodation reste la même, la lentille L aura pour effet de rapprocher le point p.

Si nous voulons savoir maintenant de combien les points p et r auront été rapprochés, cela nous sera très-facile, connaissant la distance focale de la lentille et la position de p et r avant l'interposition de celle-ci. Si l'accommodation n'agit pas, la formule si simple et à la fois si élégante de Donders.

$$\frac{1}{A} = \frac{1}{P} - \frac{1}{R}$$

nous servira à calculer la position de r qui deviendra r'. En effet $\frac{1}{A}$ peut désigner la force de la lentille additionnelle qui transporte le point r au point r'. Soit, par exemple, $R = \infty$, $A = 12''$; nous avons, en désignant par $\frac{1}{R'}$ la distance de r'

$$\frac{1}{R'} = \frac{1}{R} + \frac{1}{A}$$

ou

$$\frac{1}{R'} = \frac{1}{\infty} + \frac{1}{12} = \frac{1}{12} = 12''.$$

Le point r a donc été transporté à 12'', c'est-à-dire au foyer de la lentille additionnelle L, ainsi que l'indique l'explication donnée au commencement de ce paragraphe, les rayons émanant de 12'' ont une divergence exprimée par 1/12 et il faudra évidemment une lentille convergente de la même force pour rétablir le parallélisme. L'œil étant emmétrope, r ne sera plus qu'à 12'' avec une lentille 1/12.

L'œil est-il myope? le point r à 24'', par exemple, nous avons, après l'interposition de la lentille 1/12 :

$$\frac{1}{R'} = \frac{1}{24} + \frac{1}{12} = \frac{1}{8} = 8''.$$

Ici, le point r' viendra plus près de l'œil que la distance focale de la lentille L qui est toujours de 12''. Il ne saurait en être autrement, car les rayons partant de 24″ ont une divergence exprimée par 1/24; or, pour que l'œil myope perçoive ces rayons, il faut qu'ils soient, non pas parallèles, mais avec 1/24 de divergence; la lentille convergente, de 1/12 aura pour effet non-seulement de rendre parallèles les rayons venant de 24″ mais encore de leur donner 1/24 de convergence; la myopie aura donc augmenté de 1/12 et r au lieu d'être à 24 pouces sera à 1/12 plus près, c'est-à-dire à 8″.

$$\left(\frac{1}{24} + \frac{1}{12} = \frac{1}{8}\right)$$

L'œil est-il hypermétrope? le point r à 24″ au delà de l'infini? c'est encore la même chose et r' nous sera donné par la même formule :

$$\frac{1}{R'} = -\frac{1}{24} + \frac{1}{12} = \frac{1}{24} = 24''.$$

Dans ce cas, le foyer de la lentille ne coïncide plus avec r', mais en est éloigné d'une certaine distance. En effet, un tel œil perçoit, non pas les rayons parallèles, mais ceux qui ont 1/24 de convergence; la lentille 1/12 emploiera d'abord la moitié de sa force, soit 1/24, pour rendre parallèles les rayons venant de 24″ au delà de ∞, et l'autre moitié pour donner à ces rayons 1/24 de convergence, r' viendra donc à 24″ de distance de l'œil. En effet, les rayons partant de ce point auront 1/24, de *divergence*, mais en traversant la lentille de 1/12, qui égale deux fois 1/24, ces rayons acquerront évidemment 1/24 de *convergence* et seront dans les conditions nécessaires pour être perçus.

Jusqu'ici, nous avons supposé l'œil à l'état *statique*, c'est-à-dire de repos, et par conséquent nous n'avons parlé que du rapprochement de r; mais si l'accommodation intervient, les conditions du problème ne seront pas changées, et, aux résultats précédents, il suffira d'ajouter la force de la lentille positive que représente cette accommodation pour avoir la distance de p, et cela toujours au moyen de la même formule, que nous continuerons d'employer à cause de sa simplicité, et du caractère élémentaire de cet ouvrage.

Dans le premier exemple ci-dessus, le point r était venu à 12″, avec une lentille positive de 1/12 ; si nous y ajoutons un effort d'accommodation exprimé encore par 1/12, p deviendra p' et nous aurons :

$$\frac{1}{\mathrm{P}'} = \frac{1}{12} + \frac{1}{12} = \frac{1}{6} = 6''$$

ou, en dioptries

$$\frac{1}{\mathrm{P}'} = 3^{\mathrm{D}},08 + 3^{\mathrm{D}},08 = 6^{\mathrm{D}},16 = 0^{\mathrm{m}},16$$

et l'œil verra distinctement entre p' et r', c'est-à-dire entre 6″ et 12″.

Dans le second exemple, r est venu à 8″ parce que l'œil est myope. Si cet œil dispose encore de 1/12 d'accommodation, nous aurons :

$$\frac{1}{\mathrm{P}'} = \frac{1}{8} + \frac{1}{12} = \frac{5}{24} = \frac{1}{4\,^4/_5} = 4''\,^4/_5$$

et l'œil verra distinctement entre 8″ et 4″ 4/5.

Dans le troisième exemple, r est venu à 24″ ; avec 1/12 d'accommodation, p' sera à 8 pouces, car

$$\frac{1}{\mathrm{P}'} = \frac{1}{24} + \frac{1}{12} = \frac{3}{24} = \frac{1}{8} = 8''.$$

Voilà pour les lentilles convexes. Ce que nous avons dit des lentilles concaves ressortira tout aussi clairement, nous l'espérons, des explications suivantes :

Soit A (fig. 96) un œil emmétrope dans lequel un rayon R, venant de l'infini, vient converger sur la rétine au point g. Si nous plaçons sur le trajet de ce rayon une lentille divergente L, dont le foyer virtuel est en f, le rayon R sera réfracté, prendra la direction fa, sortira divergent, et, si l'accommodation n'intervient pas, ira former son foyer en dehors de la rétine, en g', par exemple, il ne sera donc pas perçu. Tout autre rayon lumineux partant d'un point situé entre l'infini et l'œil sera encore plus divergent au sortir de la lentille et ira former son foyer à une plus grande distance derrière la rétine, distance d'autant plus grande que ce rayon partira d'un point plus rapproché de l'œil. Il n'y aura donc que les

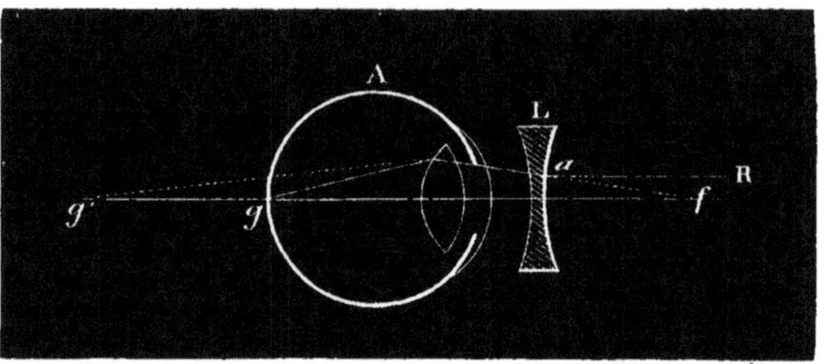

Fig. 96.

rayons venant d'un point plus éloigné que l'infini, c'est-à-dire convergents, qui pourront former leur image sur la rétine. L'œil sera devenu hypermétrope et la force de la lentille concave indiquera le degré de cette hypermétropie. A aucune distance cet œil ne verra clairement sans le secours de son accommodation; son punctum remotum se sera donc éloigné à 24″ au delà de l'infini, si nous supposons la lentille concave de 24″ de foyer.

Si l'œil est myope, qu'il perçoive naturellement les rayons divergents venant de f, soit de 24″, qu'arrivera-t-il par l'interposition de la lentille L? Les rayons venant de l'infini auront, au sortir de la lentille, la même direction que ceux qui viennent de 24″, sans lentille, puisque le foyer virtuel de celle-ci est en f, ils auront donc la divergence nécessaire pour aller former leur foyer sur la rétine et seront perçus par l'œil myope. Le verre concave a donc rendu emmétrope l'œil myope en transportant à l'infini le point r, qui était auparavant à 24″; ce point s'est donc éloigné.

On démontrerait de la même façon qu'un œil hypermétrope serait rendu encore plus hypermétrope par un verre concave et aurait son punctum remotum encore plus éloigné de l'infini de toute la quantité exprimée par la force de la lentille divergente.

Sans l'accommodation, nous n'avons que le punctum remotum; si l'accommodation intervient, cela équivaut à l'emploi d'une lentille convexe de même force placée sur le trajet des rayons rendus divergents par la lentille concave. La première agira donc moins sur ces rayons, d'autant moins qu'elle aura moins de force et que la seconde sera plus puissante, et, par suite, le punctum proximum sera rapproché d'autant moins. Traduisons par des exemples. Soit un œil emmétrope devant lequel nous avons mis un verre concave de 24″ de foyer; nous lui avons ainsi donné 1/24 d'hypermétropie et son punctum remotum se trouve transporté à 24″ au delà de l'infini. Si cet œil possède 1/24 d'accommodation, celle-ci neutralisera l'hypermétropie et l'œil verra de nouveau à l'infini et jusqu'à 24″ au delà. Le point p ne sera donc qu'à l'infini, tandis qu'il serait à 24″ de l'œil si nous n'avions pas employé de lentille concave, et, en exerçant toute son accommodation, un tel œil aurait vu depuis 24″ jusqu'à l'infini. Si, dans le même exemple, nous employons une accommodation exprimée par 1/12, ou deux fois plus forte, le point p sera ramené en p', c'est-à-dire à 24″ de l'œil; car la moitié de 1/12, soit 1/24, sera employée à neutraliser la lentille négative, et l'autre moitié permettra de percevoir les rayons partant de 24″, dont la divergence sera exactement corrigée par le pouvoir convergent du restant de l'accommodation. Dans ce cas, comme on le voit, 1/12 d'accommodation ne portera qu'à 24″ le point p qui serait à 12″ sans l'emploi de la lentille concave; il est donc plus éloigné, ainsi qne nous l'avons dit en commençant.

Dans tout autre cas, que l'œil soit myope ou hypermétrope, la démonstration est la même et conduit au même résultat; ce serait inutile d'y insister.

2° *L'amplitude d'accommodation est changée.*

Il nous faudrait, pour bien développer cette proposition, entrer dans des détails que ne comporte pas le caractère de cet ouvrage; aussi nous serons bref et nous nous bornerons à dire que l'amplitude d'accommodation augmente par l'usage des verres négatifs et diminue par celui des verres positifs. S'il ne s'agissait que de l'accommodation *absolue*, c'est-à-dire monoculaire, on comprend que l'emploi des verres positifs ou négatifs ne saurait avoir sur elle aucune influence. Mais, dans l'accommodation *binoculaire* ou bien *relative*, il y a un autre élément dans la question : c'est la convergence qui est liée jusqu'à un certain point, comme on le sait, à la contraction du muscle ciliaire.

Or le myope, pour regarder à une distance très-rapprochée, est obligé de converger beaucoup tout en accommodant peu ou point; si, au moyen de verres concaves appropriés nous reportons à l'infini, ou seulement plus loin qu'auparavant, son punctum remotum, il pourra *utiliser* l'accommodation qu'il tenait en réserve, et qu'il ne pouvait employer à cause de l'excès de convergence dont il aurait eu besoin, et que ses muscles droits internes étaient impuissants à produire. On peut dire que, *dans la myopie très-forte, la difficulté de maintenir la vision binoculaire ne provient pas de l'effort de l'accommodation, mais plutôt de la difficulté de la convergence.*

L'hypermétrope, au contraire, accommode toujours, même avec les lignes visuelles parallèles, et son accommodation est déjà à son extrême limite de tension que sa convergence est modérée, attendu que plus près, le foyer des objets tomberait au delà de la rétine. Il a tellement l'habitude ou la nécessité de contracter son muscle ciliaire, que son accommodation n'est jamais complétement relâchée, et, pour une convergence croissante, il doit toujours mettre en jeu, d'une manière disproportionnée, une grande partie de sa puissance d'accommodation.

Si, au moyen de verres convexes convenables, nous rapprochons le point r, le point p subira un déplacement analogue. Dès lors, l'œil n'aura plus besoin d'accommoder pour les rayons parallèles, et, avec une assez forte convergence, grâce aux lunettes et à l'habitude d'accommoder, il sera obligé de garder en réserve une certaine partie de son amplitude d'accommodation.

D'ailleurs, d'après Donders, bien qu'un œil armé du verre qui corrige exactement son amétropie ne puisse pas être assimilé à un œil emmétrope, l'usage prolongé des verres à correction déplace l'amplitude relative d'accommodation : celle des myopes comme celle des hypermétropes tend graduellement à se rapprocher de celles des emmétropes.

3° *Le parcours de l'accommodation change de position et d'étendue.* — D'après tout ce que nous avons dit dans le premier article de ce paragraphe sur le changement de position de p et de r par l'emploi des verres correcteurs, il serait inutile d'insister sur le changement de parcours de l'accommodation. Il est évident que les verres négatifs en étendront considérablement l'étendue, puisqu'ils permettront à l'individu fortement myope de voir depuis quelques pouces jusqu'à l'infini; et, s'il perd quelques centimètres dans un espace où il est inutile de voir, à cause de son trop grand rapprochement des yeux, il gagne des milliers de mètres sur un champ d'observation de la plus grande utilité. L'hypermétrope lui-même, avec des verres convexes, perd la faculté de percevoir les rayons convergents (faculté parfaitement inutile, puisque de tels rayons n'existent pas

16.

dans la nature) et acquiert la facilité de voir plus près, là précisément où se trouvent ses besoins et ses occupations habituelles. C'est donc là le plus grand bienfait que procurent les verres correcteurs. Quelques exemples : un individu avec une myopie 1/6 et une puissance d'accommodation 1/6 verra depuis 3″ (1/6 + 1/6 = 1/3 = 3″) jusqu'à 6″. Le parcours de son accommodation aura donc 6″ — 3″ = 3″ d'étendue. Mettez-lui devant les yeux à 1″/2 de distance des verres de — 1/5 $^1/_2$, il verra le point r transporté à l'infini, et p à 6″ environ; par conséquent son rayon d'accommodation devient ∞ —6″=∞ , et $\frac{1}{A}$ = 1/6 $^1/_2$. Voilà donc un œil dont l'amplitude d'accommodation est restée à peu près la même et dont le parcours d'accommodation R—P est devenu infiniment plus considérable.

Un hypermétrope avec H = 1/8 et $\frac{1}{A}$ = 1/6 voit depuis l'infini jusqu'à 24 pouces (1/6 — 1/8 = 1/24); et à travers des lunettes de 7 1/2 placées à 1″/2 de l'œil, il voit depuis l'infini jusqu'à une distance de près de 6 pouces ici encore, sans que l'amplitude d'accommodation soit notablement changée, si ce n'est que le 1/8 précédemment perdu devient utilisable.

Au contraire, un individu presbyte qui, avec une amplitude d'accommodation de 1/24, a un horizon d'accommodation s'étendant depuis l'infini jusqu'à une distance de 24″ de l'œil, perd une grande partie de cette étendue en se servant de verres de 1/24. Son horizon d'accommodation est réduit à 24″ — 12″ = 12″, bien que son amplitude d'accommodation soit restée à peu près la même, et plus le verre convexe sera fort, plus cet horizon sera restreint.

Le tableau suivant, que nous reproduirons à propos du traitement de la presbyopie indique dans la 3e colonne le parcours de l'accommodation, c'est-à-dire l'étendue et la position de la vision distincte, lorsque la presbyopie est corrigée par les verres convexes appropriés.

AGES.	NUMÉROS des verres.	DISTANCE de la vision distincte.		
A 48 ans.	60	De 60 pouces à 10 pouces.		
50 »	40	40	»	10 »
55 »	30	30	»	10 »
60 »	18	18	»	12 »
65 »	13	13	»	11 »
70 »	10	10	»	10 »
75 »	9	9	»	9 »
80 »	7	7	»	7 »

Ces exemples suffisent pour déduire comme règle générale, que *les verres correcteurs augmentent l'horizon d'accommodation quand ils rapprochent le point r de ∞; et au contraire ils le diminuent quand ils éloignent r de ∞.* (Donders).

4° *La grandeur de l'image rétinienne ne reste pas la même.* — Pour constater cette différence de grandeur d'un même objet, placé à la même distance, et vu avec et sans lunettes, on peut employer le calcul ou l'expérience. Voyons d'abord le dernier moyen. Si une personne emmétrope place devant ses yeux des verres positifs ou négatifs faibles de + 12 ou — 12 anciens, par exemple, elle pourra, jusqu'à un certain point, distinguer assez nettement un objet placé à 8″ de son œil. Un myope pourra en faire autant pour un objet plus rapproché, un hypermétrope pour un objet plus éloigné. Dans tous les cas il sera facile de se convaincre que les verres positifs agrandissent l'objet, tandis que les verres négatifs le rapetissent; ce dernier phénomène explique aussi pourquoi les myopes qui emploient des verres très-forts voient les objets très-petits et préfèrent généralement des verres qui, ne corrigeant point complétement leur amétropie, leur permettent de voir les petits objets plus gros.

La démonstration mathématique de cette proposition est aussi bien simple. La relation qui existe entre l'image rétinienne JJ′ ou β (fig. 97), et l'objet $ii′$ ou B, dépend de la position du point nodal k. Plus celui-ci se porte en avant de la rétine plus β devient grand par rapport à B; plus il se

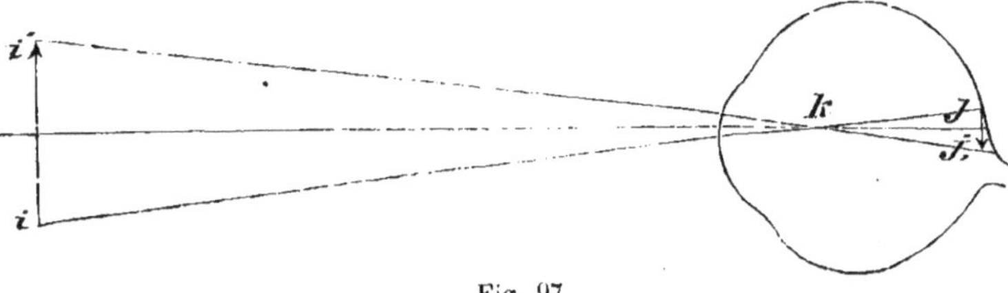

Fig. 97.

porte en arrière plus β devient petit. Ce que fait l'œil dans l'accommodation en variant la forme du cristallin change très-peu l'emplacement du point nodal, celui-ci se trouvant situé dans l'intérieur même du cristallin. Mais si l'on place devant l'œil une lentille, le point k se transporte en avant si elle est positive, en arrière si elle est négative, et, pour l'une et l'autre, d'autant plus que la lentille elle-même est à une plus grande distance de l'œil. La valeur de ce déplacement peut se calculer facilement. Voilà pourquoi l'image formée sur la rétine est toujours plus grande quand on voit nettement l'objet à travers une lentille positive, sans faire d'effort d'accommodation, que quand on le voit nettement sans lentille, en faisant un effort d'accommodation. Au contraire elle est plus petite quand, avec un effort puissant d'accommodation, on voit distinctement l'objet à travers une lentille négative.

LIVRE V

ANOMALIES DE LA RÉFRACTION ET DE L'ACCOMMODATION

CHAPITRE PREMIER

HYPERMÉTROPIE (H).

Dans le courant de cet ouvrage, nous avons dû à plusieurs reprises parler des anomalies de la réfraction et de l'accommodation, sous peine de n'être pas compris dans l'exposition de certaines particularités qui s'y rattachaient par plusieurs points. Maintenant notre tâche se trouvera diminuée d'autant, et nous nous étendrons un peu seulement sur les détails que nous avons omis à dessein jusqu'à présent et qui trouvent leur place dans ces quelques paragraphes consacrés chacun à une anomalie de la réfraction ou de l'accommodation. Nous indiquerons avec soin le choix et l'emploi des lunettes dans ces divers états de la vue et les considérations qui découlent de leur emploi méthodique ou irrationnel.

§ 1. **Définition. — Historique. — Étiologie. — Division. — Symptômes de l'hypermétropie.**

A. Définition. — Nous avons déjà défini l'hypermétropie, un état de réfraction de l'œil tel, qu'à l'état de repos, c'est-à-dire de non-intervention de l'accommodation, les rayons parallèles incidents forment leur foyer au delà de la rétine, ou en un point plus ou moins éloigné, et rencontrent cette membrane suivant des *cercles de diffusion*. Pour qu'il en soit ainsi, deux causes peuvent rendre compte du phéno- mène : ou bien les milieux de l'œil ne sont pas assez ré- fringents, ou bien la rétine est trop près du cristallin, et l'œil est trop court dans son diamètre antéro-postérieur. Nous ne nous occuperons ici que de cette dernière cause, la première étant extrêmement rare, si ce n'est dans le cas où la partie essentiellement réfringente, le cristallin, a dis- paru accidentellement ou n'exerce plus d'influence sur les rayons lumineux incidents. Cet état auquel Donders a donné le nom d'*aphakie* fera l'objet du paragraphe sui- vant.

B. Historique. — L'hypermétropie, quoique mentionnée par Janin et Ware et très-fréquente, a été négligée jusqu'à ces dernières années et souvent traitée empiriquement ou pas du tout, car beaucoup de médecins, tout en en connais- sant le remède, les verres convexes, hésitaient souvent à en prescrire l'emploi. Depuis que cette crainte a disparu, l'hypermétropie a pu être traitée efficacement, guérie même quand on s'y est pris à temps, et son existence ou sa per- sistance ne sont aujourd'hui, dans la plupart des cas, qu'une gêne insignifiante ou nulle avec l'emploi des lunettes con- venables.

C. Étiologie. — Au point de vue dioptrique l'hypermé- tropie est constituée, nous venons de le voir, par ce fait que le foyer des rayons parallèles se fait au delà de la rétine et que par conséquent ces rayons ont besoin d'un certain de- gré artificiel de convergence pour que leur foyer se trouve sur la couche des bâtonnets et des cônes de la membrane sensible. Or la nature ne nous offrant pas de rayons con- vergents, ce ne sera qu'au moyen de verres convexes ou de l'accommodation que les rayons parallèles ou divergents prendront une direction convenable. Au point de vue *ana-tomique* l'hypermétropie peut être causée par tout ce qui diminue la longueur de l'axe optique, tel que l'aplatissement de la cornée par exemple, occasionné par une ulcération centrale, le décollement de la rétine, ou bien une construction spéciale de l'œil qu'on peut appeler *structure hypermétropique*. Il y a donc l'hypermétropie *acquise* ou accidentelle et l'hypermétropie *constitutionnelle* ou *héréditaire*. L'œil hypermétrope par construction est un *petit œil;* toutes ses dimensions sont moindres que celles de l'œil emmétrope. De plus, tandis que dans ce dernier une section suivant la ligne visuelle a la forme d'un cercle légèrement bombé en avant au niveau de la cornée, dans l'œil hypermétrope, au contraire, une semblable section a la forme d'une ellipse dont l'axe visuel est le petit axe.

L'œil hypermétrope outre cela est en général un œil *imparfaitement développé*, parfois compliqué d'astigmatisme et doué d'une acuité souvent au-dessous de la normale. Dans l'hypermétropie héréditaire il n'est pas rare de rencontrer la même anomalie chez plusieurs personnes de la même famille.

La diminution de longueur de l'axe optique entraîne rapidement un assez fort degré d'hypermétropie, comme l'indique le tableau suivant emprunté à Donders et qu'il est facile de vérifier par le calcul :

	mm.				D.
Diminution de l'axe optique de	0.5	H = 1 :	21.43	=	1.73
—	1	H = 1 :	10.34	=	3.58
—	1.5	H = 1 :	6.64	=	5.58
—	2	H = 1 :	4.30	=	7.35
—	3	H = 1 :	2.95	=	12.65

Dans une série de 12 yeux hypermétropes mesurés avec soin, cet auteur a constamment trouvé un raccourcissement de l'axe visuel. De plus cet axe coupe la partie interne de

la cornée à une assez grande distance du centre de cette
membrane. L'angle formé par cet axe et l'axe optique,
l'*Ka* (fig. 98) a reçu le nom d'angle α et ne s'élève pas à

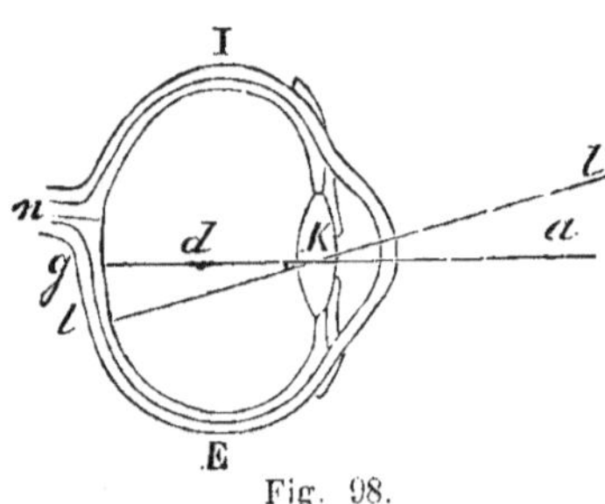

moins de 7°, 55 dans le plan
horizontal ; il peut atteindre
jusqu'à 9° et même 11°, 3,
tandis que dans l'œil normal
il acquiert 5° en moyenne et
que dans l'œil myope il peut
disparaître complétement ou
même devenir négatif, c'est-
à-dire se former du côté

Fig. 98.

externe de l'axe optique. C'est pour cette raison que chez
les hypermétropes il se manifeste un strabisme divergent
apparent, tandis que chez les myopes c'est un strabisme
convergent.

Si l'examen objectif de l'œil peut nous faire soupçonner
l'hypermétropie, les symptômes fonctionnels et l'examen
subjectif nous mettront bien plus sûrement sur la voie. Il
y a cependant plusieurs cas à considérer, et c'est ainsi que
l'âge du sujet et le degré de l'amétropie doivent être pris
en sérieuse considération. Quelques explications vont suffire à nous faire comprendre.

D. Division. — Si le sujet est jeune et doué d'une
grande puissance d'accommodation il pourra, quoique assez
fortement hypermétrope, réunir sur sa rétine le foyer des
rayons parallèles et même des rayons très-divergents, seulement dans ce dernier cas il éprouvera une fatigue au bout
d'assez peu de temps, fatigue qui l'obligera à se plaindre de
la vue dès qu'il s'appliquera à lire, à écrire ou à faire un
travail quelconque qui exigera un certain rapprochement
des objets de l'œil. Si alors nous cherchons à lui faire lire
les échelles typographiques, il pourra se faire qu'il n'é-
prouve aucun embarras, mais en plaçant devant son œil un

verre convexe faible n° 30 ancien ou 1 dioptrie métrique, il verra tout aussi bien ou même mieux. Si nous augmentons progressivement la force du verre, nous pourrons ainsi arriver à lui faire supporter un numéro plus ou moins fort avec lequel il verra aussi bien ou mieux que sans verres, ce qui n'aurait pas lieu s'il était emmétrope, et encore moins s'il était myope. Il arrivera un moment où un verre convexe plus fort lui paraîtra moins bon; mais si nous paralysons son accommodation à l'aide de quelques gouttes d'une solution de sulfate neutre d'atropine, il pourra supporter une lentille beaucoup plus forte que la première fois. De quoi cela provient-il? C'est bien simple. L'habitude d'accommoder, qu'avait cet enfant, car c'est surtout et presque exclusivement chez les jeunes sujets qu'on l'observe, même pour les rayons parallèles, faisait qu'il ne pouvait, malgré tous ses efforts, relâcher complétement son accommodation, et ce n'est que lorsque ce relâchement a été complet par l'emploi de l'atropine, que son hypermétropie s'est dévoilée en entier et qu'il a pu supporter des verres beaucoup plus forts. Il y a donc chez lui deux portions bien distinctes d'hypermétropie : la première, mesurée par le numéro le plus fort du verre convexe avec lequel il aura pu lire à 20 pieds le n° XX de Snellen, si son acuité égale 1, c'est l'hypermétropie *manifeste* (H*m*); la seconde, mesurée par le verre convexe qu'il a fallu ajouter au premier après la paralysie de l'accommodation pour avoir une vision nette du n° XX à 20 pieds, c'est l'hypermétropie *latente* (H*l*). La somme de ces deux portions constitue ce qu'on appelle l'hypermétropie *totale* (H*t*). Exemple : si la vision nette à la distance de 20 pieds a d'abord été procurée par un verre convexe n° 12, ou 3ᴰ, nous avons :

$$\text{H}m = \frac{1}{12} \text{ ou } 3^{\text{D}}.$$

qui représente l'hypermétropie manifeste. Si après la paralysie de l'accommodation il a fallu ajouter à ce verre un numéro $+ 1/8$ nous avons pour l'hypermétropie latente :

$$Hl = \frac{1}{8} \ \text{ou } 5^{\text{D}}.$$

d'où, l'hypermétropie totale :

$$Hl = Hm + Hl = \frac{1}{12} + \frac{1}{8} = \frac{5}{24} = \frac{1}{4\,^4/_5} = 8^{\text{D}}.$$

Il résulte de cela que dans le jeune âge un faible degré d'hypermétropie est tout à fait latent et passe généralement inaperçu, si on ne paralyse pas l'accommodation à l'aide de l'atropine. Le pouvoir d'accommodation est alors si puissant qu'il suffit, et au delà, pour voir à toutes les distances, et les enfants n'en éprouvent aucun inconvénient ; mais nous avons vu, et nous y reviendrons à propos de la presbyopie, qu'avec les progrès de l'âge, à partir de dix ans, le punctum proximum s'éloigne assez rapidement par la diminution du pouvoir d'accommodation ; il pourra donc survenir un moment où Hl ne sera plus complétement neutralisée par la contraction involontaire du muscle ciliaire, où une partie de cette hypermétropie deviendra *manifeste* et sera dévoilée par l'amélioration de la vue à distance avec les verres convexes. Toutefois, si le sujet est jeune, Hm sera très-faible relativement à Hl et n'en représentera guère que le $1/3$ ou le $1/4$; mais un peu plus tard, vers vingt-cinq ans, plus de la moitié de Hl sera devenue manifeste et le punctum proximum sera souvent assez éloigné pour empêcher l'individu de travailler sans lunettes, surtout si ses occupations portent sur des objets assez fins. Enfin à quarante ans et au delà, l'hypermétropie *acquise* (celle que nous avons vue survenir par le seul effet de l'âge) viendra s'ajouter à celle qui existait déjà, et plus des $3/4$ de Hl deviendront manifestes. Un peu plus tard, vers soixante-cinq ou soixante-dix ans, presque toute l'hypermétropie sera manifeste. Une hypermétropie faible ou moyenne peut donc être d'abord tout à fait latente, puis devenir manifeste en partie et finalement tout à fait. Les fort forts degrés, au contraire, présentent dès l'enfance une partie manifeste et gènent déjà pour la vision de près.

Au point de vue de son intensité, et par conséquent de ses effets, on a divisé l'hypermétropie en *absolue*, *relative*, et *facultative*.

L'hypermétropie est *absolue* lorsque, malgré tous ses efforts d'accommodation, le sujet ne peut pas réunir sur sa rétine les rayons parallèles. Il faut donc pour cela que H soit plus grande que $\frac{1}{A}$, or nous avons vu, page 196, qu'à 12 ans, par exemple, $\frac{1}{A} = 1/2^2/_3$; à 25 ans $1/4$, ou, en dioptries, $13^D,88$ à 12 ans, $9^D,25$ à 25 ans. Il faudrait pour ces âges une hypermétropie plus forte que ces quantités pour qu'elle fût absolue; on conçoit que cela ne doit pas être commun. Un peu plus tard, lorsque $\frac{1}{A}$ n'est plus que $1/9$ ou $1/11$, vers quarante ou quarante-cinq ans, cela n'est pas rare. Une telle hypermétropie est, on le conçoit, extrêmement gènante, car le sujet qui en est affecté ne voit distinctement ni de près ni de loin, malgré tous ses efforts d'accommodation. C'est assez dire le bonheur que nous lui procurons en lui donnant une paire de lunettes qui lui permet de voir distinctement et sans fatigue à presque toutes les distances.

L'hypermétropie relative est liée à la convergence. Nous savons en effet que l'accommodation est d'autant plus forte que les axes visuels se dirigent vers un objet plus rapproché; si donc $\frac{1}{A}$ est $> H$, l'hypermétropie ne sera pas absolue, mais le sujet pour voir à $16''$, par exemple, convergera à une distance de $12''$, et ainsi de suite, de sorte que la vision binoculaire ne sera nette à aucune distance rapprochée. Plus tard, lorsque $\frac{1}{A}$ sera égal ou plus petit que H, celle-ci deviendra absolue et la vision même monoculaire ne sera nette à aucune distance.

L'hypermétropie *facultative* existe lorsque les objets éloignés peuvent être distinctement vus à ∞, avec et sans verres convexes, c'est le plus faible degré des trois. Alors le sujet, pour voir à l'infini, fait un effort qui n'épuise pas toute sa puissance accommodatrice. Lorsqu'on lui donne . un verre convexe, son accommodation se relâche et il voit aussi bien avec le verre que sans le verre, ce qui n'aurait pas lieu s'il était emmétrope, car alors toute interposition de verre convexe produirait une myopie artificielle.

Dans l'hypermétropie facultative, la vision binoculaire peut n'être pas gênée tant que $\frac{1}{A}$ est assez considérable, mais plus tard cette hypermétropie peut devenir relative et même absolue lorsque $\frac{1}{A}$ aura suffisamment diminué.

E. Symptômes. — Les symptômes de l'hypermétropie sont assez caractéristiques et à peu près toujours les mêmes. Objectivement ils sont constitués par une petitesse du globe oculaire dont le diamètre antéro-postérieur paraît plus court qu'à l'état normal, ce qu'on voit en faisant fixer le malade fortement en dedans et en déprimant l'angle externe des paupières. S'il n'y a pas de complication, rien d'anormal ne semble exister; les mouvements des yeux ont leur étendue et leur régularité habituelles, le regard sa rectitude (à moins de strabisme convergent, ce qui n'est pas rare).

S'il n'y avait que ces signes, il est évident que nous ne serions jamais consultés par les malades. Ce serait nous qui nous apercevrions les premiers de leur infirmité, qui, dans ces cas, n'aurait besoin d'aucun traitement, puisqu'elle ne serait nullement gênante. Mais il existe tout un cortége de symptômes dont l'ensemble constitue ce qu'on appelle. aujourd'hui l'*asthénopie* et que les anciens connaissaient depuis fort longtemps sous le nom d'*amblyopie presbytique, hebetudo visus, kopiopie*, etc.

Sans entrer dans de longues considérations à cet égard, disons tout de suite que cette asthénopie consiste dans une fatigue qui survient au-dessus des yeux ou des orbites dès que le sujet porte son attention pendant quelque temps sur des objets fins ou rapprochés, les caractères d'un livre, le dessin d'une broderie par exemple. L'interruption de la lecture ou du travail devient nécessaire à des intervalles plus ou moins rapprochés ; un long repos, comme celui du dimanche, permet aux yeux de voir sans fatigue souvent une partie du lundi, tandis que le samedi, et surtout avec la lumière artificielle ou insuffisante, le travail est à peine possible pendant quelques instants. Il résulte souvent des efforts que font les yeux pour mieux voir, une injection plus ou moins vive de la conjonctive, du larmoiement, des battements dans les tempes. Si la vue ne s'exerce qu'à une certaine distance et sur des objets volumineux, les symptômes précédemment énoncés disparaissent en grande partie ; ils ont du reste une grande analogie avec ceux que présentent les presbytes qui s'efforcent de lire ou de travailler de près sans lunettes.

Si, dans cet état, nous essayons de faire lire les caractères des échelles typographiques, nous nous apercevons que la vue est améliorée par les verres convexes souvent assez forts et que l'acuité visuelle a légèrement diminué. Le verre le plus fort avec lequel le malade voit le mieux indique le degré de l'hypermétropie.

§ 2. Traitement de l'hypermétropie.

Tous les symptômes nerveux de l'hypermétropie étant une conséquence du vice de réfraction, il suffira donc de corriger ce dernier au moyen de verres convexes dont le choix devra être fait d'après les règles suivantes :

Si le sujet est jeune et l'hypermétropie relative ou absolue, il sera bon, dans la plupart des cas, de lui administrer pendant deux ou trois jours quelques gouttes d'un collyre au 1/200ᵉ de sulfate neutre d'atropine, puis de déterminer exactement son Ht. On verra alors quelle était la partie latente et l'on donnera des verres qui corrigent Hm, plus le 1/4 ou le 1/3 de Hl. Supposons que l'examen avant l'administration de l'atropine ait donné H$m = 1/12$ ou 3ᴰ; et après l'emploi de l'atropine H$l = 1/4$ ou 10ᴰ. Nous devrons donner :

$$\frac{1}{12} + \frac{1/4}{4} = \frac{1}{12} + \frac{1}{16} = \frac{1}{7}$$

ou, en dioptries :

$$3^\mathrm{D} + \frac{10^\mathrm{D}}{4} = 5^\mathrm{D},50 \cdot$$

Le sujet portera ces lunettes constamment, pour voir de loin comme de près, et pourra travailler comme auparavant. Pendant les premiers jours ces lunettes fatiguent parfois un peu, parce que l'œil n'est pas habitué à relâcher son accommodation, mais elles ne tardent pas à apporter une amélioration considérable à l'état de la vue et à permettre de travailler sans fatigue.

Si le sujet a un certain âge, on pourra se contenter de donner des verres un peu plus forts que Hm; puis au bout de quelque temps, s'il se plaignait encore d'asthénopie, on augmenterait un peu la force des verres et l'on se laisserait guider par l'effet produit par ces verres après quelques jours d'usage.

Que le sujet soit jeune ou âgé, tant que l'asthénopie sera peu intense et n'existera que pour la vision des objets rapprochés, la plupart des auteurs conseillent de ne pas donner de lunettes pour la vision de loin, qui n'exige qu'un petit effort d'accommodation et ne peut avoir aucune influence fâcheuse. Dans ce cas, l'emploi de verres correcteurs d'une manière constante fait que le malade s'habitue graduellement à ne plus voir même de loin sans lunettes, ce qui est un inconvénient. Conséquemment lorsque l'hypermétropie est encore entièrement facultative et que les malades ne se plaignent nullement pour voir à distance, nous croyons bon de restreindre l'usage des lunettes pour la vision de près seulement, mais nous ne devons pas hésiter à les faire porter constamment lorsque le sujet se fatigue et ne distingue plus bien les objets lorsqu'il regarde à distance.

Pour l'hypermétropie relative ou absolue, on ne peut se passer de verres, à moins de sacrifier la vision binoculaire, tant pour voir de loin que de près. Mais dans tous les cas on ne devra jamais trop rapprocher le point p, de crainte que l'œil avec une grande convergence ne fasse un effort d'accommodation trop énergique. Si cela arrivait, on commencerait par donner des verres un peu plus faibles, et on n'en donnerait de plus forts que lorsque cette tension accommodatrice extraordinaire aurait en partie diminué ou disparu. On recommandera en même temps au malade de ne jamais approcher trop près son livre ou son ouvrage.

Si le pouvoir d'accommodation est faible, soit par les progrès de l'âge ou pour toute autre cause, on devra donner deux paires de lunettes : une pour voir de loin qui corrige Hm, et une autre pour voir de près qui remplace la partie déficiente de $\frac{1}{A}$. On ne doit pas craindre dans ce dernier cas de donner des verres convexes un peu forts.

Dans tout ce qui précède nous avons supposé que la même anomalie existait au même degré des deux côtés. Or il n'est pas rare de trouver les deux yeux très-différents et présentant même chacun une anomalie diamétralement opposée. C'est ce qu'on appelle l'*anisométropie*. Malgré notre désir d'être aussi bref et aussi élémentaire que possible, nous ne pouvons nous passer d'y consacrer le paragraphe que l'on trouvera un peu plus tard, et pour ne pas faire de répétitions inutiles, nous nous abstiendrons pour le moment d'en parler et nous nous contenterons d'en signaler l'existence.

§ 3. — **Hypermétropie par absence ou luxation du cristallin (Aphakie). — Traitement.**

Le mot *aphakie* (ἀ privatif, φακὸς lentille) a été introduit par Donders dans l'ophthalmologie, et désigne non-seulement l'absence du cristallin, mais tout état de l'œil dans lequel cette lentille ne fait plus partie du système dioptrique. L'aphakie peut être produite par des causes bien différentes dont les principales sont les suivantes : absence congénitale du cristallin (?); luxation spontanée suivie ou non de résorption; luxation traumatique dans l'humeur vitrée ou sous la conjonctive; luxation dans l'opération de la cataracte par abaissement; résorption du cristallin à la suite de discision traumatique ou par l'opération; expulsion accidentelle du cristallin à la suite de blessures; extraction dans l'opération de la cataracte.

L'œil privé de cristallin a en moins une puissance réfringente considérable et si cet œil était emmétrope auparavant, il est devenu hypermétrope de toute la force convergente qu'avait le cristallin. Or il résulte de nombreuses expériences qui se répètent chaque fois qu'on administre des verres à cataracte à un sujet opéré par extraction, et dont on avait mesuré la réfraction avant la maladie; il résulte, disons-nous, qu'il faut suppléer à la convergence du cristallin absent par des verres de 3″ de foyer, en général, afin que le foyer des rayons parallèles se fasse sur la rétine. Le cristallin représente donc à l'état physiologique une lentille idéale excessivement mince de 3″ de distance focale, placée immédiatement devant la cornée, et l'œil qui en est privé forme alors un système dioptrique extrêmement simple.

D'après les mensurations de la courbure de la cornée, faites avec beaucoup de soin, et la connaissance du coefficient de réfraction de l'humeur aqueuse et de l'humeur vitrée, Donders a pu démontrer que l'œil, avec une courbure régulière de la cornée, devrait avoir pour longueur de l'axe visuel $30^{mm},58$, afin, dans le cas d'absence du cristallin de réunir, en un foyer sur la rétine des rayons parallèles. Cet axe étant presque sans exception beaucoup plus court, l'œil aphakique doit être en général hypermétrope à un haut degré, d'autant plus qu'il l'était davantage avant l'opération. Mais si avant l'opération l'œil était myope, la myopie aura diminué de toute la force convergente du cristallin, c'est-à-dire de 1/3 environ ou $12^D,34$; d'où il résulte que si la myopie était très-forte, si elle égalait 1/3 par exemple, après la sortie du cristallin, l'œil verra à l'infini sans verre, c'est-à-dire infiniment mieux qu'avant d'avoir la cataracte; si la myopie était supérieure à 1/3, il pourra se faire, ainsi que cela s'est vu, que le malade ait besoin après l'opération de verres *concaves* pour voir de loin (1). Ces cas doivent être extrêmement rares, parce qu'un tel degré de myopie a dû entraîner des désordres du fond de l'œil tels, que l'opération de la cataracte, si elle est tentée, a un pronostic bien peu favorable et est généralement suivie d'insuccès.

Toutefois les degrés moyens de myopie donnent très-souvent de beaux succès, et alors le verre convexe nécessaire pour la vision de loin est assez faible. Donders a vu chez un vieillard, après l'opération de la cataracte, des verres de 1/8 être tout à fait suffisants, et dans un autre cas même, une femme âgée de trente-six ans pouvait, après

____

(1) Pour notre compte nous nous rappelons avoir vu deux cas où la myopie atteignait 22^D, c'est-à-dire environ $1/1^1/_2$.

l'opération et sans le secours d'aucun verre, voir beaucoup mieux, à de grandes distances, qu'auparavant, et lire avec des lunettes de 1/16. Nous connaissons une maîtresse de piano opérée de cataracte qui lit la musique avec des verres de 1/12 ou 3ᴰ.

Par contre, si le sujet était hypermétrope avant l'opération, il lui faudra, après l'extraction de la cataracte, des verres plus forts que pour l'emmétrope de toute la quantité exprimée par son hypermétropie.

Dans l'aphakie l'œil est réduit à un appareil lenticulaire inerte. Il a perdu la faculté d'accommoder pour les diverses distances et exige des lunettes différentes pour chacune d'elles. Quelques auteurs extrêmement recommandables ont soutenu, et quelques-uns soutiennent même aujourd'hui, qu'après l'opération de la cataracte il reste encore un certain degré d'accommodation. Cette opinion a été combattue par Donders qui a prouvé de la façon la plus péremptoire que dans l'aphakie il n'existe pas la plus petite trace d'accommodation, ainsi, du reste, qu'on était en droit de s'y attendre, d'après la connaissance du mécanisme de cette fonction. Il est bon de noter que si la pupille est très-étroite, l'œil jouera plus ou moins le rôle de chambre noire et pourra donner sur sa rétine l'image nette d'objets placés à diverses distances. Mais si la pupille est large, que l'iridectomie ait été faite en bas ou sur les côtés, la paupière sera impuissante à rétrécir l'ouverture pupillaire (comme cela a lieu au contraire avec l'iridectomie pratiquée en haut), et il se formera sur la rétine de larges cercles de diffusion qui rendront la vision moins distincte, même avec l'emploi de verres convenablement choisis. Dans ces cas le trou ou la fente sténopéique pourront rendre de grands services, au moins pour la vision de près.

Les symptômes de l'aphakie sont parfois assez peu accusés au premier coup d'œil. Toutefois, on observe alors une profondeur insolite de la chambre antérieure; un tremblement de l'iris qui accompagne les mouvements de la tête et des yeux; si, à l'éclairage latéral, on cherche à voir le reflet de la capsule cristallinienne, ou les fibres, ou les secteurs du cristallin, on n'y parvient pas, ce qui est une très-forte présomption d'aphakie, surtout chez les personnes d'un certain âge. Les images de Purkinge, fournies par le cristallin, donnent, par leur absence, une preuve décisive; enfin le degré d'hypermétropie survenue à la suite d'un coup ou d'une blessure de l'œil, l'abolition du pouvoir d'accommodation sont encore autant de preuves dont l'ensemble ne saurait jamais induire en erreur un observateur attentif.

Traitement de l'aphakie. — Le traitement de l'aphakie ne saurait avoir d'autre but que celui de restituer artificiellement à l'œil la force réfringente qui lui manque par suite de la disparition du cristallin. On a peu à compter, en effet, sur la régénération de cet organe, dont on a rapporté des exemples qui ne nous paraissent pas d'une authenticité et d'une véracité incontestables, et ce n'est que par le moyen de lunettes convexes qu'on peut remédier à cet état de la vue. Mais, avons-nous dit, l'œil aphakique est réduit à un appareil convergent inerte, il faudra donc autant de paires de lunettes qu'il y a de points de l'espace depuis l'infini jusqu'à 6 ou 8 pouces de l'œil? Heureusement non. Nous savons déjà qu'une distance de 5 ou 6 mètres peut être considérée comme infinie, et les lunettes qui serviront pour cette distance serviront pour tous les points plus éloignés. Pour les points situés en deçà de 5 mètres, ces mêmes lunettes serviront encore, en employant une petite manœuvre dont nous parlerons tout à l'heure; cependant il sera préférable d'avoir une seconde paire de lunettes pour lire et travailler de près d'une façon continue. Voyons comment on détermine ces lunettes.

Le malade étant assis devant les échelles typographiques bien éclairées, soit par la lumière du jour, soit avec une lumière artificielle projetée par un réflecteur qui cache cette dernière, on couvre l'œil sain soit avec la main homonyme du malade, soit avec un écran opaque placé dans la monture d'essai, puis on place devant l'œil aphakique un verre positif assez fort, un n° 8 ancien ou 5^{n} métrique, et si la vue est peu améliorée, on augmente successivement la force du verre jusqu'à ce que le sujet n'accuse plus d'amélioration. Le verre le plus fort avec lequel il verra le plus distinctement sera celui qui conviendra pour la vue de loin. Il faudra avoir soin de placer ce verre le plus près possible de l'œil dans la lunette d'essai. On notera alors l'acuité visuelle, et, si celle-ci est suffisamment bonne, on pourra immédiatement déterminer les verres destinés à voir de près. Cette détermination peut se faire de deux manières : par le calcul ou par l'essai direct. On peut employer la première et la contrôler par la seconde. Ce calcul se fait encore au moyen de la formule des lentilles ou de l'accommodation

$$\frac{1}{A} = \frac{1}{P} - \frac{1}{R}.$$

L'accommodation, ici, c'est la lentille convexe qu'il faut ajouter à l'œil pour ramener le point r en p. Avec $\frac{1}{R}$, l'œil voit à l'infini, c'est comme s'il était emmétrope; mais pour voir à la distance P, il devrait employer un effort d'accommodation égal à $\frac{1}{P}$, et comme cette dernière fonction n'existe pas, nous la remplaçons par une lentille équivalente. Comme la première lentille $\frac{1}{R}$, qui représente l'hypermétropie du sujet, était restée devant l'œil pour qu'il pût voir à l'infini, il s'ensuit que pour voir à la distance P il devra employer d'abord $\frac{1}{R}$, puis y ajouter $\frac{1}{P}$, et nous aurons, comme dans la formule d'accommodation de l'hypermétrope,

$$\frac{1}{A} = \frac{1}{P} - \left(-\frac{1}{R}\right) = \frac{1}{P} + \frac{1}{R}.$$

Prenons un exemple : un opéré de cataracte voit à l'infini avec un verre 1/3 ou $12^D,34$, avec quel verre verra-t-il à 12″ ou $0^m,32$? Pour voir à 12″, il devra ajouter à son œil déjà muni du verre 1/3 une force convergente exprimée par 1/12, soit

$$\frac{1}{3} + \frac{1}{12} = \frac{5}{12} = \frac{1}{2\,2/5}$$

ou, en dioptries,

$$12^D,34 + \frac{100}{32} = 15^D,46\,;$$

et de même pour toutes les autres distances. Inversement, si on connaît le verre avec lequel il voit à 12″, nous déterminerons celui qui fera voir à l'infini en retranchant de ce verre tout ce qu'il a fallu y ajouter pour voir à 12″, c'est-à-dire 1/12, et nous aurons ainsi,

$$\frac{1}{R} = \frac{1}{2\,2/5} - \frac{1}{12} = \frac{1}{3}$$

ou, en dioptries,

$$\frac{1}{R} = 15^D,46 - \frac{100}{32} = 12^D,34.$$

Il peut se présenter le cas de n'avoir sous la main qu'un seul verre convexe (dont on peut facilement déterminer la distance focale), et d'être obligé avec cela de calculer avec quel verre le malade verra à l'infini et à une distance donnée. Cela est très-facile. Supposons qu'avec un verre 1/2 le malade lise à 6″. Il aura donc ajouté au verre qui lui faisait voir à l'infini un verre exprimant la divergence ou l'accommodation pour 6″, c'est-à-dire 1/6 ; alors il suffira de retrancher 1/6 du verre 1/2 pour avoir la réponse demandée,

$$\frac{1}{2} - \frac{1}{6} = \frac{2}{6} = \frac{1}{3}$$

Ce qui, traduit en dioptries, donnerait :

$$18^{\mathrm{D}},51 - 6^{\mathrm{D}},17 = 12^{\mathrm{D}},34.$$

Prenons l'autre cas. Le sujet voit à 6″ avec 1/2. Quel verre lui faudra-t-il pour voir à 12″? Il est clair qu'il lui faudra :

$$\left(\frac{1}{2} - \frac{1}{6}\right) + \frac{1}{12} = \frac{1}{2} - \frac{1}{12} = \frac{5}{12} = \frac{1}{2\,^{2}/_{5}}.$$

expression dans laquelle (1/2 — 1/6) représente la force du verre servant à voir à l'infini, et 1/12 l'accommodation qui serait nécessaire pour voir à 12″, et qu'il faut alors ajouter à (1/2 — 1/6).

Si nous voulions faire cette détermination en dioptries, nous aurions :

$$(18^{\mathrm{D}},51 - 6^{\mathrm{D}},17) + 3^{\mathrm{D}},08 = 15^{\mathrm{D}},42.$$

Nous avons dit au commencement de ce paragraphe qu'avec deux paires de lunettes le malade aphakique pouvait voir à toutes les distances à partir de l'infini jusqu'au point que lui donnent ses lunettes les plus fortes, et cependant nous voyons que pour chaque distance nous avons besoin d'un verre distinct. Or l'industrie ne fabrique que des verres croissant régulièrement de 1/4 de pouce, dans les foyers forts, et de 1″/2 ou 1″ ou plusieurs pouces dans les foyers faibles; comment faire alors? A l'état normal, l'accommodation se charge d'adapter l'œil juste pour la distance voulue et sans que nous en ayons pour ainsi dire conscience; ici ce sera la main qui s'en chargera, et nous allons voir tout de suite par quel artifice.

Dans tout ce qui précède nous avons négligé la distance du verre à l'œil, distance qu'on désigne habituellement par x. Dans les longs foyers cette distance, qu'on peut évaluer à 1/2 pouce, est tout à fait négligeable; mais dans les foyers courts elle a une importance considérable, et ce sont précisément les variations de sa longueur qui permettront à l'œil aphakique de voir à diverses distances avec les mêmes lunettes.

Dans la figure 99, les lentilles A, B, C′C, etc., ont toutes leur foyer en O ; si nous supposons les distances OJ, OK, OL, etc., égales à 1, 2, 3 pouces, nous voyons qu'une lentille C, par exemple, placée en L, agit de la même façon sur les rayons lumineux parallèles qu'une autre lentille B′B

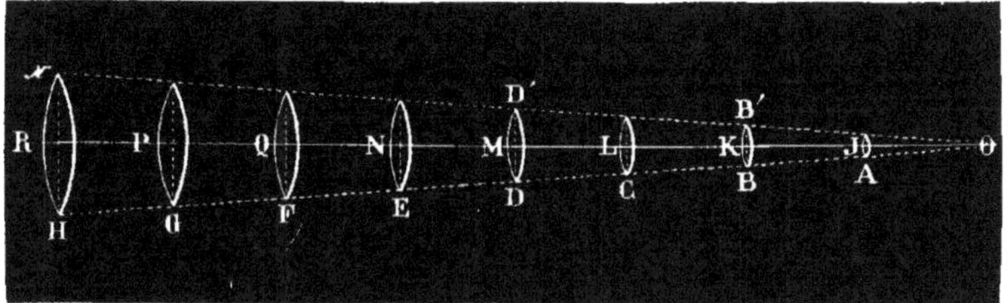

Fig. 99.

placée en K, qu'une autre A placée en J, qu'une autre Hx placée en R ; toutes en effet donnent à ces rayons parallèles une direction telle qu'ils viennent former leur foyer en O ; et cependant la force de ces lentilles, représentée par leur distance focale, est, en commençant par A, successivement décroissante :

$$\frac{1}{1}, \frac{1}{2}, \frac{1}{3}, \frac{1}{4}, \frac{1}{5}, \frac{1}{6}, \frac{1}{7}, \frac{1}{8}, \frac{1}{9}.$$

Il résulte de cela qu'une lentille 1/2 placée à 2″ de O fera le même effet qu'une lentille 1/1 placée à 1″ ; qu'une lentille 1/3 placée à 3″ ; qu'une lentille $\frac{1}{N}$ placée à N″. Si nous supposons la rétine au point O et que nous appliquions ce principe aux lunettes, nous voyons que leur distance de plus en plus grande de l'œil aura pour conséquence de pouvoir remplacer ces lentilles par d'autres de foyers plus longs et proportionnels à ces distances. Dès lors, leur puissance convergente augmentant, elles pourront suffire pour des rayons divergents, c'est-à-dire venant de points plus ou moins rapprochés. Il est vrai que dans la pratique la limite de leur déplacement n'est guère supérieure à 1″; mais si leur foyer est très-court aussi, ce faible déplacement sera suffisant pour en augmenter considérablement la puissance et leur permettre de servir pour la vision des objets rapprochés, ainsi que nous le prouverons bientôt par quelques exemples.

En effet, dans la position ordinaire des lunettes, celles-ci sont à environ 1/2 pouce de l'œil. Si leur foyer n'est que de quelques pouces, il en résulte que l'objet pourra venir depuis l'infini jusqu'au double de la distance focale de la lentille sans que le foyer ait parcouru plus de quelques pouces, et de foyer *principal* qu'il était, il est devenu foyer *conjugué.*

On comprendra aisément que plus la lentille sera convexe, moins il faudra la reculer pour que son effet convergent soit plus considérable et qu'elle puisse servir pour des distances de plus en plus rapprochées.

Dans le cas qui nous occupe, le foyer doit rester à une distance de la rétine toujours égale; mais la lentille, en s'éloignant de l'œil, entraînera avec elle son foyer principal, et le point où ce dernier se formait précédemment, et qui doit rester invariable, devient le foyer conjugué d'un autre point situé en deçà de l'infini.

D'après la formule des foyers conjugués, nous voyons que l'éloignement même très-faible de l'image du foyer principal correspondra à un rapprochement considérable de l'objet (1).

(1) Soient f la distance focale principale d'une lentille ; p, la distance

Si nous désignons par x' cet éloignement du foyer, ou de la lentille, ce qui est la même chose, p', de la formule ci-dessous, devient $f + x'$; y sera l'inconnue p, et nous aurons la nouvelle formule :

$$\frac{1}{f + x'} = \frac{1}{f} - \frac{1}{y};$$

d'où

$$\frac{1}{y} = \frac{1}{f} - \frac{1}{f + x'}.$$

Appliquons cette formule à quelques exemples numériques :

Une personne, pour voir à distance, a besoin de lunettes de $1/3\,^1/_2$ placées à $1/2$ pouce de l'œil ; ces lunettes étant placées à $1/2$ pouce plus loin, ce déplacement ou x' égalera $1/2$ et nous aurons :

$$\frac{1}{y} = \frac{1}{3\,^1/_2} - \frac{1}{3\,^1/_2 + {}^1/_2} = \frac{1}{3\,^1/_2} - \frac{1}{4} = \frac{2}{7} - \frac{1}{4} = \frac{1}{28},$$

de l'objet, et p' celle de son image ; toutes ces distances étant comptées à partir du centre optique de la lentille, on a la formule :

$$\frac{1}{p'} = \frac{1}{f} - \frac{1}{p}.$$

Si $p = \infty$, $\dfrac{1}{p} = o$.

Alors $p' = f$, et l'image est au foyer principal.

Mais si p, au lieu d'être à l'infini, est à une distance finie exprimée par $100\,f$, c'est-à-dire si l'objet est placé à 100 fois la distance focale principale,

$$\frac{1}{p'} = \frac{1}{f} - \frac{1}{100\,f} = \frac{99}{100\,f}$$

ou $p' = \dfrac{100}{99}\,f.$

Par conséquent, pour un rapprochement de l'objet depuis l'infini jusqu'à $100\,f$, le foyer n'a reculé que de $1/99$ de la distance focale.

c'est-à-dire que le sujet verra à 28″ au-devant de ses lunettes, soit à 29″ de ses yeux, ou, en dioptries,

$$y = 10^{\mathrm{D}}58 - 9^{\mathrm{D}}25 = 1^{\mathrm{D}}33 = 0^{\mathrm{m}},75.$$

Si les lunettes sont éloignées de 1″ de leur position initiale, la distance de p devient :

$$\frac{1}{y} = \frac{1}{3\,^{1}/_{2}} - \frac{1}{3\,^{1}/_{2} + 1} = \frac{1}{3\,^{1}/_{2}} - \frac{1}{4\,^{1}/_{2}} = \frac{2}{7} - \frac{2}{9} = \frac{4}{63} = 15''\,3/4,$$

c'est-à-dire que le sujet a le point de la vision distincte à 15″ 3/4 de ses lunettes ou à 17″ 1/4 de son œil, puisque les verres en sont éloignés de 1″ $^{1}/_{2}$.

La transformation en dioptries donnerait :

$$y = 10^{\mathrm{D}}58 - 8^{\mathrm{D}}23 = 2^{\mathrm{D}}35 = 0^{\mathrm{m}},42.$$

Si des verres de 1/3 placés à 1/2 pouce de l'œil sont nécessaires pour la vision à distance, en mettant les verres à 1″, le point de la vision distincte sera donné par la même formule que précédemment :

$$\frac{1}{y} = \frac{1}{3} - \frac{1}{3\,^{1}/_{2}} = \frac{1}{3} - \frac{2}{7} = \frac{1}{21},$$

et ce point sera à 21″ + 1″, soit à 22″ de l'œil. En mettant ces mêmes lunettes à 1″ 1/2 de l'œil, le point de la vision distincte serait à 13″ 1/2, et, à cette distance, on peut lire facilement des caractères moyens, si l'acuité visuelle est assez bonne.

Les développements assez étendus que nous venons de donner sortent peut-être un peu de l'esprit élémentaire de cet ouvrage, mais la formule des foyers conjugués et celle des foyers virtuels des lentilles biconvexes sont si simples et si fécondes en applications pratiques que nous ne pouvons même nous dispenser d'ajouter sur ce sujet deux paragraphes spéciaux dont on pourra, si l'on veut, omettre la lecture et prendre seulement les conclusions si l'on ne tient pas à entrer dans des discussions mathématiques.

§ 4. — Influence de l'éloignement et du rapprochement des verres convexes de l'œil sur la vision.

On dit dans les traités qu'en *éloignant les verres convexes de l'œil on augmente leur puissance, qu'en les rapprochant on la diminue*, et les exemples que nous avons cités tout à l'heure semblent à l'appui de cette assertion. Mais si la chose est incontestable et incontestée lorsqu'il s'agit de rayons parallèles, en est-il de même pour les rayons divergents, c'est-à-dire venant d'un point situé à une distance finie? Jusqu'ici cette question avait été négligée par les ophthalmologistes, et bien que ce fût une démonstration de physique élémentaire, les auteurs s'étaient abstenus d'en parler. Dans un mémoire intitulé *Sull' influenza dell' allontanamento delle lenti positive dall' occhio*, publié dans les *Annali di Ottalmologia*, décembre 1877, le docteur Levi a appelé l'attention sur ce sujet et déterminé les cas dans lesquels la loi ci-dessus est applicable et ceux dans lesquels elle cesse de l'être. Nous avons le regret de dire dès à présent que ces recherches ont peu ou point d'applications pratiques. Plus loin nous verrons pour quelles raisons, et nous tacherons d'expliquer ce qui semble un paradoxe pour l'auteur que nous avons cité, à savoir pourquoi les faits de la pratique sont en contradiction formelle avec la théorie. Bien que l'ophthalmologie se fonde sur des propositions mathématiques invariables, il ne faut pas oublier que dans l'œil nous devons considérer un appareil *mécanique*, destiné à former sur la rétine une image nette des objets extérieurs, et un appareil *organique* ou nerveux qui permet à l'individu de percevoir cette image. Or nous avons déjà vu qu'une image moins nette et plus grande est mieux perçue qu'une autre plus nette et beaucoup plus petite, et c'est ce fait qui nous donnera l'explication d'un certain nombre de phénomènes que les seules lois mathématiques seraient impuissantes à expliquer et que les lumières d'une saine physiologie peuvent seules éclairer. Il est juste cependant de savoir gré à M. Levi d'avoir soulevé la question qui nous occupe et d'avoir appelé l'attention des ophthalmologistes sur un point qui a exigé de nouvelles recherches bien qu'il s'appuyât sur une donnée positive.

Lorsque l'œil est privé de cristallin, il faut généralement remplacer cette lentille par un verre convexe d'une assez grande puissance, c'est-à-dire d'un foyer assez court, pour que les rayons parallèles aillent former leur foyer sur la rétine. Dans ce cas, si l'œil était emmétrope, il faut généralement une lentille de 3″ ou 81 millimètres de foyer, placée à 20 millimètres de l'œil. Si l'œil n'avait aucune puissance réfringente, les rayons parallèles traversant cette lentille iraient former leur foyer à 81 millimètres derrière la lentille, or nous savons que le diamètre antéro-postérieur de l'œil est de 27 millimètres environ. Si nous ajoutons à cette quantité 20 millimètres pour la distance du verre à la cornée, nous voyons que la rétine se trouve à 47 millimètres de la lentille, et si l'image des objets lointains se forme sur cette membrane, c'est que les milieux de l'œil ont une puissance réfringente égale à celle qui est nécessaire pour ramener le foyer de la lentille de 81 à 47 millimètres, en tenant compte toutefois de la distance qui sépare la cornée du verre. L'œil aphakique étant dépourvu d'accommodation, sa puissance réfringente restera toujours la même; il lui manquera donc toujours aussi l'effet convergent de la lentille de 3″ et il faudra, pour que l'image d'un objet se forme sur la rétine, que les rayons qui en partent arrivent toujours avec la même convergence, quelle que soit la distance de ce dernier.

Nous avons vu dans la note précédente que le transport de l'objet depuis l'infini jusqu'à 100 fois la distance focale de la lentille ne fait reculer le foyer conjugué de cet objet que de 1/99 de la longueur focale de la lentille; les rayons venant de ce point peuvent donc être considérés comme parallèles.

Mais, pour des distances de plus en plus rapprochées, l'éloignement du foyer conjugué devient aussi de plus en plus considérable. Enfin lorsque l'objet se trouve au double de la distance focale de la lentille, son foyer conjugué est à la même distance du côté opposé.

Si l'objet continue à se rapprocher du foyer antérieur, il aura son foyer conjugué à des distances de plus en plus considérables, et dans un rapport inverse à celui que nous avons vu tout à l'heure, et qui a fait donner leur nom aux foyers conjugués (mot qui signifie, liés, unis, l'un à l'autre); c'est ainsi que l'objet éloigné du foyer de 1/99 de la distance focale de la lentille aura son foyer conjugué de l'autre côté à 100 fois cette même longueur focale. La différence deviendra de moins en moins grande à mesure que l'objet se rapprochera du point situé au double de la distance focale de la lentille.

Des exemples numériques feront mieux saisir cette proposition.

Supposons qu'un œil aphakique A (fig. 100), ait besoin de rayons convergents tels qu'ils aillent former leur foyer au point f'' situé derrière l'œil à 6 centimètres de la cornée. Nous savons que les rayons parallèles convergeront vers ce point, s'ils traversent une lentille de 6 centimètres de rayon de courbure appliquée en F immédiatement contre la cornée.

Si on place la lentille en B, à 2 centimètres de la cornée sa longueur focale devra être augmentée de 2 centimètres, et par suite sa force sera diminuée d'autant; il en sera de même pour n'importe quelle distance, pourvu que les rayons incidents soient toujours parallèles. Ceci est élémentaire.

Mais si l'objet, au lieu d'être placé à l'infini, est en f', à 30 centimètres de f'', qu'arrivera-t-il? Cet objet enverra des rayons divergents qui devront aussi, après leur réfraction à travers une lentille se diriger vers f'' pour avoir l'incidence nécessaire à la formation de l'image sur la rétine.

Si nous voulons placer cette lentille contre la cornée, comme f' est à 24 centimètres de l'œil, le verre devra d'abord avoir l'effet d'une lentille de 24 centimètres de foyer, c'est-à-dire $4^{\mathrm{D}},16$ de puissance, pour rendre parallèles les rayons venant de ce point, puis encore $16^{\mathrm{D}},66$ de puissance convergente, correspondant à une lentille de

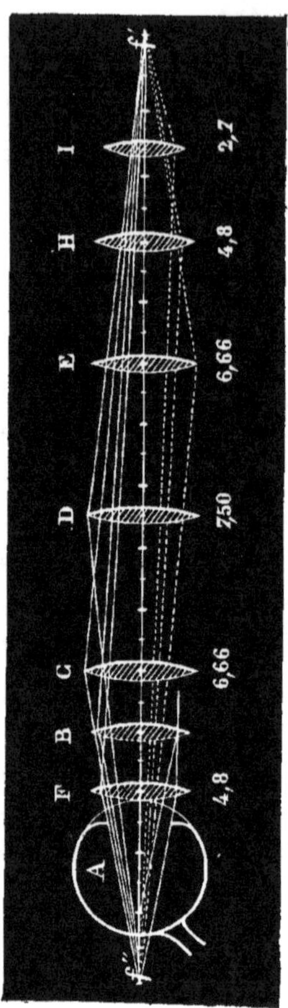

Fig. 100.

6 centimètres de foyer, puisque f'' est à 6 centimètres de F, pour donner à ces rayons la direction Ff''; c'est-à-dire que la force totale de la lentille sera, en fractions ordinaires,

$$\frac{1}{6} + \frac{1}{24} = \frac{5}{24} = \frac{1}{4,8}$$

ou, en dioptries,

$$4^{\mathrm{D}},16 + 16^{\mathrm{D}},66 = 20\ ,82 = 4^{\mathrm{cent}}, 8$$

et sa distance focale $4^{\mathrm{cent}},8$, au lieu de 6 centimètres que nous avions précédemment pour les rayons parallèles. Cela revient tout simplement à chercher la lentille qui, placée en F, aurait ses foyers conjugués en f' et f''. Appelons F la longueur focale de la lentille cherchée, f' la distance Ff'; f'' la distance Ff''. Le rapport connu $\dfrac{1}{f'} = \dfrac{1}{F} - \dfrac{1}{f''}$ qui existe pour les foyers conjugués entre les valeurs F, f', f'' nous donne les formules :

$$(1)\ F = \frac{f'f''}{f'+f''} \quad (2)\ f' = \frac{Ff''}{f''-F} \quad (3)\ f'' = \frac{Ff'}{f'-F}.$$

Remplaçons dans la formule (1) les lettres par leur valeur dans l'exemple que nous avons choisi, nous avons :

$$F = \frac{24 \times 6}{24 + 6} = \frac{144}{30} = 4.8$$

valeur égale à celle que nous avons trouvée tout à l'heure, pour la lentille F, par une autre méthode moins mathématique.

La distance de l'œil à l'objet restant toujours la même, voyons quelles lentilles seront nécessaires si on les place à des distances de plus en plus grandes de l'œil.

Supposons d'abord cette lentille en C, à 10 centimètres de f'', et par conséquent à 20 centimètres de f', puisque $f'f'' = 30$ centimètres.

Sa longueur focale sera

$$F = \frac{20 \times 10}{20 + 10} = \frac{200}{30} = 6.66$$

c'est-à-dire que la lentille sera moins forte que tout à l'heure lorsqu'elle était en F.

Éloignons-la encore; plaçons-la en D, au milieu de $f'f''$, c'est-à-dire à 15 centimètres de f' et de f''.

Nous savons que sa longueur focale égale le quart de la longueur $f'f''$ comme l'indique du reste le calcul :

$$F = \frac{15 \times 15}{15 + 15} = \frac{225}{30} = 7.50$$

et cette lentille sera encore plus faible que la précédente. Il est clair que la même démonstration pourrait se faire pour tous les points compris entre F et D et que la longueur focale des lentilles placées dans ces points serait progressivement croissante depuis F jusqu'à D. De plus c'est à ce dernier point que correspond la longueur focale maximum de la lentille ayant pour foyers conjugués les points f' et f'', et par suite le minimum de réfringence nécessaire.

Si nous continuons à éloigner la lentille, l'objet se trouvera placé entre son foyer et le double de sa distance focale, et alors les choses vont entièrement changer.

Plaçons-la en E, à 10 centimètres de f'.

Nous avons alors pour sa valeur.

$$F = \frac{10 \times 20}{10 + 20} = \frac{200}{30} = 6.66.$$

Continuons encore de l'éloigner; plaçons-la en II, à 6 centimètres de f' : alors

$$F = \frac{6 \times 24}{6 + 24} = \frac{144}{30} = 4.8.$$

Plus nous l'éloignerons de l'œil, plus sa force devra être grande, car si nous la plaçons en I, à 3 centimètres de f', nous aurons :

$$F = \frac{3 \times 27}{3 + 27} = \frac{81}{30} = 2.7$$

et le point f' sera toujours à une distance moindre du double de la longueur focale de la lentille.

De toutes ces démonstrations résultent les lois suivantes qu'il est très-facile de démontrer expérimentalement au moyen d'une lentille convexe, d'une bougie et d'un écran.

1re Loi. *Étant donnés un objet et son image placés aux foyers conjugués d'une lentille biconvexe, celle-ci devra être moins forte à mesure qu'elle se rapprochera du milieu de la distance qui sépare l'objet de son image, c'est-à-dire tant que l'objet sera à une distance supérieure au double de la distance focale de la lentille (F, B, C, D, de la figure 101). Par suite, l'effet convergent d'une lentille d'un foyer donné augmentera à mesure qu'on éloignera celle-ci de l'œil, l'objet restant au delà du double de la distance focale.*

2e Loi. *Toutes les fois qu'un objet sera placé entre le foyer principal et le double de la distance focale d'une lentille biconvexe, l'éloignement de cette dernière du foyer conjugué de l'objet en* DIMINUERA *la puissance et cette lentille devra être d'autant plus forte qu'elle sera plus rapprochée de l'objet. Cette loi est l'inverse de la précédente.*

§ 5. — **Discussion de la formule des foyers conjugués. Applications pratiques.**

La démonstration mathématique générale des lois précédentes est tout à fait élémentaire : dans la formule des foyers conjugués $F = \frac{f'f''}{f'+f''}$, le dénominateur $f' + f''$ reste toujours le même, quelle que soit la position de la lentille, tandis que $f'f''$, le numérateur de la fraction, change avec chaque position. Or, on sait que le produit maximum de ces deux quantités f', f'', a lieu lorsque f' égale f''. Alors, si f' est plus grand ou plus petit que f'', leur produit sera inférieur au premier, et d'autant plus petit que l'une de ces quantités surpassera l'autre davantage. Le produit minimum aura lieu lorsque f' ou f'' égalera 1. Or il est évident que lorsque f' égalera f'' la lentille sera à égale distance du foyer et de l'image, et on sait qu'alors sa longueur focale est égale à $\frac{f'+f''}{4}$. Le dénominateur de la formule ci-dessus restant constant, le numérateur étant maximum lorsque $f'=f''$, le quotient, ou F, sera maximum aussi et égalera $\frac{f'^2}{4} = \frac{f'}{2}$. Mais alors la lentille aura la longueur focale maximum et sera par conséquent la plus faible possible qui ait ses foyers conjugués en f' et f''. Elle sera placée au double de la distance focale. En deçà et au delà de ce point le numérateur deviendra plus faible et par suite le quotient plus petit, d'où la lentille plus forte. Par conséquent l'éloignement de la lentille du milieu de $f' + f''$, soit vers l'objet, soit vers l'image, aura pour effet d'exiger une longueur focale plus courte et une force convergente plus grande.

Toutefois il faut bien dire qu'en pratique, et si peu que l'accommodation soit conservée, l'éloignement ou le rapprochement des lunettes pour voir de près n'a aucune importance, car le sujet y supplée par l'éloignement ou le rapprochement de la tête ou de l'objet qui est rarement à une distance absolument fixe et invariable.

Quant au rapprochement du verre de l'œil pour en augmenter la force, lorsque l'objet est entre le foyer et le double de la distance focale du verre, il est bien peu de sujets qui puissent l'utiliser. En effet cela suppose un très-haut degré de presbytie ou d'hypermetropie, car dans la vision de près l'objet est habituellement compris entre 12″ ou 32 centim. et 8″ ou 21 cent. Il faut alors, pour utiliser cette propriété des lentilles, que l'on fasse usage de verres compris entre les numéros 6 et 11 anciens pour voir à 12″ et 4 et 7 pour voir à 8″, ce qui, traduit en dioptries, donne pour les premiers numéros 6^D, 17 à 3^D, 36 et pour les seconds 9^D, 26 à 5^D, 28. Si peu que l'accommodation existe, elle suppléera au rapprochement du verre, car nous allons démontrer par un exemple numérique qu'il suffira d'un bien faible effort.

Supposons qu'un individu se serve d'un verre de 5^D, ou 20 cent. de distance focale, appliqué à 3 cent. de la cornée, pour voir à 32 cent. Son hypermétropie sera égale à la distance du foyer conjugué ou à 2^D environ; car

$$f'' = \frac{20 \times 32}{32 - 20} = \frac{640}{12} = 53^{\text{cent}},33.$$

Maintenant voyons quelle augmentation de force subira la lentille si on la rapproche de 3 cent. de la cornée. Sa longueur focale nous est donnée par

$$F = \frac{(32 + 3)\,(53,33 - 3)}{(32 + 3) + (53,33 - 3)} = 20^{\text{cent}},64.$$

La différence de longueur focale des deux lentilles placées l'une contre la cornée, l'autre à 3 cent. de cette membrane, n'est donc que de 0, cent. 64, ce qui donne en dioptries:

$$\frac{100}{20} - \frac{100}{20,64} = 0^D,16.$$

soit à peu près 1/6 de dioptrie qui est une quantité presque insignifiante.

En supposant l'acommodation abolie, le cercle de diffusion que formerait l'image sur la rétine serait si petit qu'il ne gênerait en rien la netteté de la vision. Du reste, il y aurait toujours la ressource d'éloigner un peu l'objet ou l'œil pour remplacer ce 1/6 d'accommodation.

Si au lieu d'employer un verre de 5^D on se servait d'une lentille de 3^D, 36 pour voir à 32 cent. du verre et qu'on la rapprochât ensuite de 3 cent. de l'œil, elle se trouverait à 35 cent. de l'objet et n'augmenterait plus que de 0^D, 27, soit à peu près 1/4 de dioptrie. On le démontrerait par le même calcul que précédemment.

Tout ce que nous venons de dire est relatif à la formation de l'image la plus nette possible ; mais si nous cherchons à l'aide du calcul ou de l'expérience à mesurer cette image, nous voyons que ses dimensions augmentent considérablement pour une faible diminution de netteté, ce qui la rend plus apte à être perçue. Quelle que soit la situation de l'objet, l'éloignement de la lentille de l'œil aura pour effet de rapprocher de la cornée le point nodal postérieur et par suite d'agrandir l'image rétinienne. Voilà pourquoi les sujets en général préfèrent tenir leurs lunettes convexes éloignées lorsqu'elles sont insuffisantes, au risque de diminuer la netteté des images pour en augmenter les dimensions. C'est, croyons-nous, la seule raison que l'on puisse invoquer et un argument puissant en faveur du désaccord entre la théorie et la pratique, désaccord dont M. Levi demande l'explication à la fin de son mémoire.

Les déductions pratiques que nous tirerons des propriétés des foyers conjugués et des lois précédemment énoncées, sont les suivantes : 1° Toutes les fois qu'on essaiera des verres forts, principalement chez les opérés de cataracte, pour voir des objets situés à l'infini ou à une distance supérieure au double de la distance focale de ces verres, si l'éloignement des lunettes de l'œil améliore la vision, c'est qu'elles ne sont pas assez fortes ; si, au contraire, c'est leur rapprochement de l'œil qui produit cet effet, c'est qu'elles sont trop fortes. 2° Étant donné un verre pour voir à une certaine distance, toujours supérieure au double de sa longueur focale, l'éloignement du verre de l'œil permettra de voir à une plus courte distance ; son rapprochement à une plus grande. 3° Lorsqu'on emploie des verres convexes forts dans les hauts degrés d'hypermétropie ou de presbyopie, pour voir de près, si l'objet est situé entre le foyer et le double de la distance focale, le rapprochement du verre de l'œil quoique augmentant sa force, et par suite la netteté de l'image, pourra avantageusement être remplacé par l'éloignement de l'objet de l'œil ou par celui de la lentille qui augmentera les dimensions de cette image.

Un dernier cas à considérer, et c'est le plus fréquent, est celui dans lequel l'objet est situé entre la lentille et le foyer principal. Cela arrive toutes les fois que pour voir à une distance f' on emploie des verres d'un foyer supérieur à f', comme dans l'hypermétropie et la presbyopie peu avancée. Alors la lentille convergente joue le rôle de *loupe*, et, comme telle, donne des images virtuelles droites et agrandies. On se fait souvent une idée fausse de la loupe, parce qu'elle donne des rayons émergents divergents, on serait tenté de croire que, dans ce cas, la lentille perd ses propriétés convergentes. Il n'en est rien cependant. Quel que soit le point où l'objet soit placé par rapport à la lentille, qu'il soit à l'infini, ou bien tout près du verre, les propriétés convergentes de celle-ci restent absolument égales. Seulement si la divergence des rayons incidents est plus grande que la force convergente de la lentille, les rayons émergents conservent encore une divergence égale à la différence de ces deux quantités. Ce point d'optique très-important peut se démontrer très-facilement par la géométrie, qui a l'avantage de rendre le phénomène visible, pour ainsi dire, à mesure que se fait la démonstration.

Soit une lentille L (fig. 101) dont l'axe principal est x y et qui a son foyer principal en F. Nous savons que d'après les propriétés des lentilles biconvexes les rayons lumineux partant de F sortiront parallèles à l'axe principal, et que le rayon F D, par exemple, au lieu de suivre la direction D c, qui en est le prolongement, prendra la direction D f; il sera donc dévié de la quantité mesurée par l'angle c D f, qui exprimera la force convergente de la lentille ; mais cet angle est égal à l'angle D F O puisque f D est parallèle à l'axe $x\,y$,

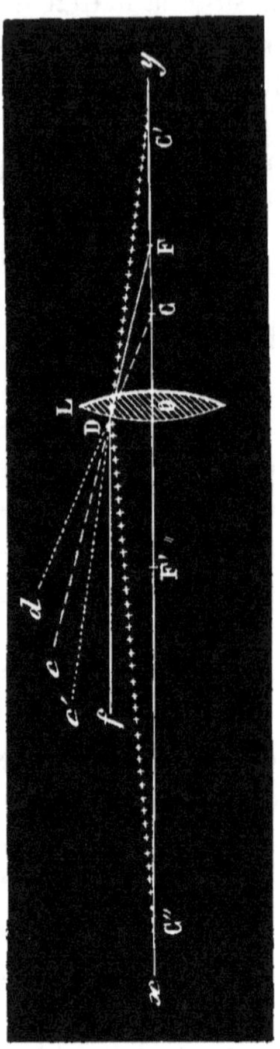

Fig. 101.

on peut donc les prendre indifféremment l'un pour l'autre. Prenons maintenant un point C, entre la lentille et son foyer principal. Le rayon C D, s'il n'était pas réfracté prendrait la direction D d et son angle de divergence (1) D C O serait égal à l'angle d D f. Pour que le rayon réfracté D d prît la direction D f et sortît parallèle, il faudrait que la lentille eût son foyer en C, c'est-à-dire que sa distance focale fût plus courte. Comme la convergence est proportionnelle à la courbure, il s'ensuit que le rayon réfracté venant de C n'atteindra pas le parallélisme et suivra la direction D c. Il sera donc divergent de la quantité mesurée par l'angle c D f et son prolongement coupe l'axe principal en F. Pour que cela ait lieu, il faut que le point C soit au milieu de O F. Le triangle C D F peut être considéré comme isocèle, car C D diffère fort peu de C O et égale par

suite C F. Les angles opposés à ces côtés sont aussi égaux : C D F = D F C. Mais D F C = c D f, et C D F = d D c comme opposés par le sommet, dès lors d D c = c D f,

(1) Cette expression d'*angle de divergence* employée ici, n'est peut-être pas bien exacte, mais elle a l'avantage de simplifier beaucoup les démonstrations tout en n'altérant en rien la vérité mathématique.

et l'angle de divergence est égal à $d\,\mathrm{D}\,f$ diminué de l'angle $c\,\mathrm{D}\,f$ qui exprime la puissance convergente de la lentille L. Ceci démontre qu'une lentille biconvexe a la même propriété convergente sur les rayons qui partent de son foyer et sur ceux qui viennent du milieu de la distance focale. La même chose a lieu pour tous les points situés entre la lentille et le foyer. Plus le point C se rapprochera de F, plus petit sera l'angle de divergence; car nous aurons toujours à retrancher une quantité invariable $c\,\mathrm{D}\,f$ de l'angle de divergence du point C. Au contraire, plus ce point se rapprochera de la lentille, plus son angle de divergence sera grand, et plus le rayon $c\,\mathrm{D}$ s'écartera de $\mathrm{D}\,f$, mais toujours d'une quantité égale à la différence des deux angles.

Enfin, si le point C est situé entre le foyer F et l'infini, en C′ par exemple, l'angle de divergence $\mathrm{D}\,\mathrm{C}'\,\mathrm{F}$ est plus petit que l'angle convergent $c\,\mathrm{D}\,f$ de la lentille. Dès lors celle-ci fera subir au rayon $\mathrm{C}'\,c'$ une déviation vers l'axe $x\,y$ qui dépassera le parallélisme de la quantité $f\,\mathrm{D}\,\mathrm{C}''$ égale à la différence de $c\,\mathrm{D}\,f$ avec $c'\,\mathrm{D}\,f$. Le rayon réfracté sera donc maintenant convergent, d'autant plus que C′ se rapprochera davantage de l'infini, cas dans lequel le rayon incident sera parallèle à l'axe et viendra former son foyer au second foyer principal de la lentille, en F′.

La puissance convergente des lentilles biconvexes étant en raison inverse de leur distance focale, si le foyer est en C, par exemple, distant de la lentille de 4 pouces, nous pouvons exprimer la force de cette lentille par 1/4 puisque la lentille d'un foyer double, ou 8″, aura pour expression 1/8, qui est la moitié de 1/4, et ainsi de suite. Si l'objet est placé en C à 4 pouces d'une lentille L de 8 pouces de rayon de courbure, nous savons que le rayon C D prolongé vers l'axe après sa sortie de la lentille rencontrait celui-ci en F, c'est donc là que se forme l'image virtuelle du point C, ce qui veut dire qu'il reste au rayon $c\,\mathrm{D}$ une divergence qui serait corrigée par une autre lentille ayant pour longueur focale O F, ou 1/8, c'est-à-dire égale à la première. Nous pouvons donc établir le rapport arithmétique :

$$\frac{1}{8} = \frac{1}{4} - \frac{1}{8}$$

ou, d'une manière générale, en désignant par F la distance focale de la lentille employée, f' la distance de l'objet et f'' la distance de l'image virtuelle (soit la longueur focale de la lentille qu'il faudrait ajouter pour avoir le parallélisme des rayons émergents) :

$$\frac{1}{f''} = \frac{1}{f'} - \frac{1}{F}$$

qui n'est autre que la formule de l'accommodation dans laquelle $\frac{1}{f''}$ représente $\frac{1}{A}$, $\frac{1}{f'}$ représente $\frac{1}{P'}$, et $\frac{1}{F}$ représente $\frac{1}{R}$ ou la puissance réfringente de l'œil que nous remplaçons ici par une lentille.

De ce rapport on tire algébriquement la valeur de F, f', f'', lorsqu'on connaît deux de ces valeurs, au moyen des trois formules suivantes :

$$(1)\ F = \frac{f'f''}{f'' - f'} \quad (2)\ f' = \frac{Ff''}{f'' + F} \quad (3)\ f'' = \frac{Ff'}{F - f'}$$

et qui peuvent nous servir pour tous les calculs relatifs aux foyers virtuels des lentilles biconvexes.

Pour les foyers réels la distance du verre à l'œil avait une grande importance, car elle influait sur la direction des rayons émergents et sur leur réunion à une distance plus ou moins grande de la rétine, de sorte que, le verre et l'objet restant fixes, le mouvement de l'œil en avant ou en arrière suffisait pour approcher ou pour éloigner de la rétine le foyer conjugué de l'objet, et par suite son image.

Pour les foyers virtuels, le verre et l'objet restant fixes, l'image virtuelle se formera toujours à la même distance de la lentille, et, plus l'œil s'éloignera, moins il aura besoin d'accommodation pour voir l'objet, qui paraîtra ainsi à une plus grande distance; plus il se rapprochera, plus aussi l'image virtuelle paraîtra rapprochée et demandera, pour être vue, un plus grand effort d'accommodation. Il serait donc inutile d'éloigner les lunettes de l'œil ou plutôt d'éloigner l'œil des lunettes, si celles-ci devaient rester à une distance constante de l'objet, parce que cela diminuerait l'étendue du champ visuel corrigé par les verres, et que l'image virtuelle ne paraîtrait qu'à 3 ou 4 centimètres plus éloignée, ce qui est insignifiant et sans aucune importance.

Mais, si l'œil restant fixe, le verre se rapproche ou s'éloigne de l'objet, même d'une très-petite quantité, il pourra y avoir une différence très-notable sur l'éloignement de l'image virtuelle.

Soit, par exemple, un objet placé à 8″ d'une lentille dont la longueur focale est de 16″. Nous savons que l'image virtuelle sera à 16″ et demandera, pour être vue distinctement, 1/16 d'accommodation; si nous transportons l'objet à 16″, c'est-à-dire au foyer de la lentille, son image sera déjà à l'infini, les rayons qui en partiront tomberont parallèles sur l'œil et ce dernier n'aura plus besoin d'accommoder. Si, au lieu de placer l'objet à 16″ de la lentille, nous le plaçons à 12″, l'accommodation nécessaire pour le voir distinctement (toujours avec un œil emmétrope, bien entendu) sera donnée par l'égalité arithmétique :

$$\frac{1}{A} = \frac{1}{12} - \frac{1}{16} = \frac{1}{48}$$

c'est-à-dire que l'image virtuelle sera à 48″ de la lentille et n'exigera plus que 1/48 d'accommodation. La formule $f'' = \frac{F f'}{F - f'}$ donnerait évidemment le même résultat :

$$f'' = \frac{16 \times 12}{16 - 12} = \frac{192}{4} = 48.$$

Un éloignement de l'objet de 4″ a donc suffi pour éloigner l'image virtuelle de 16″ à 48″.

Si l'objet était placé plus près du verre que 8″, la différence entre la distance de l'objet et celle de son image virtuelle serait beaucoup moins sensible : soit, par exemple, à 6″. Alors

$$f'' = \frac{16 \times 6}{16 - 6} = \frac{96}{10} = 9'',6$$

et l'image virtuelle n'est plus qu'à 9″,6 ce qui exige un effort d'accommodation égal à 1/9,6. Plus l'objet se rapprocherait de la lentille, plus la différence de distance de l'objet et de son image virtuelle deviendrait faible.

Pour la même raison, si une lentille d'une longueur focale F fait voir un objet, éloigné de la lentille d'une distance f', en f'', c'est-à-dire plus loin, et que l'on veuille éloigner de l'œil cette lentille d'une distance d, pour que l'image virtuelle reste à la même distance de l'œil, il faudra que la longueur focale du verre soit

$$F = \frac{(f' - d)(f'' - d)}{(f'' - d) - (f' - d)} = \frac{(f' - d)(f'' - d)}{f'' - f'};$$

et comme dans le premier cas elle était de

$$F = \frac{f'f''}{f'' - f'}$$

il est bien évident que le numérateur de la seconde fraction est plus petit que celui de la première, puisque ses deux facteurs sont diminués de la quantité d, et par suite son quotient est plus petit que le premier. Donc la lentille doit être plus forte pour que l'image virtuelle reste à la même distance, et si on ne change pas le verre et qu'on se contente de l'éloigner, l'image virtuelle s'éloignera aussi et il faudra que l'objet ait des dimensions suffisantes pour être distingué nettement. Mais, comme nous l'avons déjà dit et démontré par des exemples numériques, il sera toujours inutile d'éloigner de l'œil la lentille biconvexe agissant comme loupe ; si on a besoin de produire le même effet, il sera de beaucoup préférable d'éloigner la tête ou l'objet, et, si celui-ci est trop petit, il faudra prendre un verre plus fort. Citons encore à l'appui de cette assertion un dernier exemple.

Un individu avec un verre $+ 16$ voit un objet distant de $6''$ comme s'il était au lieu qu'occupe son image virtuelle, c'est-à-dire à $9''6$, car

$$f'' = \frac{16 \times 6}{16 - 6} = \frac{96}{10} = 9'',6.$$

Maintenant si cet individu veut se servir d'un verre $+ 20$ et avoir toujours l'image virtuelle à $9'',6$, il devra placer l'objet à la distance donnée par la formule :

$$f' = \frac{20 \times 9,6}{20 + 9,6} = 6'',48,$$

c'est-à-dire à $6'',48$ de la lentille. Tout à l'heure il employait $1/9,6$ d'accommodation pour voir l'objet distinctement, maintenant il sera obligé d'employer :

$$\frac{1}{9,6} + \left(\frac{1}{16} - \frac{1}{20} \right) = \frac{1}{8,57},$$

c'est-à-dire une quantité plus forte de la différence des deux verres $1/16$ et $1/20$, et qui devra être fournie par son accommodation, les dimensions de l'objet ne permettant pas de le voir à une plus grande distance.

Il résulte des longs développements dans lesquels nous sommes entré que seulement l'aphakique, ou l'hypermétrope à un très-haut degré, ou le presbyope dans les mêmes conditions, pourront profiter des propriétés des lentilles convexes relatives à leur rapprochement ou à leur éloigne=

ment de l'œil, que nous avons mentionnées, mais ce sera surtout l'aphakique, employant un fort numéro convexe, qui pourra tirer un grand parti de l'éloignement des lunettes de l'œil pour voir distinctement à diverses distances. Cet individu n'aura donc besoin que de deux paires de lunettes, l'une pour voir à 10″ et l'autre pour voir à l'infini. En éloignant les secondes il verra jusqu'à 15 ou 20 pouces, en approchant les premières il verra également jusqu'à cette distance, et, de plus, en les éloignant, il verra à une distance inférieure à 8″, ce qui sera tout à fait suffisant pour tous ses besoins. Il devra s'habituer à adapter lui-même ses lunettes pour différentes distances et à remplacer par ce moyen l'accommodation dont il est dépourvu.

Quand on procédera à la détermination des verres, après l'opération de la cataracte, il ne sera pas nécessaire de les changer chaque fois; il suffira de les rapprocher ou de les éloigner un peu de l'œil pour savoir immédiatement s'ils sont trop forts ou trop faibles et agir en conséquence. Toutefois il ne faut pas oublier que l'éloignement du verre de l'œil augmente les dimensions de l'image rétinienne, et qu'il peut arriver que le malade préfère un verre plus faible que celui qui convient à l'état réfringent de son œil. Avec des malades intelligents on arrive très-vite à une détermination exacte si l'acuité visuelle est bonne et s'il n'y a pas de complications, l'astigmatisme, par exemple, comme on l'observe fréquemment. Dans ce cas on ajoute au verre sphérique un verre cylindrique comme nous l'indiquerons un peu plus loin en parlant de l'astigmatisme.

Le préjugé qui consiste à faire les lunettes à cataracte rondes et très-grandes n'a aucune raison d'être, et si le client les désire ovales, comme les lunettes ordinaires, l'opticien ne doit pas s'y opposer, mais, dans la monture des verres, il doit observer les règles que nous avons données à cet égard dans un paragraphe spécial, et avoir soin de rapprocher les axes des verres destinés à voir de près, c'est-à-dire les décentrer en dedans s'il y a de l'insuffisance musculaire et ne pas les tenir trop élevés. Chez certains astigmates une position inclinée du verre suffit souvent pour améliorer beaucoup la vision. Dans ce cas le médecin ou le malade sera presque toujours obligé d'opérer lui-même la courbure de la monture à moins que ce dernier n'indique exactement à l'opticien la position la plus favorable du verre.

CHAPITRE 11

MYOPIE (M.).

§ 1. — Étiologie. — Symptômes. — Divisions.

Le mot de myopie (de μυεῖν, cligner, ὤψ, œil) n'indique absolument rien relativement à la maladie qui nous occupe; cependant l'expression est tellement connue et employée qu'il serait peut-être impossible aujourd'hui de la faire disparaître, même du langage médical. On est à se demander comment, dans la classification de Donders, les mots *emmétropie* et *hypermétropie* ont trouvé tant de faveur tandis que *brachymétropie* (βραχύς, court, μετρον, mesure, ὤψ, œil) qui désigne parfaitement ce qu'on entend par myopie, a été complétement délaissé par tous les auteurs et par Donders lui-même. Le clignement des paupières n'est pas un signe irrécusable de myopie et ne permet pas d'en faire le diagnostic sans invoquer d'autres preuves. Cependant, pour nous conformer à l'habitude de faire comme les autres, et attendu que la myopie est comprise et interprétée sans souci de son étymologie, nous continuerons d'employer ce mot comme synonyme de *brachymétropie* et opposé à *hypermétropie*.

a. Étiologie. — Sans rien préjuger pour l'instant, nous dirons que la myopie est un état de l'œil tel que les rayons venant de l'infini se réunissent en avant de la rétine. Comme pour l'hypermétropie on peut attribuer cela à une longueur trop considérable de l'axe optique ou à une trop grande courbure des surfaces réfringentes : il y aura myopie *axile* dans le premier cas, et myopie *de courbure* dans le second. Il n'y a guère qu'un état morbide de la cornée qui puisse produire la myopie de courbure dans l'œil emmétrope, car, bien qu'on fût loin de s'y attendre, les mensurations très-exactes pratiquées par Donders ont prouvé que généralement les myopes ont la cornée moins convexe que les emmétropes. Cet auteur ajoute que la cornée est spécialement aplatie dans les hauts degrés de myopie. Sur 34 yeux pris au hasard et divisés en trois classes dont la 1re comprend les degrés de myopie de 1/1 ^{1}/$_6$ à 1/4; la 2e de 1/4 à 1/10; la 3e de 1/10 à 1/80, cet auteur a trouvé :

Dans la 1re classe, le rayon dans la ligne visuelle $\rho^o = 7^{mm},93$
Dans la 2e classe, — $\rho^o = 7^{mm},82$
Dans la 3e classe, — $\rho^o = 7^{mm},86$
Chez les emmétropes, en moyenne : $\rho^o = 7^{mm},78$

Dans les hauts degrés de myopie, le rayon de courbure de la cornée atteint fréquemment plus de 8^{mm}.

Le cristallin a été accusé aussi de produire la myopie par une trop grande convexité de ses faces; mais, de même qu'il y a des différences individuelles chez les emmétropes, de même aussi il y en a chez les myopes; et, de plus, d'après Percy et Réveillé-Parise (Hygiène oculaire, page 32) et d'autres observateurs, il y aurait chez ces derniers une diminution de courbure.

La myopie dépend donc à peu près toujours d'une longueur exagérée de l'axe antéro-postérieur de l'œil qui fut déjà indiquée par Boerhaave en 1746, reconnue et représentée par Scarpa à la fin du siècle dernier et qui est admise aujourd'hui sans conteste par tout le monde.

D'après Donders, sur cinq yeux myopes mesurés par

lui, voici quelles étaient les dimensions des divers diamètres :

Axe visuel.	Axe horizontal.	Axe vertical.
mm.	mm.	mm.
33.0	26.8	25.6
31.7	26.0	24.7
31.0	26.5	26.0
30.0	27.5	25.4
28.5	24.3	24.0

tandis que dans l'œil emmétrope ces diamètres sont tous à
peu près de 24 à 26 millimètres.

L'œil myope présente presque toujours autour de la papille ce qu'on appelle un *staphylôme postérieur* (fig. 102 C)

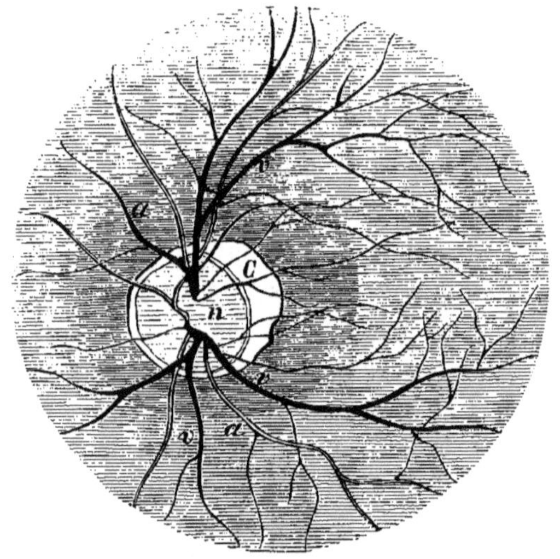

Fig. 102.

C'est un croissant blanc, situé généralement en dehors de
la papille, plus ou moins étendu, et pouvant acquérir avec
le temps les formes les plus bizarres et des dimensions considérables. Il est presque toujours déchiqueté sur les bords

et présente en ce point quelques amas de pigment. Ce croissant peut s'étendre tout autour du nerf optique qui tranche alors par sa couleur rosée. Le staphylôme est blanc parce qu'il est produit par une atrophie de la choroïde qui permet de voir par transparence la membrane scléroticale recouverte seulement par la rétine et les vestiges de la choroïde. L'amincissement de la coque oculaire en ce point en favorise la distension et c'est ainsi que se produit la myopie progressive avec l'extension du staphylôme. Il est rare que le staphylôme manque chez les myopes, même à un faible degré, et comme il est très-facile à voir à l'ophthalmoscope, il met tout de suite sur la voie du diagnostic et peut expliquer un certain nombre de phénomènes et de symptômes : choroïdites, mouches volantes, corps flottants, diminution de l'acuité (surtout quand l'affection envahit la macula), scotômes, etc.

Après cette digression anatomique, ou anatomo-pathologique, revenons à la partie optique de la myopie.

Cette anomalie de la réfraction peut exister même sans

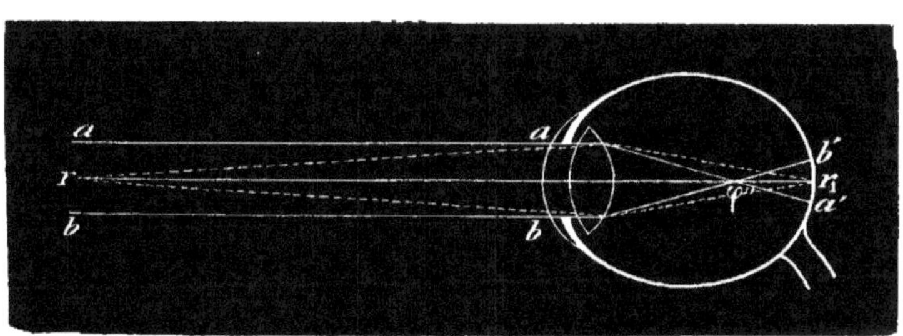

Fig. 103.

aucune lésion. Il suffit que la rétine soit assez éloignée pour que le foyer des rayons parallèles incidents tombe en avant, et que ces rayons, après leur entrecroisement, rencontrent cette membrane suivant des cercles de diffusion. L'œil a une forme ovoïde à grand diamètre antéro-posté rieur, et si nous supposons que les milieux aient une réfringence telle qu'ils doivent, comme dans l'œil emmétrope, réunir les foyers des rayons parallèles incidents sur la surface interne d'une sphère dont le diamètre serait égal au diamètre transversal ou vertical de la figure 103, on comprend que dans le cas actuel ces rayons $a\,a$, $b\,b$ doivent se croiser en un point quelconque, en φ'' par exemple, situé dans le corps vitré, et de là aller en divergent former sur la rétine l'image diffuse $a'\,b'$ constituée par des cercles de diffusion. Pour que ces rayons aillent former leur foyer sur la rétine, en r_1, il faut qu'ils soient rendus divergents par une lentille concave avant d'atteindre la cornée ou qu'ils partent d'un point r, foyer conjugué de r_1 comme l'indiquent les lignes pointillées.

Les théories mathématiques sont donc ici parfaitement d'accord avec les résultats physiologiques, et, ainsi qu'on pouvait le prévoir, les verres concaves convenables permettent de percevoir les rayons venant de l'infini. De plus il existe un point r situé à une distance variable de l'œil, qui envoie des rayons divergents nettement perçus par l'œil myope sans le secours de verres concaves. Pour les rayons plus divergents, c'est-à-dire partant de points plus rapprochés, l'accommodation interviendra et permettra encore à ces rayons de venir former leur foyer sur la rétine, tout comme dans l'œil emmétrope, et suivant la force de contraction du muscle ciliaire.

Comme il n'existe pas de force active destinée à diminuer la réfraction de l'œil, dans le cas d'emmétropie, l'organe à son état de repos absolu perçoit naturellement les rayons parallèles, et tout effort d'accommodation n'aboutit qu'à rapprocher le point de la vue distincte. Il en est de même dans la myopie. Dans ce cas, l'œil à l'état de repos ou à l'état *passif*, est adapté pour les rayons divergents venant d'un point plus ou moins éloigné de l'œil, suivant le degré de la myopie, et toute intervention de l'accommodation ne servira qu'à rapprocher davantage ce point.

b. Symptômes. — Les symptômes objectifs de la myopie sont nombreux et variables : l'examen direct de la forme du globe dans le regard en dedans, le clignement des paupières, l'examen ophthalmoscopique, la présence du staphylôme, etc., sont utiles à étudier mais ne sont pas des signes de certitude absolue, surtout pour celui qui n'a pas une grande habitude de l'ophthalmoscopie. L'examen subjectif est le plus probant, mais il faut encore beaucoup d'attention pour ne pas commettre de grossières erreurs dans certains cas. Ainsi l'hypermétrope voit presque toujours mieux de très-près qu'à une certaine distance des objets fins ou l'écriture, et dans ce cas il ne faudrait pas se hâter de conclure à la myopie. Dans le spasme de l'accommodation chez l'emmétrope ou l'hypermétrope la vision des objets lointains est améliorée par les verres concaves. Ces quelques exemples suffisent pour démontrer qu'on ne doit pas se contenter d'un examen superficiel et imparfait pour établir un diagnostic ; toutefois hâtons-nous de dire qu'il ne faut pas non plus s'exagérer les difficultés, et que bien rarement on aura des cas où l'on ne soit pas immédiatement fixé.

Dans la myopie la règle est que les objets rapprochés se voient distinctement, tandis qu'à distance la vision est au contraire confuse. Dès que des lettres d'une grandeur double ne se reconnaissent pas à une distance double, nous sommes, en général, autorisés à conclure à l'existence de M. La preuve par les verres concaves est aussi très-puissante et pour ainsi dire irrécusable, mais il faut choisir ces verres convenablement, et il est évident qu'un myope à un faible degré y verra beaucoup moins que sans verres avec des lunettes très-fortes, tandis qu'une forte myopie ne sera pas améliorée ou le sera extrêmement peu avec des verres très-faibles.

Le clignement des paupières, si caractéristique de la physionomie des myopes, n'a d'autre but que celui de diminuer les cercles de diffusion formés par les rayons lumineux qui traversent les parties périphériques du cristallin et qui viennent d'objets éloignés. Cela produit l'effet d'une fente sténopéique et nous fournit l'indication d'employer des lunettes de ce nom, dont certains malades se trouvent fort bien, dans quelques cas de myopie très-forte ou compliquée de lésions du fond de l'œil qui ne permettent pas de donner des verres correcteurs pour la vision de près.

c. Division. — La myopie est une affection extrêmement commune et se rencontre à tous les degrés ; depuis les plus faibles, 1/36 et au-dessous, où le malade lui-même en ignore l'existence et n'en est nullement gêné, jusqu'aux degrés très-élevés ou des verres de — 1/2 ou — 1/1 $^1/_2$ sont nécessaires pour la neutraliser. Habituellement on appelle myopie *faible* celle qui ne dépasse pas 1/15 ou 1/16 soit 2ᴰ 50 ; myopie *moyenne* celle qui est comprise entre 1/15 et 1/6 ou 2ᴰ 50 et 6ᴰ ; myopie *forte* celle qui est plus élevée que 1/6 ou 6ᴰ.

Donders n'hésite pas à dire que *tout œil myope est un œil malade* et qu'il y a chez lui plus qu'une simple anomalie de la réfraction. Le caractère optique peut en dépendre ; le caractère anatomique est une distension de l'œil avec allongement de l'axe optique qui dépend lui-même d'une distension morbide des membranes enveloppantes. La lésion pourra guérir pour toujours, et alors la myopie n'augmentera plus et restera *stationnaire* ; il pourra survenir de temps en temps quelques poussées inflammatoires qui produiront chaque fois une augmentation dans la distension des membranes et donneront lieu à une myopie *périodiquement progressive ;* enfin la maladie du fond de l'œil peut persister ou s'aggraver, et, d'autres causes aidant, telles que l'application de la vue sur des objets fins, l'insuffisance de lumière ou d'éclairage, la position inclinée de la tête et du tronc, qui produit une stase veineuse dans les vaisseaux de l'œil et des parties supérieures du corps, l'augmentation de la pression intra-oculaire, la myopie devient *absolument progressive*. La première espèce de myopie n'est souvent qu'une légère incommodité, car elle permet presque toujours l'emploi de verres correcteurs et n'influe pas sur l'acuité de la vue. Elle a même de la tendance à diminuer un peu avec l'âge, probablement par un changement dans l'état de réfringence du cristallin. Il ne faudrait pas croire cependant, comme on le croyait autrefois, et comme beaucoup de personnes étrangères à la médecine le pensent encore aujourd'hui, que la myopie diminue parce que le punctum proximum s'éloigne de l'œil. Nous nous sommes déjà assez longuement expliqué à cet égard pour ne pas y revenir de nouveau ; disons seulement que c'est la position du punctum remotum qui indique le degré de la myopie et que le punctum proximum n'indique que la puissance ou l'amplitude d'accommodation. Celle-ci diminuant avec l'âge il est tout naturel que p s'éloigne et alors le myope peut devenir presbyte. Par exemple, un individu atteint de $M = 1/16$ verra jusqu'à $8''$ tant que son accommodation sera égale ou supérieure à $1/16$ ($1/16 + 1/16 = 1/8$), mais dès que cela n'existera plus, le point p s'éloignera et il faudra des verres convexes pour le ramener à $8''$. Nous en parlerons au chapitre de la presbyopie, et nous y renvoyons le lecteur pour plus de détails.

La myopie absolument progressive a un pronostic très-grave, car elle conduit très-souvent à la cécité. Elle se complique alors de choroïdite, d'altération du corps vitré, d'hémorrhagies rétiniennes, de décollements de la rétine, etc. Ce qui augmente encore la gravité du pronostic c'est le genre de vie du malade : s'il applique trop ou trop longtemps sa vue sans se reposer ; s'il travaille la tête inclinée ; s'il se sert de verres mal déterminés, etc.

Il est certain que la myopie se rencontre plus souvent chez les habitants des villes que chez ceux des campagnes ; chez les individus voués aux études ou aux travaux délicats de l'art ou de l'industrie que chez les paysans ou les marins dont la vue s'exerce peu de près. Cependant chez ces derniers on en observe aussi de fréquents exemples, ce qui prouve que l'œil a *à priori* une construction myope. Si, chez les premiers, les cas sont plus nombreux ou plus accusés, cela tient tout simplement, croyons-nous, à la nature de leurs occupations et à ce que ces cas sont mieux observés que chez les seconds qui consultent rarement le médecin pour leur affection. L'hérédité joue un grand rôle dans l'étiologie de la myopie, et, comme celle-ci est presque invariablement congénitale, il s'en suit qu'elle doit être aussi le plus souvent héréditaire. Il est rare qu'un myope n'ait pas chez ses parents ou ses ascendants un ou plusieurs myopes et si le père et la mère le sont, les enfants y échappent bien rarement.

Malgré l'augmentation de la tension oculaire dans le glaucôme, il est très-rare que cette affection produise la myopie. Le glaucôme, en effet, est rare dans la myopie et se voit presque toujours chez les individus emmétropes ou hypermétropes (Donders). Mais il existe une autre cause qui tient à une distension totale ou partielle du globe oculaire et qu'on désigne sous les noms de *bouphthalmos*, de *kératoconus* ou *kératoglobus*. La conicité de la cornée résulte souvent de processus ulcératifs de cette membrane qui, offrant moins de résistance à la pression intra-oculaire, à cause de sa minceur, se distend de plus en plus et finit par constituer ce qu'on appelle le staphylôme *pellucide* de la cornée, lequel est opaque ou plus ou moins transparent. Une autre cause de changement de courbure de la cornée consiste dans certains troubles de nutrition assez mal définis et qui se manifestent généralement soit aussitôt après la naissance soit dans les premières années de la vie. On voit encore survenir la myopie à la suite de la scléro-choroïdite antérieure avec ou sans lésions de la cornée.

Les *mouches volantes* (*myodopsie*), occasionnées par des corpuscules opaques ou des membranes organisées flottant dans le corps vitré plus ou moins ramolli, accompagnent presque toujours les forts degrés de myopie et sont souvent fort gênantes pour les malades. La thérapeutique est généralement impuissante à les faire disparaître.

§ 2. — Détermination de la myopie.

La myopie étant reconnue, il s'agit d'en mesurer le degré. Il sera bon aussi, dans les cas un peu compliqués, de prendre le champ visuel et l'acuité visuelle et d'examiner s'il n'y a pas de *scotôme*, surtout central, occasionné par une lésion choroïdienne ou rétino-choroïdienne située au niveau de la tache jaune.

Examinons d'abord la détermination pure et simple du degré de la myopie et nous donnerons ensuite quelques conseils d'après les résultats que la pratique et la clinique nous ont fournis touchant l'emploi des verres neutralisants.

Pour procéder au choix des verres, il sera bon, d'après le conseil de Donders, de faire lire au sujet des caractères moyens et de commencer, pour la vision de loin, avec des lunettes dont le numéro indique à peu près la distance de son *punctum remotum*. Par exemple, si le sujet ne peut pas lire le numéro 1 ou 2 des échelles de Snellen à plus de 6″, ou 16 centimètres, nous commençons par faire lire à 20 pieds avec le n° — 1/6 ancien ou — 6ᴰ, et il est très-rare que la vue ne soit pas immédiatement améliorée; la plupart des caractères de la table seront lus avec facilité et la myopie ainsi démontrée. Mais cela ne suffit pas et ce serait un hasard que le premier verre ainsi déterminé fût le bon. Nous avons vu déjà plusieurs fois qu'en faisant jouer son accommodation, même involontairement, le myope était exposé à prendre un verre trop fort, ce qui pouvait être pour lui une source de dangers, et qu'il fallait toujours donner le *verre concave le plus faible avec lequel le malade voyait aussi bien.* Comment arriver à ce résultat? Évidemment, si on employait l'atropine pour paralyser l'accommodation, cela ne serait pas difficile; mais le moyen n'est pas seulement peu pratique, il peut encore être dangereux, et il faut bien se garder d'administrer ce médicament, surtout aux personnes âgées, sans nécessité absolue : on a vu plusieurs fois en résulter une attaque de glaucôme aigu. D'un autre côté, sans atropine, le sujet est toujours porté à accommoder dès qu'on lui donne des verres un peu trop forts, mais néanmoins on arrive malgré cela à une détermination exacte. Une fois les verres placés dans la monture d'essai, on met au devant des verres convexes faibles, 1/48 ou 1/36 ancien, et l'on demande au malade s'il lit aussi bien les petites lettres du tableau; s'il accuse de l'amélioration les verres primitivement choisis étaient trop forts et on les change pour d'autres plus faibles en recommençant la même manœuvre jusqu'à ce que le malade affirme y voir moins bien. Pour contrôler la certitude de ses réponses il sera bon de remplacer le verre positif par un autre un peu plus fort ou un peu plus faible, ou bien par le même que précédemment et de noter l'effet indiqué. Si les réponses sont conformes au premier résultat on pourra être à peu près sûr, que le verre est bien choisi. Si l'on emploie pour cette détermination l'optomètre de M. Badal, nous avons vu comment on devait s'y prendre pour éviter l erreur.

Lorsqu'il s'agit d'un fort degré de myopie, le verre positif additionnel devra être un peu plus fort afin d'éviter des tâtonnements inutiles; on pourra aussi, dans le cas où le premier verre concave ne serait pas assez fort y ajouter un autre verre négatif progressivement croissant. Lorsque les réponses du malade deviennent indécises on peut encore juger de la justesse des verres choisis en éloignant ou en rapprochant un peu les lunettes des yeux. Contrairement à ce qui arrive pour les verres convexes, *l'éloignement en diminue la force tandis que le rapprochement l'augmente*. Mais si le rapprochement du verre produit de l'amélioration on ne pourra pas dire cependant qu'il est trop faible, tandis que si l'éloignement est favorable, on pourra être certain qu'il est trop fort. En effet, dans le premier cas, le malade préfère le tenir près de l'œil, tout en contractant son accommodation, parce qu'il en obtient une image rétinienne plus grande. Il sera donc inutile de procéder à la recherche d'un verre trop fort ou trop faible en rapprochant les lunettes ou en les éloignant.

Si un certain degré de spasme coïncidait avec la myopie, ce qui est assez fréquent dans les hauts degrés de cette affection, on serait exposé à estimer trop haut le degré de M. Aussi, il faut dans ces cas compléter l'examen, voir s'il n'y a pas de contraction de la pupille (myosis) et quelle est l'amplitude de l'accommodation.

Avec toutes les précautions que nous venons de signaler il sera bien difficile de commettre une erreur; mais si l'acuité visuelle est fort diminuée on pourra être dans l'embarras, car le malade pourra préférer un verre convexe qui augmentera la grandeur des images aux dépens de leur netteté, à un verre concave qui les rapetissera. De plus, la grandeur de la pupille aura une assez grande influence : plus elle sera étroite, moins elle causera de trouble dans l'accommodation imparfaite, et plus il sera difficile de mesurer le degré de la myopie, surtout si l'acuité est de beaucoup diminuée. Dans ces cas, pour éviter une chance d'erreur de plus, on recommandera au malade d'ouvrir largement les yeux, afin que la pupille ne soit pas rétrécie par le rapprochement des paupières, et que les cercles de diffusion puissent se produire librement, tant que l'amétropie n'est pas corrigée.

Voilà comment on détermine par le procédé de Donders, le numéro du verre destiné à voir de loin, c'est-à-dire le degré de myopie. Qu'on nous permette de donner quelques explications relativement à l'action des verres concaves afin que l'on puisse bien comprendre la manière de déterminer les verres pour voir à telle ou telle distance.

Supposons que dans la fig. 104 le point f soit vu nettement

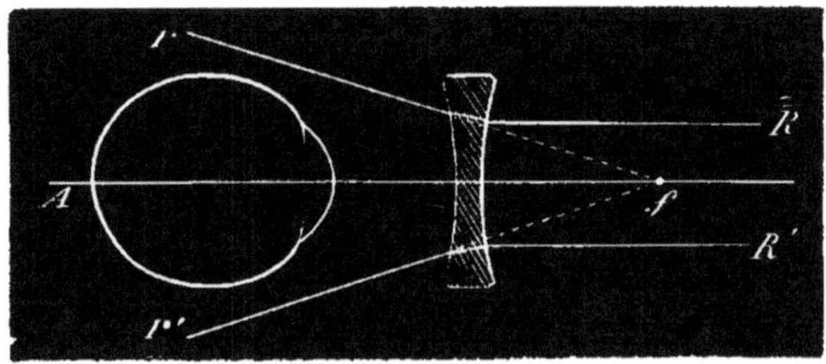

Fig. 104.

sans lunette, et tous les points plus éloignés confusément. Cela prouvera que les rayons incidents fr, fr' doivent, pour former leur foyer sur la rétine, avoir une divergence telle qu'ils semblent venir de f. Maintenant si nous plaçons entre l'œil et le point f une lentille biconcave telle que son foyer principal virtuel soit en f, qu'arrivera-t-il? Les rayons divergents partis de f sortiront de la lentille encore plus divergents, aborderont ainsi l'œil, et iront former leur foyer au delà de la rétine si l'accommodation n'est pas assez forte pour les faire converger sur cette membrane. Si la lentille reste au même point, et que le point f s'éloigne peu à peu, les rayons qui en partiront seront de moins en moins divergents et l'accommodation aura à agir de moins en moins pour réunir les foyers de ces rayons sur la rétine. Enfin, lorsque le point f sera à l'infini, en R ou R', ces rayons sortiront de la lentille suivant la direction fr, fr', sembleront venir du point f, et par conséquent auront la direction voulue pour aller former leur image sur la rétine. Dès lors il suffira d'interposer sur le trajet des rayons parallèles une lentille telle que son foyer virtuel soit en f, point de la vision distincte sans verre, pour que les rayons venant de l'infini soient nettement perçus, et cette lentille corrigera la myopie. Plus le point f sera rapproché de l'œil, plus la lentille divergente devra être puissante et plus la myopie sera forte. Le point f n'est pas absolument un point mathématique : les rayons lumineux qui viendront d'un peu plus près seront facilement perçus au moyen d'un faible effort d'accommodation; ceux qui viendront d'un peu plus loin formeront sur la rétine de petits cercles de diffusion qui n'altéreront pas beaucoup la netteté des images, parce que le myope a l'habitude de voir ainsi; mais ces variations de distance au delà du point f seront assez restreintes, et, pour voir tant soit peu plus loin, il faudra des lunettes appropriées et d'autant plus fortes que f s'éloignera davantage. De même que pour les verres convexes, le malade aura encore la ressource, s'il porte des verres qui corrigent complétement sa myopie, d'éloigner ses lunettes de l'œil pour voir à des distances plus rapprochées, mais ce moyen est le plus souvent inutile ou insuffisant. Dans ce cas il est vrai, la puissance des verres diminue, puisque le foyer virtuel s'éloigne de l'œil, et les rayons lumineux venant d'objets plus rapprochés n'ont pas besoin de subir une divergence aussi grande que les rayons parallèles, attendu qu'ils en ont déjà un certain degré. Au contraire, si les verres sont insuffisants, le malade verra à de plus grandes distances en les rapprochant davantage de ses yeux. En règle générale, *le verre qui corrigera complétement la myopie, c'est-à-dire qui permettra de per-*

cevoir sans aucun effort les rayons parallèles, devra avoir son foyer virtuel au point le plus éloigné de la vision distincte, et si r désigne ce point, nous aurons :

$$M = \frac{1}{r};$$

car le verre correcteur devra avoir pour longueur focale la distance du point r. Cependant, en pratique, le verre ne peut pas être mis dans l'œil ; il en est éloigné d'une certaine distance, d'un demi-pouce environ, et dès lors sa longueur focale doit être diminuée de cette même quantité pour neutraliser la myopie. Si, par exemple, le verre neutralisant $= -1/12$, r est à 12″ en avant du verre et par conséquent à 12″ 1/2 de l'œil. La myopie, dans ce cas, n'égale pas la force du verre 1/12 mais bien 1/2 pouce de moins, c'est-à-dire 1/12 $^1/_2$ (1/12 est $>$ 1/12 $^1/_2$). Ceci confirme encore ce que nous avons dit plus haut sur l'effet de l'éloignement des verres concaves, car nous voyons que pour corriger une myopie 1/12,5 ou 1/12 $^1/_2$, il nous faut une lentille de 1/12 placée à 1/2 pouce de l'œil.

Lorsque le verre est faible, la distance x du verre à l'œil est insignifiante, et l'on n'a pas besoin d'en tenir compte : c'est ainsi que $- 1/20$, $- 1/30$, ne différeront de $- 1/20\,^1/_2$ de $-1/30\,^1/_2$ que d'une quantité tout à fait négligeable (1″/820 dans le premier cas et 1/1830 dans le second !) mais une différence de 1/2 pouce a déjà une grande importance lorsqu'il est question de verres forts, car alors des verres de $- 1/2$ peuvent indiquer une myopie de $- 1/2.5$ ou de 1/3 selon qu'ils sont tenus à 1/2 pouce ou à 1″ de l'œil. Dans ce cas, un déplacement, même assez faible du verre, altérera la netteté de la vision ou l'améliorera et permettra de trouver rapidement le verre neutralisant.

La myopie est corrigée, pour une distance donnée, par un calcul bien simple. Il faut d'abord déterminer le verre complétement neutralisant pour la vision de loin, et en retrancher la fraction ayant pour dénominateur la distance à laquelle on veut voir. Ainsi, par exemple, un myope atteint de $M = 1/6$ veut voir à $24''$ pour un travail spécial, tel que la peinture, la musique. Il faudra donc que les rayons venant de $24''$ semblent venir de $6''$. Or, avec un verre $— 1/6$, ce sont les rayons venant de l'infini qui semblent venir de $6''$, mais les rayons venant de $24''$ ont déjà $1/24$ de divergence qu'il faudra retrancher du verre $— 1/6$, et nous aurons $1/8$; $(1/6 — 1/24 = 1/8)$. Si le sujet veut voir à $12''$, il lui faudra $1/12$; $(1/6 — 1/12 = 1/12)$. En dioptries le calcul mental n'est pas aussi facile, car il faut faire la réduction des dioptries en longueur; cependant, avec un peu d'habitude, on y arrive facilement. Par exemple, un individu voit à l'infini avec $— 5^D$. Nous savons que 5^D représente une longueur de $1/5$ de mètre, soit $0^m,20$; avec quel numéro verra-t-il à 0^m50? 50 centimètres ou $1/2$ mètre représentent 2^D; retranchons 2^D de 5^D il nous reste 3^D. Avec certaines longueurs telles que 10, 20, 25, 33, 50 centimètres, qui représentent $1/10$ $1/5$, $1/4$, $1/3$, $1/2$ mètre, et par suite 10, 5, 4, 3, 2 dioptries, le calcul mental est très-facile; il l'est un peu moins pour les nombres intermédiaires sans présenter pour cela de difficultés sérieuses.

Les personnes jeunes, qui jouissent d'une bonne amplitude d'accommodation, peuvent facilement, avec des verres complétement neutralisants, voir aux diverses distances; mais il n'en est pas de même des personnes âgées, et si ces dernières sont obligées, par la nature de leurs occupations, de voir alternativement à diverses distances, on leur donnera, s'il n'y a pas de danger pour l'œil, des lunettes adaptées à la distance la plus fréquemment employée, et un pince-nez concave ou convexe selon que l'autre distance, exceptionnellement employée, est plus grande ou plus courte que la première. Si le sujet emploie en même temps les lunettes et le pince-nez, l'effet total sera celui d'un verre qui en représente à peu près la somme algébrique.

Si les lunettes sont destinées à voir à 12″ et que l'individu ait M $=$ 1/6 elles contiendront des verres $-$ 1/12. Si de temps en temps il veut voir au loin il placera au-devant un binocle de $-$ 1/12 aussi, et l'effet total sera à peu près celui de $-$ 1/6, ($-$ (1/12 $+$ 1/12) $=-$ 1/6). Avec des verres métriques ce serait la même chose : avec M $=$ 6^D, si le sujet veut voir à 33 centimètres il lui faudra des lunettes de 100/33 $=$ 3^D environ, et pour voir à l'infini une autre paire de verres montés en pince-nez et de 3^D également (1).

Si le sujet porte constamment des lunettes de $-$ 1/6 ou 6^D et qu'il soit obligé de temps en temps de regarder à 12″ ou 33 centimètres, il devra diminuer l'effet de ses lunettes de 1/12 ou de 3^D et cela par la superposition d'un pince-nez muni de verres positifs $+$1/12 ou $+$ 3^D. Nous ne nous étendons pas davantage sur ce sujet, car ce seraient les mêmes calculs pour n'importe quelle distance et l'addition ou la soustraction des verres, qu'ils soient métriques ou numérotés en pouces, se fait avec la plus grande facilité.

Dans les boîtes de verres d'essai les plus forts numéros sont habituellement le $-$ 1/1 $^1/_2$ et le $-$ 1/1 $^3/_4$ avec lesquels

---

(1) Cette addition n'est pas absolument juste en pratique, et on doit tenir compte de l'erreur quand les verres sont forts. Ainsi, dans le cas ci-dessus 1/12 $+$ 1/6 égalent 1/6, mais *en pratique* les lunettes sont à 1/2 pouce du point nodal, de sorte que $x = 1/2 = 0,50$ et la myopie corrigée n'est que de 1/6,50. Si l'on voulait encore une plus grande exactitude il faudrait tenir compte de la distance du pince-nez aux lunettes. Dans notre exemple, 1/12 placé à 1/4 de pouce au-devant des lunettes ne devrait compter dans le calcul que pour 1/12 $^1/_4$. Ceci étant combiné avec 1/12 qui représente la force des lunettes donnerait

$$\frac{1}{12} + \frac{1}{12^{1/_4}} = \frac{1}{12} + \frac{4}{49} = \frac{97}{588} = \frac{1}{6,06}$$

qui ne diffère pas beaucoup de 1/6 que nous voulions obtenir pour la somme des deux verres. On voit par cet exemple que le présent calcul n'a de raison d'être que lorsque M $>$ 1/6.

on peut seulement neutraliser $M = 1/2\,{}^1/_3$ ou $1/2$, et cependant on trouve quelquefois des degrés encore plus élevés de myopie. Pour les déterminer, il suffit tout simplement de mettre dans la monture d'essai le n° $-\,1/2$ et d'y superposer un autre verre concave plus ou moins fort et d'après les règles que nous venons de faire connaître.

§ 3. — **Hygiène et traitement proprement dit de la myopie.**

La myopie dépendant d'une construction spéciale de l'œil ne saurait être guérie par aucun moyen, et les chirurgiens qui ont dit avoir eu des succès par la ténotomie des muscles moteurs de l'œil devaient avoir eu affaire à des cas d'hypermétropie ou de simple spasme de l'accommodation. La ténotomie cependant peut être appliquée avantageusement dans certains cas de myopie, non pour la guérir, mais pour l'empêcher jusqu'à un certain point de progresser. Lorsque l'œil est très-dur et le staphylôme postérieur très-étendu, le déplacement en arrière des insertions musculaires peut diminuer la pression intraoculaire. Reste à savoir si après l'opération, le globe oculaire étant moins soutenu par les *ceintures* musculaires, ne se distendra pas avec une nouvelle force. L'expérience décidera de la valeur de ce procédé. La ténotomie du droit externe seul a été souvent pratiquée pour faciliter la convergence qui doit être d'autant plus énergique que la myopie est plus forte et dont l'insuffisance occasionne la perte de la vision binoculaire et le strabisme divergent. Cette opération, assez inoffensive du reste, pourra être tentée lorsque l'indication en sera réellement démontrée.

La paracentèse de la chambre antérieure a été proposée pour diminuer la courbure de la cornée et par suite la myopie; mais ce moyen, qui est loin d'avoir une immunité complète, associé ou non à la compression méthodique de l'œil, ne serait que d'un faible secours lorsque la cornée est intacte et pourrait avoir des conséquences fâcheuses, il est donc à rejeter. Nous savons, du reste, que dans les cas de myopie avec staphylôme postérieur, ou congénitale, la cornée est moins bombée que dans l'œil emmétrope.

Voyant l'effet produit par l'opération de la cataracte chez des individus très-myopes qui, après la sortie du cristallin, avaient pu voir de loin et même jusqu'à une certaine distance sans lunettes, les opérateurs ont été tentés d'enlever cette lentille, quoique saine, pour diminuer d'autant la réfringence de l'œil. Donders raconte même à ce sujet qu'un dilettante en optique alla jusqu'à lui demander cette opération.

Il serait peut-être prématuré de formuler un avis sur l'opportunité d'un semblable traitement qui pourrait être indiqué dans certains cas de myopie 1/3, et au-dessus avec intégrité des membranes profondes et de l'acuité visuelle, et diminution considérable de l'accommodation. A part la rareté extrême de cas semblables, il faudrait encore que l'opération de la cataracte fût plus exempte de dangers. En effet, de puissantes raisons devraient être invoquées pour sacrifier le pouvoir d'accommodation et exposer le malade à une opération si grave et sur laquelle on n'est jamais sûr de pouvoir compter, malgré l'état de l'œil, l'habileté de l'opérateur et les soins consécutifs.

On a encore proposé pour guérir la myopie l'usage d'un certain pupitre que son auteur, Berthold, appelait *myopodiorthoticon* et qui obligeait le malade à rester à une certaine distance de ce qu'il lisait, distance qu'on pouvait augmenter graduellement. A part le côté peu pratique et peu général de cet instrument, les essais qui en ont été faits n'ont donné aucun résultat et il est tombé dans un juste oubli.

La myopie étant au-dessus des ressources de l'art quant à la guérison, nous devons nous borner à en atténuer le plus possible les effets; à la rendre compatible avec les nécessités de la vie; a en prévenir le plus grand développement et la production des complications secondaires.

Les moyens que nous emploierons pour cela consisteront dans l'observation de règles hygiéniques spéciales et dans l'usage de verres concaves appropriés.

Le myope devra éviter tout ce qui peut favoriser le développement ultérieur des staphylômes. Parmi ces causes, nous avons vu que l'application sur des objets fins, les efforts de convergence exagérée ou d'accommodation, le rapprochement du livre ou du travail exécuté, la position inclinée de la tête, les excès de tous genres, l'application de la vue trop longtemps soutenue, un éclairage insuffisant, tenaient la première place; c'est donc par celles-ci que nous devrons commencer pour l'emploi des préceptes hygiéniques.

S'il s'agit d'un enfant, nous pourrons être consultés de bonne heure et indiquer aux parents la marche à suivre et les dangers à éviter. Nous pourrons les guider dans le choix d'une profession, dans la manière de travailler, et éviter ainsi très-souvent les progrès du staphylôme. L'enfant devra autant que possible éviter de porter son attention sur des objets fins exigeant un rapprochement de plus de 35 ou 50 centimètres, n'employer que des livres imprimés en gros caractères, et des objets de grandes dimensions pour ses occupations manuelles; interrompre fréquemment son travail et porter sa vue au loin pour reposer son accommodation. Cela sera peut-être difficile à obtenir et demandera beaucoup d'attention et de persévérance, car les jeunes myopes ont une préférence marquée pour les petits objets et les petits caractères d'imprimerie qu'ils approchent de très-près, afin de se procurer de grandes images rétiniennes.

On évitera la position inclinée de la tête au moyen d'un pupitre suffisamment élevé et tenu assez loin pour que l'enfant ne puisse pas rapprocher son livre plus qu'il ne faut et faire des efforts de convergence. Ce sont ces derniers peut-être qui jouent le principal rôle dans la progression de la myopie et la production du staphylôme postérieur ou plutôt sa distension.

L'influence pernicieuse de la position inclinée de la tête a été très-bien expliquée par Donders. « Cette dernière (la position inclinée) congestionne nécessairement l'œil : l'afflux du sang se produit sous l'influence de la gravitation avec une pression plus élevée et aussi pendant le reflux du sang, les veines supportent une pression plus grande. La pression du sang augmentant, la tension des milieux de l'œil augmente aussi, les symptômes d'irritation concomitants de l'hypérémie, qui accompagnent d'ordinaire la myopie progressive chez les jeunes sujets, devraient être attribués pour la plupart, à mon avis, à la cause dont je viens de parler. »

Toutes ces prescriptions relatives aux enfants conviendraient encore davantage aux sujets âgés chez lesquels la myopie est plus ou moins avancée; mais on comprend que beaucoup d'entre elles ne pourront être mises en pratique, car l'acuité visuelle peut avoir diminué; la profession est déjà choisie et les lésions profondes de l'œil peuvent déjà exister. Néanmoins ces personnes pourront en faire leur profit en en utilisant le plus possible. Elles devront également éviter tout ce qui peut accélérer les mouvements du cœur, et congestionner la tête, tels que les émotions, les courses à cheval, la constipation et le froid aux pieds. Sous l'influence de ces causes il n'est pas rare de voir survenir des hémorrhagies ou des décollements de la rétine qui viennent aggraver singulièrement la situation.

La seconde indication que nous ayons à remplir dans le

traitement de la myopie consiste dans le choix raisonné des moyens que l'optique met à notre disposition. Nous avons vu au commencement de ce paragraphe avec quelle facilité on déterminait les verres correcteurs, et s'il ne s'agissait que de les prescrire, nous n'aurions rien à ajouter à ce que nous avons déjà dit. Mais la prescription des lunettes pour les myopes est d'une grande importance. Si les emmétropes et les hypermétropes peuvent presque sans danger employer des lunettes même très-mal choisies, les myopes au contraire courent un grand danger par leur emploi intempestif ou irrationnel, et il vaut beaucoup mieux ne pas en employer du tout dans certains cas de myopie avancée ou compliquée. Il serait trop long et fastidieux d'énumérer tous les cas qui peuvent se présenter et d'en formuler le traitement en particulier; nous nous bornerons à donner des règles générales dans lesquelles la plupart des cas puissent entrer dans la pratique, et y trouver des indications suffisantes de traitement.

Convient-il toujours de neutraliser la myopie par les verres concaves? Y a-t-il des circonstances qui prohibent partiellement ou totalement cette neutralisation?

Nous ne saurions mieux faire que de donner à cet égard le résumé des savantes indications qu'ont fournies au savant professeur d'Utrecht une longue pratique unie à une vaste science.

Au premier abord la chose paraît cependant bien simple. Quoi de plus naturel en apparence que de donner au myope des verres qui, reculant à l'infini son punctum remotum, le mettent dans le cas de l'emmétrope? Il n'en est pourtant rien. Si, dans la myopie neutralisée, l'œil a le même punctum remotum que l'emmétrope, il y a une grande différence des limites relatives de l'accommodation pour chaque degré de convergence, et l'acuité de la vision est généralement défectueuse. Ces seules différences seraient suffisantes pour restreindre l'indication d'une. parfaite neutralisation de la myopie, mais nous rencontrerons encore d'autres raisons pour la défendre d'une manière positive. L'indication d'une neutralisation complète n'existe que :

1° *Quand on se sert des verres seulement pour la vision à distance*, par exemple un lorgnon droit qu'on tient de temps en temps devant les yeux. En regardant à une grande distance avec de semblables lunettes, l'accommodation se trouve évidemment en repos et leur emploi ne peut jamais être nuisible. Mais aussitôt qu'on se sert des mêmes verres pour des distances plus faibles, pour lire, écrire, dessiner, regarder des gravures, de petits objets, etc., se présentent des exceptions dont il sera question un peu plus loin.

2° *Quand la myopie est légère relativement à l'amplitude d'accommodation et l'œil sain d'ailleurs.* — Dans ce cas, on peut se servir de verres neutralisants sous forme de lunettes et les porter pour lire et pour écrire. Quand les personnes faiblement myopes sont habituées à porter, dès la jeunesse, des verres neutralisants, leurs yeux sont en tout semblables à ceux des emmétropes, et la myopie est alors décidément moins progressive. On trouve beaucoup de personnes qui, ayant pris des verres de — 1/10 dans leur jeunesse, s'en servent encore continuellement, pour voir de loin et de près, à quarante-cinq ans. Seulement à cette époque ou un peu plus tard, ces verres neutralisants deviennent un peu trop forts et on peut les remplacer avec avantage par d'autres plus faibles, même pour voir de loin, à cause de l'étroitesse de la pupille qui augmente la netteté des images. Un peu plus tard, on peut même laisser complétement de côté pour le travail les verres concaves.

Afin d'obtenir tous les avantages de ces verres, les myopes devraient s'en servir de très-bonne heure. Si la myopie n'atteint qu'un quart ou un tiers de l'amplitude d'accommodation, on peut la neutraliser immédiatement en totalité. Si elle est supérieure, il faut généralement commencer par des verres plus faibles et les remplacer au bout de six mois par des verres plus forts. Si nous donnons de prime abord des verres trop forts, l'accommodation n'est pas suffisante pour rapprocher le punctum proximum à la limite des besoins ordinaires, et le malade en éprouve une certaine fatigue (asthénopie) pour les ouvrages rapprochés, comme cela a lieu dans la presbyopie. Nous avons vu que l'usage des lunettes déplaçait le parcours de l'accommodation de manière qu'elle occupe peu à peu la même position que celle de l'œil emmétrope. Le punctum remotum binoculaire se rapproche donc de l'œil tandis que le punctum remotum absolu ne le fait nullement. La myopie ainsi neutralisée est moins progressive parce que la trop grande convergence est évitée. Mais si la tendance à cette dernière est si grande qu'elle se produise encore dans la myopie neutralisée, l'usage des lunettes est dangereux et doit être interrompu dès que la myopie paraît manifestement progressive. Dans ces cas, il faut défendre pendant un certain temps les travaux minutieux et ne permettre les verres concaves que pour la vision de loin.

Plusieurs circonstances prohibent la complète neutralisation de la myopie. — a. Le degré de la myopie. — Dans les degrés faibles, jusqu'à 1/20 ou 1/15 anciens, soit 2 ou 3 dioptries, les malades peuvent être livrés à eux-mêmes et neutraliser ou non leur amétropie. Dans les degrés plus élevés, de 1/15 à 1/6, c'est-à-dire de 3 à 6 dioptries, nous avons déjà dit ce qu'il fallait faire. Avec 1/6 et au-dessus, la neutralisation parfaite est impossible pour les travaux fins ou rapprochés, car l'acuité est presque toujours diminuée, et, de plus, les images rétiniennes deviennent trop petites pour être perçues nettement. Alors il convient de ne neutraliser qu'une faible partie de la myopie, de ramener par exemple r à 12 ou 16 pouces, et de permettre au malade de porter des verres. Avec l'emploi de ces lunettes il restera encore à celui-ci une myopie de 1/12 ou 1/16 qu'il pourra neutraliser quand il voudra regarder de loin en superposant à ses lunettes un binocle de 1/12 ou 1/16 qui ne gênera pas sensiblement la vision des objets éloignés malgré leur rapetissement.

b. L'amplitude d'accommodation. — Nous avons déjà dit que tant que l'amplitude n'est pas trop diminuée et le degré de la myopie assez faible, c'est-à-dire dans la jeunesse, on pouvait avantageusement neutraliser complétement la myopie. Mais à un âge un peu plus avancé, surtout si le sujet n'a pas encore fait usage de lunettes, les verres neutralisants sont souvent insupportables, pour la vision de près, même avec $M = 1/10$. La conduite à tenir dans ce cas, ce sera de donner les verres correcteurs pour voir de loin et des verres, de 1/20, ou 2^D, qui ramènent r à 20 ou 24 pouces, pour la vision de près. Si au bout de quelques mois des verres un peu plus forts sont tolérés sans causer d'asthénopie, on pourra sans danger en permettre l'usage.

c. Acuité de la vision. — L'acuité de la vision influe beaucoup sur le choix des verres. Dans les hauts degrés de myopie cette acuité est presque toujours beaucoup diminuée, et comme les verres neutralisants rapetissent d'autant plus les images qu'ils sont plus forts, il s'ensuit que la vision des petits objets est impossible ou très-défectueuse. Pour y remédier, c'est-à-dire augmenter l'angle visuel, les malades rapprochent beaucoup ces objets, d'où, la convergence et une nouvelle cause d'augmentation de la pression intra-oculaire et de l'extension du staphylôme. Le malade se trouve ainsi placé entre deux alternatives presque aussi dangereuses l'une que l'autre, et le médecin se voit dans un triste embarras d'où il ne sort qu'en défendant au malade les travaux minutieux. Les cas les plus favorables sont ceux où la vision binoculaire n'existe pas et où le sujet ne se sert que d'un œil. Alors la convergence n'est plus nécessaire et l'on peut permettre l'usage de lunettes qui reculent un peu le punctum proximum. Avec ces lunettes, aidées d'une grande loupe, les objets, même assez fins, peuvent être tenus à une assez grande distance sans cesser d'être vus, et le malade peut travailler quelque peu. Pour la vision monoculaire, avec myopie forte et diminution de l'acuité visuelle, Stenheil, de Munich, a imaginé les cônes qui portent son nom et qui peuvent rendre de grands services. Ils consistent en un simple cône de verre d'un pouce de largeur à peu près, dont la base est convexe, et la surface opposée concave à rayon plus court que la surface convexe. Son action est analogue à celle de la lunette de Galilée: les rayons parallèles sont réfractés à la surface convexe; rendus convergents dans le verre, ils prennent à leur sortie par la surface concave une direction divergente qui leur permet de se réunir sur la rétine d'un œil myope proportionnellement à la surface concave du verre. L'agrandissemente augmente pour les cônes destinés aux sujets fortement myopes. Des verres qui neutralisent imparfaitement, placés dans une monture sténopéique appropriée qui limite les cercles de diffusion, répondent peut-être encore mieux au but qu'on se propose.

d. — *L'âge et la nature des occupations* du sujet nous fournissent encore de sérieuses indications, et nous en avons déjà parlé plusieurs fois dans le courant de cet article. Ajoutons qu'à un âge avancé on doit s'inquiéter plutôt du présent que de l'avenir, et, lorsque la myopie est faible et l'acuité diminuée, on doit donner des verres convexes qui reportent r' (punctum remotum relatif de la vision distincte) à 6″ et même plus près; mais ces lunettes doivent être très-basses, de manière à ce qu'elles ne servent nullement pour la vision à distance. La nature des occupations influe beaucoup sur la possibilité de la neutralisation plus ou moins complète de la myopie, si le sujet n'a pas été habitué de bonne heure à porter des lunettes. Dans ce cas, l'étendue de l'accommodation a un parcours propre aux myopes, et lorsque, dans une circonstance donnée, ceux-ci sont obligés de regarder binoculairement à une distance plus grande, ils ne peuvent se servir de verres neutralisants; il s'agit alors de porter r au moyen des verres, exactement à la distance à laquelle le sujet voit nettement. Quand il y a une diminution de l'acuité visuelle, cela est surtout important. Les personnes qui en sont atteintes sont étonnées de voir distinctement de très-petits caractères à 3 ou 4 pouces de distance, et de ne pouvoir lire, même avec des lunettes, des caractères bien plus gros à 15 ou 18 pouces. Cela tient, on le sait, à la diminution de l'angle visuel qui devient dans ce cas quatre ou cinq fois plus petit. Il n'y a donc d'autre ressource que d'écrire en gros caractères et d'appliquer son attention sur des sujets relativement gros, si on ne veut pas perdre les bénéfices de la vision binoculaire.

Asthénopie musculaire. Les hauts degrés de myopie exigeant une convergence considérable, les muscles droits internes sont souvents impuissants à la produire. Il en résulte d'abord de l'asthénopie musculaire; puis, peu à peu, l'un des deux yeux se dévie en dehors, dans la vision de près, pour éviter une convergence trop forte, et par suite trop penible, et pour que son image rétinienne soit moins distincte. A la fin le strabisme relatif ou temporaire peut devenir absolu et permanent. Pour empêcher ce strabisme de se produire, ou pour le guérir lorsqu'il est déjà établi, on peut éloigner un peu la distance de la vision distincte, et si cela ne suffit pas, employer des prismes qui, faisant dévier vers leur base les rayons incidents, suppléent ainsi à la faiblesse musculaire. Lorsqu'il s'agit d'un effet prismatique peu intense, nous avons vu, au paragraphe qui traite des verres prismatiques, qu'il suffisait de décentrer les verres concaves *en dehors* (contrairement à ce que dit Donders) pour la vision de près, de telle sorte que le malade voie à travers la moitié interne de ses verres qui joue alors le rôle de prisme à sommet externe et dévie, par conséquent, les rayons incidents du côté nasal, c'est-à-dire vers la *macula* restée en dedans par défaut de contraction du muscle droit interne. En règle générale, pour l'emploi des prismes dans la vision de près, *il faut toujours tourner la base du côté de l'insuffisance.* Pour la vision de loin, c'est autre chose. En agissant inversement on excite une faible contraction du muscle droit interne qui peut en augmenter l'énergie peu à peu, et faire disparaître l'insuffisance. Pour la vision de près, une semblable conduite exigerait de la part du muscle un excès de contraction qu'il serait impuissant à produire, et l'on verrait augmenter l'asthénopie et le strabisme divergent.

CHAPITRE III

ASTIGMATISME (As).

§ 1. — Définition. — Étiologie.

a. Définition. — Nous avons dit dans une autre partie de
cet ouvrage que, par leur construction anatomique, et sans
intervention de l'accommodation, certains yeux (emmétropes)
réunissaient sur la couche externe de leur rétine l'image nette
des objets extérieurs compris depuis la distance de quelques
mètres jusqu'à l'infini ; que d'autres (hypermétropes) trop
peu réfringents, relativement à la distance de la rétine, ne
pouvaient réunir sur cette membrane, en une image nette,
que des rayons déjà convergents, tandis que les rayons parallèles ou divergents allaient former leurs foyers au delà
de la rétine, et n'étaient ramenés sur cette membrane que
par un effort d'accommodation ou par des verres convergents ; que d'autres yeux (myopes), trop réfringents, au contraire, relativement à leur longueur, réunissaient en avant
de la rétine les images nettes des objets extérieurs, et ces
images étaient reportées sur la couche des cônes et des bâtonnets au moyen de verres sphériques concaves qui donnaient à tous les rayons incidents un même degré de divergence ; enfin, que d'autres yeux (astigmates) ne pouvaient,
en aucune façon, soit à l'aide de leur accommodation, soit

avec des verres sphériques concaves ou convexes, réunir à
la fois sur leur rétine tous les foyers des rayons incidents de
manière à former une image nette. En effet tandis que certains rayons tombaient sur la rétine, d'autres tombaient en
deçà ou au delà, quoique leur direction initiale fût la même
que celle des premiers. Cela ne peut tenir qu'à une réfraction inégale suivant les différents méridiens de l'œil, et,
comme nous allons le voir, c'est cet état qui constitue *l'astigmatisme*. A la rigueur, tous les yeux présenteraient cette
anomalie qui consiste en ce que les foyers des divers rayons
incidents ne sont pas tous contenus dans le même plan, s'ils
étaient affectés de ce défaut, que nous avons vu être inhé-
rent aux lentilles homogènes, et qu'on appelle *aberration
de sphéricité* et *aberration de chromicité*. Mais s'il est vrai
que l'existence de semblables imperfections soit hors de
doute, l'œil néanmoins est soustrait à leur influence lorsqu'il
fonctionne régulièrement et normalement, et ces défauts
ne gênent en rien la netteté de la vision. L'aberration de
sphéricité, qui se montre chez les sujets atropinisés ou qui
ont une dilatation anormale pathologique de la pupille, est
corrigée par la contraction, même médiocre, du diaphragme
irien, de sorte que le foyer des rayons incidents, au lieu
d'être une ligne perpendiculaire à la rétine, et dont une
partie serait en dehors de la membrane sensible, est un
point, ou, si l'on veut, une tache de dispersion si peu considérable qu'elle ne nuit en rien à la vision. L'aberration
chromatique est insensible, si ce n'est dans certaines maladies de l'œil.

b. Étiologie. — Que l'organe soit emmétrope, myope ou
hypermétrope, il pourra toujours présenter dans un méridien un excès ou un défaut de réfraction, de telle sorte que
les rayons homocentriques qui tomberont dans la direction
de ce méridien se réuniront plus tôt que les autres dans le
premier cas et plus tard dans le second. Les divers foyers

seront donc situés dans divers plans, et aucun d'eux par lequel passerait la rétine ne recevra une image semblable.

Ce vice de réfraction peut être causé par une réfrangibilité inégale dans les différents méridiens du cristallin; c'est ce que Donders a appelé astigmatisme *irrégulier*, qui, d'après cet auteur, produirait la polyopie monoculaire, et contre lequel l'art est sans ressources. Mais généralement l'astigmatisme est occasionné par une irrégularité de courbure soit de la cornée, ce qui est le cas le plus fréquent, soit du cristallin, soit des deux organes à la fois. Ceci demande quelques explications. On sait, d'après les dernières recherches de Helmholtz, que la cornée n'est pas une calotte sphérique, comme on l'avait cru jusqu'alors, mais bien une calotte ellipsoïdale, ou, comme disent les géomètres, une calotte d'un *ellipsoïde de révolution*. Pour ceux qui n'auraient pas bien présentes leurs notions de géométrie dans l'espace, nous dirons avec Javal (*Traité des maladies des yeux*, par de Wecker, art. *astigmatisme*) qu'on appelle solide de révolution tout corps qui pourrait se fabriquer sur le tour : une toupie, un gland, un œuf... sont autant de solides de révolution. Un œuf, un oignon, sont des solides de révolution d'une forme particulière; en effet, coupés par des plans passant par l'axe, ces solides ont pour sections des ellipses identiques. Dans l'œuf c'est le grand axe, dans l'oignon c'est le petit axe de ces ellipses qui coïncide avec l'axe de révolution. Tout solide de révolution qui, coupé par un plan passant par l'axe, a pour section une ellipse, porte le nom d'*ellipsoïde de révolution*.

Cet auteur continue par l'ingénieuse comparaison suivante : Il n'est pas beaucoup plus difficile de se figurer un ellipsoïde qui ne soit pas de révolution.

En effet, si la plupart des dômes de nos monuments publics sont des ellipsoïdes de révolution, cela tient à ce que l'espace à couvrir est circulaire; mais proposons-nous de construire une coupole *dont la base soit une ellipse*, si le profil de notre coupole est elliptique, sa surface est celle d'un ellipsoïde qui, cette fois, n'est plus de révolution et auquel on donne le nom d'*ellipsoïde à trois axes inégaux*. Dans une pareille surface, les plans sécants perpendiculaires à l'axe découpent des ellipses et non pas des cercles comme dans une surface de révolution. C'est ce qu'indique facilement la fig. 105 destinée à représenter schématiquement une cornée astigmate. Soit l'ellipsoïde à trois axes inégaux ADFBCGE dont les plans sécants ADFBCG, *adfbcg*, perpendiculaires à l'axe EO sont des ellipses. Si maintenant nous menons un plan AEB passant par le grand axe AB de l'ellipse de section,

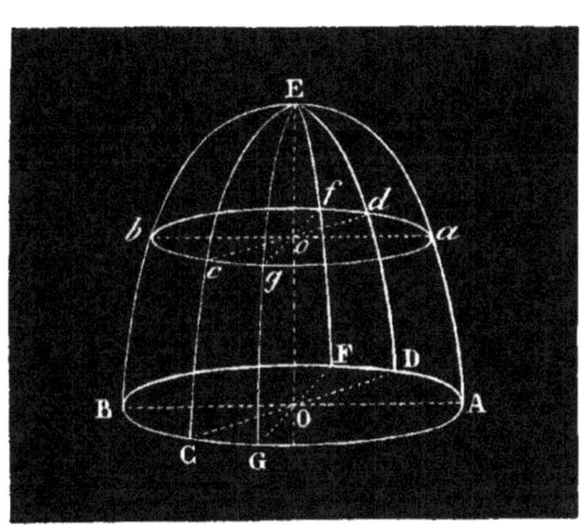

Fig. 105.

ce plan déterminera une demi-ellipse AEB dont le petit axe sera AB et le demi-grand axe EO.

Si nous menons un second plan perpendiculaire au premier, et passant aussi par l'axe EO, nous déterminons une autre demi-ellipse dont le demi grand axe sera toujours EO, mais dont le petit axe sera FG, c'est-à-dire le plus petit possible. Tout autre plan DEC plus ou moins oblique par rapport à AEB, aura pour petit axe DC et ce petit axe ira en décroissant ou en augmentant suivant qu'il se rapprochera de GF ou de AB. Par conséquent l'ellipse AEB aura le *minimum* de courbure, l'ellipse FEG le *maximum*, et toutes les autres intermédiaires des courbures intermédiaires aussi.

Cette introduction de géométrie élémentaire va nous être d'un grand secours non-seulement pour comprendre la formation ou la cause de l'astigmatisme, mais encore pour en expliquer le traitement et en définir les variétés.

Nous savons qu'une surface courbe est d'autant plus réfringente qu'elle est d'un plus petit rayon de courbure. Si le cristallin est régulièrement limité par des faces sphériques, il agira de la même façon sur tous les rayons qui le traverseront, mais si ces derniers sont déjà diversement convergents, ils continueront leur marche comme auparavant et formeront leurs foyers sur divers plans. La cornée limitant en avant l'humeur aqueuse, on conçoit que la direction consécutive des rayons homocentriques qui l'auront traversée dépendra de la forme de cette membrane.

Reportons-nous à la figure ci-dessus. Si c'était un *ellipsoïde de révolution*, toutes les sections méridiennes passant par l'axe seraient des portions d'ellipses absolument semblables et, tous les rayons lumineux homocentriques qui tomberaient sur la cornée dans n'importe quel méridien rencontrant une surface convexe semblable, subiraient la même réfraction, et continueraient de converger vers un même centre.

Mais dans l'astigmatisme dépendant de la courbure asymétrique de la cornée, les divers méridiens ont une courbure différente, et, par suite, une réfringence différente aussi : les plus convexes auront la plus grande réfringence et *vice versâ*. Mais, parmi tous ces méridiens, il y en aura toujours deux, situés perpendiculairement l'un par rapport à l'autre, qui seront : l'un le plus réfringent de tous ou le plus convexe, FEG dans la figure ; l'autre le moins réfringent, ou le moins convexe, AEB ; c'est ce qu'on appelle les *méridiens principaux*. La direction de leurs plans peut être variable comme nous le verrons plus loin, mais très-souvent ils sont l'un vertical et l'autre horizontal.

Si l'astigmatisme dépend généralement d'une asymétrie

de la cornée, il n'en est pas toujours ainsi, et la courbure de cette membrane étant parfaitement régulière, il suffira que la surface du cristallin ne le soit pas, pour que l'astigmatisme existe. C'était même le cas de Thomas Young, qui découvrit l'astigmatisme sur son propre œil, et au commencement de ce siècle, publia (1) sur cette anomalie un mémoire qui est encore classique aujourd'hui. Young eut le tort de trop généraliser en disant que l'astigmatisme dépendait toujours d'une asymétrie de courbure du cristallin comme il l'avait démontré sur son œil. Si la courbure de la cornée est également asymétrique, l'astigmatisme qu'elle produira s'ajoutera à celui du cristallin s'il est dans le même méridien, ou le neutralisera plus ou moins s'il est dans un méridien perpendiculaire au premier.

Quant à la cause même qui produit la différence de courbure dans les divers méridiens de la cornée, on n'est pas encore parfaitement fixé. Le globe oculaire étant comme suspendu dans l'orbite, ce ne peut guère être la tension des muscles droits interne et externe ou supérieur et inférieur qui pourrait produire un aplatissement de la cornée dans le sens vertical ou horizontal. Du reste, pour expliquer l'astigmatisme oblique il faudrait alors le concours d'un droit supérieur ou inférieur avec un interne ou un externe.

La cause qu'il nous paraît le plus rationnel d'admettre est celle qui a été indiquée par notre ami le Dr Prouff et qui consisterait en une inégalité d'épaisseur de la cornée suivant les divers méridiens. Dès lors la pression intra-oculaire produirait une distension plus grande dans le méridien le plus mince, et par suite une augmentation de courbure. Il serait à désirer qu'un nombre suffisant d'autopsies d'yeux astigmates vînt justifier cette hypothèse si séduisante par sa simplicité.

(1) *Philosophical transactions for.* 1801, p. 43. Ce mémoire se trouve reproduit dans *Miscellaneous* Works of Th. Young, vol. I, p. 12.

§ 2. — **Classification.**

Avec ces explications, la classification des diverses formes d'astigmatisme sera on ne peut plus simple. 1° Supposons d'abord que le méridien AEB ait une courbure telle qu'il la faut pour que l'œil soit emmétrope ; alors tous les rayons lumineux qui entreront dans l'œil suivant ce méridien iront former leurs foyers sur la rétine, tandis que les rayons qui entreront suivant la direction du méridien FEG, plus convexe, formeront leurs foyers plus tôt, c'est-à-dire en avant de cette membrane : l'œil sera donc emmétrope suivant la direction AEB, tandis qu'il sera myope dans toutes les autres directions, et la myopie atteindra son maximum dans le méridien FEG. Le degré de myopie de ce méridien nous donnera la mesure de l'astigmatisme que nous désignerons sous le nom d'*astigmatisme simple myopique* (A*sm*). Si, au contraire, c'est le méridien FEG, ou le plus convexe, qui est emmétrope, l'autre sera nécessairement hypermétrope, et nous aurons alors un astigmatisme simple hypermétropique (A*sh*). Le degré de l'hypermétropie sera le même que celui de l'astigmatisme.

2° Supposons que les deux méridiens principaux soient myopes l'un et l'autre ; alors l'un le sera plus que l'autre, et le verre sphérique concave qui corrigera l'un ne corrigera pas l'autre : la différence de réfraction de ces deux méridiens donnera le degré de l'astigmatisme qui, dans ce cas, portera le nom d'*astigmatisme composé myopique*. Dans l'astigmatisme simple myopique ou hypermétropique, il suffit de connaître la valeur de l'astigmatisme pour avoir l'état réfringent de l'œil ; mais ici, les deux méridiens principaux étant myopes, il faudra que nous sachions le degré de myopie de chacun d'eux, pour connaître l'état de réfraction de l'œil et la valeur de l'astigmatisme. Si cet œil a dans le méridien vertical, par exemple, $M = 1/12 = 3^D$ et dans le méridien horizontal $M = 1/6 = 6^D$, il y a $1/12$ ou 3^D de myopie générale, plus $1/12$ ou 3^D de plus dans le méridien horizontal, c'est-à-dire : myopie générale $1/12$ ou 3^D, plus astigmastisme vertical $1/12$ ou 3^D que l'on désigne plus simplement par la formule :

$$M \; \frac{1}{12} + Asm. \; \frac{1}{12}$$

ou, en dioptries,

$$M \; 3^D + Asm. \; 3^D.$$

Ajoutons en passant, et une fois pour toutes, que la direction de l'astigmatisme doit aussi être indiquée. Pour cela, on rapporte cette direction sur un demi-cercle divisé en degrés et de telle sorte que le zéro soit à un point convenu, à l'une des deux extrémités du diamètre horizontal ou vertical. Et, comme tout le monde n'est pas d'accord à ce sujet, il convient d'indiquer par un trait la direction approximative de l'astigmatisme en même temps que le nombre de degrés ; de la sorte il sera très-facile de voir d'où on a fait partir le zéro. Si l'on écrit

$$M \; 3^D + Asm. \; 90° \; | \; 3^D,$$

on saura que le zéro était à droite ou à gauche du diamètre horizontal. Tant que l'astigmatisme sera vertical ou horizontal, que le zéro soit à droite ou à gauche, cela importera peu ; mais si cette anomalie existe dans une direction intermédiaire, il faudra qu'on sache exactement d'où on a fait partir la graduation. Il serait bon que dans un congrès international on convînt d'une graduation uniforme et que tout le monde l'adoptât.

Revenons à l'astigmatisme composé.

Si le méridien le plus convexe, c'est-à-dire FEG est hypermétrope, l'autre A E B le sera encore davantage. On aura affaire alors à un *astigmatisme composé hypermétro-pique*. Soit H $= 1/24 = 1^\mathrm{D},50$ dans le méridien vertical, et H $= 1/12 = 3^\mathrm{D}$ dans le méridien horizontal. Nous aurons alors 1/24 ou $1^\mathrm{D},50$ d'hypermétropie dans tous les méridiens, et, de plus, encore 1/24 ($1/24 + 1/24 = 1/12$) dans le méridien horizontal, ce qui sera le degré de l'astigmatisme. On écrira en abrégé :

$$\mathrm{H} \; \frac{1}{24} + \mathrm{A}sh. \; 0^\circ \; \frac{1}{24} \rule[0.5ex]{1em}{0.4pt}$$

ou, en dioptries,

$$\mathrm{H} \; 1^\mathrm{D},50 + \mathrm{A}sh. \; 0^\circ \; 3^\mathrm{D} \rule[0.5ex]{1em}{0.4pt}$$

Quand le trait est horizontal, il est préférable de le mettre à la fin, pour ne pas le confondre avec le signe *moins*.

3° Dans l'astigmatisme composé, la réfraction des deux méridiens principaux avait le même signe : tous les deux étaient myopes ou hypermétropes. Si l'un d'eux est myope et l'autre hypermétrope, nous avons affaire à la troisième espèce qui porte le nom d'*astigmatisme mixte*, et qui peut offrir deux variétés : dans le premier cas, le degré de myopie est plus fort que l'hypermétropie, et l'astigmatisme est appelé *astigmastisme myopique hypermétropique*, ou, en abrégé, Asmh. ou Amh. Dans le second cas, c'est tout le contraire, et on désigne l'anomalie par *astigmatisme hypermétropique myopique*, Amh.

Quand au degré de l'astigmatisme mixte, il est exprimé par la somme des chiffres qui servent à noter l'amétropie dans chaque méridien principal. Soit donné un œil avec M $= 1/12$ ou 3^D dans le sens vertical, et avec H $= 1/24$ ou $1^\mathrm{D},50$ dans le sens horizontal. La formule servant à désigner l'état de cet œil sera :

$$\mathrm{A}mh. \; \frac{1}{8} = \mathrm{M} \; \frac{1}{12} \; | + \mathrm{H} \; \frac{1}{24} \rule[0.5ex]{1em}{0.4pt}$$

ou, en dioptries,

$$\mathrm{A}mh. \; 4^\mathrm{D},50 = \mathrm{M} \; 3^\mathrm{D} \; | + \mathrm{H} \; 1^\mathrm{D},50 \rule[0.5ex]{1em}{0.4pt}$$

§ 3. — **Historique. — Symptômes.**

a. Historique. — Sans nous étendre outre mesure sur l'historique de la question, disons cependant que le mot astigmatisme (α privatif, στιγμα point) a été introduit dans la science par le docteur Whewell, et, d'après son étymologie, signifie que dans les yeux affectés de cette anomalie, l'image d'un point lumineux ne se peint plus suivant un point. En pratique, on donne à cette expression un sens bien moins étendu. En effet, aucun œil n'est parfaitement achromatique ni exempt d'aberration de sphéricité, et, par suite, un point lumineux ne saurait donner rigoureusement un point pour image ; mais cela est tout à fait négligeable dans la vision ordinaire, et l'expression d'astigmatisme doit être réservée aux cas où les surfaces réfringentes affectent la forme d'un ellipsoïde à trois axes inégaux dont il vient d'être question. Une remarque à faire, et dont Young avait déjà parlé le premier, c'est que l'astigmatisme peut être causé par l'obliquité du cristallin et corrigé par un verre sphérique placé obliquement devant l'œil.

Dix ans après la publication du mémoire de Young, et sans en avoir connaissance, Gerson, dans une thèse latine (1), attribua à la déformation de la cornée l'origine de l'astigmatisme, et appuya son opinion sur des mensurations bien exactes. On sait, du reste, que dans les cas d'astigmatisme fort, la déformation de la cornée est souvent assez prononcée pour être visible à l'œil nu, en regardant par réflexion, sur cette membrane, l'image d'une fenêtre, par exemple, ou d'un objet carré.

Puis, successivement, Kohlrausch en 1839, Senff en 1846, étudièrent la question ; enfin Helmholtz, en 1854, con-

(1) *De forma corneæ oculi humani, de que singulari visus phœnomeno.* Gœttingæ, 1810.

struisit l'admirable instrument, auquel il donna le nom d'*ophthalmomètre*, et qui permet de mesurer la courbure des surfaces réfringentes de l'œil avec une exactitude presque mathématique au moyen des images réfléchies par ces surfaces. Grâce à cet instrument, les recherches se multiplièrent, et Knapp, qui travaillait dans le laboratoire de Helmholtz, communiqua ses résultats au Congrès de Heidelberg en 1859. Donders, de son côté, publia en 1862 le mémoire remarquable que tout le monde connaît, puis Knapp, Javal, Middelburg, etc., enrichirent la science de découvertes nouvelles et d'applications utiles sur lesquelles nous reviendrons à propos du traitement.

b. Symptômes. — Les symptômes de l'astigmatisme peuvent se diviser : α, en symptômes objectifs ; β, en symptômes fonctionnels.

α. — *Symptômes objectifs.* — Ils sont moins positifs que les suivants, mais ils ont cependant une assez grande valeur pour mériter une étude particulière. Lorsque l'astigmatisme dépend d'une asymétrie de courbure de la cornée (et c'est la généralité des cas) et qu'il est suffisamment prononcé, un objet lumineux ou simplement éclairé présenté devant l'œil donne une image cornéenne déformée : si l'objet est carré, l'image sera plus ou moins rectangulaire, et l'allongement aura lieu suivant le méridien le moins convexe ; si l'objet est rond, son image sera ovale et le grand axe sera dirigé aussi suivant le méridien le moins convexe. Si l'on veut bien se reporter à la page 23, on trouvera l'explication géométrique détaillée de ce phénomène ; toutefois, pour qu'il se produise d'une manière évidente, il faut que l'astigmatisme soit suffisamment prononcé.

L'examen à l'ophthalmoscope peut aussi faire soupçonner l'astigmatisme. En effet, la papille du nerf optique est ronde dans la plus grande majorité des cas, et, si on l'examine à l'image droite ou comme avec une loupe, son image doit être ronde également, si l'œil est sphérique ou formé de surfaces réfringentes d'une courbure régulière et égale dans tous les méridiens. Si la papille paraît ovale, c'est qu'il y aura une différence de réfringence dans les divers méridiens de l'œil ou que telle est sa forme. Une autre chose qui pourrait induire en erreur, si on n'y prenait pas garde, c'est qu'une papille peut paraître ronde, et malgré cela l'œil être astigmate. Nous en avons déjà donné l'explication (livre I, p. 54). Cette apparence de la papille chez les astigmates fut mentionnée en 1861 par Knapp au congrès de Heidelberg. La théorie nous enseigne, et cela est confirmé par la pratique, que dans l'examen à l'image droite, l'image circulaire de la papille affecte chez l'astigmate une forme elliptique dont le grand diamètre correspond à la direction du méridien *à maximum* de courbure, c'est-à-dire le plus convexe, et le petit au diamètre *à minimum* de courbure (Théorie de la loupe). Le contraire a lieu pour l'image renversée ; mais dans ce cas il faut faire attention à la position de la lentille, car, si on l'incline d'un côté ou de l'autre, on donne à la papille une forme ovale, même chez l'emmétrope, et d'autant plus prononcée que le verre est plus incliné. L'indication fournie par ce moyen d'exploration n'est donc pas très-rigoureuse, toutefois elle n'est pas sans valeur.

Un autre résultat plus certain, peut-être, nous est fourni par l'ophthalmoscope en observant les vaisseaux de la rétine chez un astigmate. Dans un œil normal (à moins qu'on ne soit soi-même astigmate), en accommodant, on voit également les vaisseaux, qui sortent dans diverses directions de la surface du nerf optique, avec la même netteté. Ce n'est plus le cas dans un œil astigmate. Ici on observera que pour voir distinctement les uns après les autres les vaisseaux qui affectent différentes directions, il faudra modifier l'accommodation de son propre œil, c'est-à-dire l'adapter à la direction des rayons émanés de ces vaisseaux et traversant des méridiens plus ou moins réfringents.

Ainsi, on ne verra nettement les vaisseaux *verticaux* que lorsque les rayons qui en émanent en divergeant dans un plan *horizontal* se réuniront dans l'œil de l'observateur; or, si l'œil observé est hypermétrope dans le méridien horizontal, les rayons situés dans ce plan continueront à diverger en dehors de l'œil, de telle sorte que l'observateur emmétrope devra faire un effort d'accommodation pour en obtenir la réunion sur sa rétine. Par contre, si le méridien vertical est emmétrope, les rayons émanés des vaisseaux horizontaux seront parallèles en sortant de l'œil, et il faudra que l'accommodation reste au repos pour qu'ils soient vus distinctement. Dans l'examen du fond de l'œil à l'image renversée, les modifications sont moins considérables, et la direction de l'axe de la lentille tenue devant l'œil a une très-grande influence. En effet, son inclinaison produisant un effet cylindrique, elle peut corriger la différence de réfraction. Il est rare, du reste, qu'on ne soit pas obligé d'incliner un peu la lentille, pour déplacer les images de la source éclairante produites par réflexion sur la surface de la cornée ou du cristallin, et permettre de bien voir une étendue assez grande du fond de l'œil.

β. —*Symptômes fonctionnels.*—Les troubles fonctionnels sont liés d'une manière si intime au diagnostic, qu'il serait inutile de les énumérer tous maintenant, car devant y revenir, ce serait nous exposer à des répétitions inutiles. Disons cependant que l'asymétrie de la cornée occasionne sur la rétine la production d'images déformées et peu nettes, puisque les foyers de certaines parties sont au delà de cette membrane, ou en deçà, tandis que d'autres sont sur la rétine, mais jamais les uns et les autres ne s'y trouvent à la fois. Il résulte de là que les objets ne paraissent pas à l'astigmate tels qu'ils sont, et qu'il voit certaines lignes mieux que certaines autres, ce qui produit un trouble de la vue d'autant plus prononcé que l'astigmatisme est plus fort.

L'emploi de verres sphériques ne produira pas un grand soulagement, à moins que l'astigmatisme ne soit mixte, et si alors un méridien devient emmétrope, et que l'astigmatisme soit faible, la vue pourra être améliorée. On comprend aisément que dans ce cas il faudrait corriger le méridien hypermétrope pour voir de près, le myope pour voir de loin. Dans tous les cas, que le sujet porte ou non des verres sphériques, l'acuité visuelle sera presque toujours plus ou moins diminuée.

Si l'astigmate n'emploie, pour voir, que son méridien le plus favorable, il augmente singulièrement la netteté des images rétiniennes. Une *fente sténopéique* placée dans la direction de ce méridien remplirait tout à fait ce but; mais généralement le sujet sait s'en passer, et, pour cela, il se sert de certains artifices parfois très-curieux, qui donnent à son visage une expression caractéristique qui permet quelquefois de faire le diagnostic à distance. C'est ainsi que l'astigmate se sert de ses paupières comme d'un appareil sténopéique : il les rapproche plus ou moins et incline la tête de façon à placer son méridien oculaire le moins amétrope dans la direction de la fente palpébrale. Si la direction de ce méridien n'est pas la même des deux côtés, l'individu ferme un œil ou le dévie ; mais lorsque le méridien le plus favorable pour la vision est vertical ou rapproché de la verticale, la physionomie du malade est parfois très-singulière : il ferme un œil, se sert de son rebord nasal pour cacher le méridien horizontal, et tourne la tête du côté de l'œil ouvert. Enfin certains astigmates exercent une traction sur la peau de l'angle externe de l'œil, traction qui non-seulement rétrécit la fente palpébrale, mais encore lui donne la direction voulue. D'autres neutralisent leur astigmatisme en exerçant une légère pression sur un point donné du globe oculaire à travers la paupière. Nous avons répété souvent l'expérience et nous croyons que tous les emmétropes peuvent produire dans leur œil un astigmatisme artificiel en exerçant une pression sur un point de sa surface. Nous, qui possédons un astigmatisme simple myopique égal à 1^D et dans le sens horizontal, nous parvenons à le corriger parfaitement en déprimant très-légèrement avec le bout du doigt le globe de l'œil près du rebord de l'orbite et à la partie moyenne, soit en bas, soit en haut, tandis qu'une pression exercée aux extrémités du diamètre transversal, soit en dedans, soit en dehors, exagère l'astigmatisme déjà existant. Toutefois, ce moyen rend très-peu de services, car il brouille un peu la vue, mais il démontre que l'astigmatisme est produit par une différence de courbure dans les méridiens de l'œil; en effet, l'amétropie changera de direction suivant le point comprimé et pourra être produite successivement dans tous les méridiens.

Une remarque qui a frappé tous les auteurs, et dont nous avons donné l'explication au chapitre de l'hypermétropie, c'est que certains astigmates hypermétropes, de même que quelques hypermétropes, ont l'habitude de rapprocher très-près des yeux les petits objets sur lesquels ils portent leur attention, comme les caractères du livre dans la lecture, par exemple, et se donnent ainsi l'aspect de personnes fortement myopes. Nous savons que, d'après l'explication donnée par de Græfe, dans ce cas l'agrandissement de l'image rétinienne augmente plus vite que les cercles de diffusion, et le malade préfère des images plus grandes quoique un peu moins nettes.

Les lettres d'imprimerie, surtout les capitales romaines, étant formées de lignes verticales et horizontales, seront vues plus ou moins bien selon que le méridien le plus favorable sera placé dans la direction des unes ou des autres de ces lignes, et c'est pour cela qu'à la même distance le sujet reconnaîtra certaines lettres et non certaines autres, quoique de même grandeur, et que ces dernières pourront être distinguées nettement avec une certaine inclinaison de la tête.

Par suite de la déformation des images rétiniennes, les objets pourront paraître à l'astigmate sous une forme qu'ils n'ont pas; c'est ainsi qu'un carré semblera être un rectangle, un rond paraîtra ovale, et réciproquement si le grand diamètre est placé dans le sens du méridien le plus réfringent.

Un autre symptôme qui accompagne les hauts degrés d'astigmatisme, c'est le phénomène de la dispersion des couleurs qu'Helmholtz (*Optique physiologique*) a si bien étudié et qui indique l'existence de la myopie ou de l'hypermétropie. L'aberration chromatique de l'œil se fait alors sentir : les couleurs du spectre ne sont plus disposées de la même façon; les objets présentent sur leurs bords des couleurs que nous n'y voyons pas. Il serait trop long d'entrer dans les détails de ces phénomènes, disons seulement qu'ils sont produits par l'inégale réfraction des rayons colorés à travers des méridiens dont le pouvoir réfringent est différent. Lorsque certains rayons sont réunis sur la rétine, d'autres ne sont pas encore arrivés ou sont déjà divergents, ce qui produit, on le conçoit, une transposition dans l'ordre des couleurs. Il faut connaître ces phénomènes qui, quoique intéressants au point de vue scientifique, sont d'un médiocre intérêt dans la pratique.

§ 4. — Détermination de l'astigmatisme. — Astigmomètres.

Les symptômes que nous venons d'énumérer peuvent mettre sur la voie du diagnostic, c'est-à-dire indiquer que l'individu est astigmate; mais cela ne suffit pas, car le diagnostic n'a d'autre but que celui de guider dans le traitement, et, comme ce dernier est purement optique, il faudra que nous sachions parfaitement d'abord la direction des méridiens principaux, c'est-à-dire à maximum et à minimum de courbure, puis l'état de réfraction dans chacun de ces

méridiens et par conséquent l'*espèce* et le *degré* de l'astigmatisme.

Lorsque les symptômes précédemment indiqués nous auront fait soupçonner la présence de l'astigmatisme, nous
ferons regarder au malade un tableau sur lequel sont disposées des lignes noires partant d'un centre commun
(fig. 106) et formant entre elles des angles de 15°. Ce tableau
bien éclairé aura été placé à la plus grande distance de la
vue distincte, distance qui sera variable avec la largeur des
lignes et l'état de réfraction des yeux. Si le sujet est emmétrope ou hypermétrope, les lignes auront environ deux millimètres de largeur et le carton sera placé à 5 ou 6 mètres;
s'il est myope, le carton sera placé à une distance telle qu'il
soit vu distinctement sans correction de la myopie et sans
accommodation. Si le sujet astigmate est intelligent, il accusera immédiatement une différence de netteté dans
les diverses lignes de la figure étoilée; une seule de ces
lignes, ou plutôt trois de ces lignes, lui paraîtront beaucoup

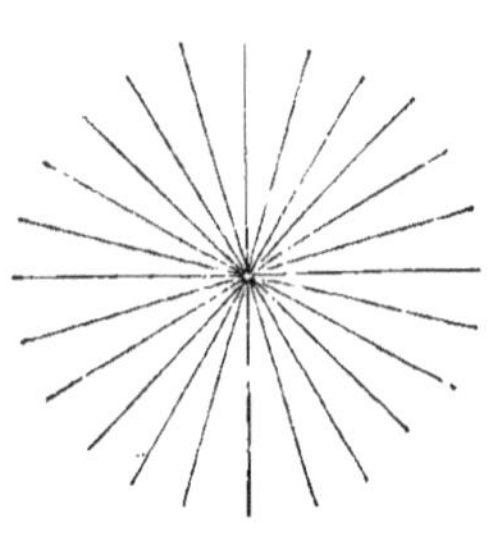

Fig. 106.

plus noires que les autres, et l'une
de ces trois, celle qui est au milieu,
sera encore un peu plus noire que
ses voisines. Si le sujet incline la
tête à droite ou à gauche, ce ne
seront plus les mêmes lignes qui
lui paraîtront noires, mais bien
celles qui seront à droite ou à gauche des premières.

Cette seule expérience suffit pour
démontrer la présence de l'astigmatisme, et, si le sujet tient
la tête bien droite, la direction de la ligne qui sera alors vue
la plus noire indiquera aussi la direction ou le plan d'un méridien principal; la ligne perpendiculaire à celle-ci sera dans le
plan de l'autre méridien principal. Ceci connu, il nous suffira
de placer une fente sténopéique dans la monture d'essai, de-

vant l'œil en expérience (tandis que l'autre sera caché par un disque opaque), de telle sorte que sa direction coïncide avec celle de la ligne noire vue distinctement. Cela sera facile grâce à la graduation que porte le limbe de la monture, toutefois il faudra bien faire attention de ne pas commettre d'erreur, car les divisions ne sont pas toujours comptées dans le même sens, et pour ne jamais se tromper et éviter de chercher, il conviendrait une fois pour toutes d'admettre toujours pour point de départ un même point de la figure étoilée dont nous nous sommes servi tout à l'heure.

Le demi-cadran qui figure dans les nouvelles échelles typographiques de Snellen nous paraît très-peu pratique et très-mal conçu : un cadran horaire ordinaire nous semble de beaucoup préférable. En effet, tout le monde connaît l'heure sur un tel cadran, même sans savoir lire et sans être obligé de voir la numération, de sorte que la personne la moins intelligente nous dira tout de suite à quelle heure correspond la ligne vue le plus nettement. Or comme nous savons que l'intervalle compris entre chaque heure est 1/12 de circonférence, c'est-à-dire 30°, et l'intervalle de chaque demi-heure 15°, il deviendra très-facile de trouver instantanément la grandeur de l'angle que nous ferons partir de midi pour plus de commodité. Ainsi nous mettrons à midi 0°; à *une* heure, 30° ; à *deux* heures, 60° ; à *trois* heures, 90° ; à *quatre* heures, 120°, et ainsi de suite jusqu'à *six* heures, car la ligne de *sept* heures est prolongement de celle de *une* heure ; celle de *huit* heures le prolongement de celle de *deux* heures, et celle de *neuf* heures, le prolongement de celle de *trois* heures. Nous indiquerons également les demi-heures avec la numération correspondante. De cette façon le limbe gradué de la monture d'essai, divisé de 5 en 5 degrés, permettra de mettre l'axe du verre exactement dans le sens de la ligne vue le plus distinctement ou perpendiculairement à cette ligne. Comme c'est ce dernier cas qui se présente le plus fréquemment, nous avons fait diviser le cercle de notre monture d'essai, que nous allons décrire un peu plus loin, de manière à ce que le même nombre de degrés du limbe représente la direction perpendiculaire à la ligne du cadran portant le même degré. Il n'y a donc aucun calcul à faire : si c'est la ligne de *une* heure qui paraît noire, cela repré-

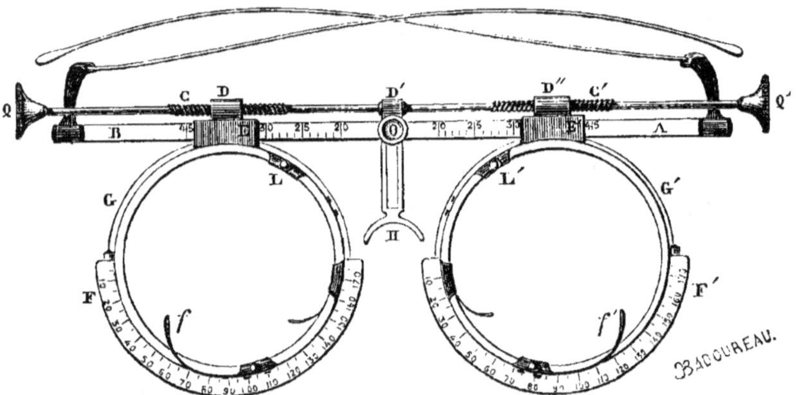

Fig. 107. — Lunette porte-verres du Dr Armaignac.

sente 30° sur la monture, et nous plaçons l'axe du verre cylindrique sur 30° ; si c'est la ligne de *huit* heures, nous plaçons l'axe sur 60°, puisque la ligne de *huit* heures est le prolongement de la ligne de *deux* heures.

Si l'on se sert de la fente sténopéique pour mesurer successivement l'astigmatisme dans chaque méridien principal, la direction de la fente devra aussi être perpendiculaire à la direction de la ligne vue le plus distinctement pour pouvoir mesurer la réfraction du méridien de l'œil qui voit distinctement la ligne noire. On sait en effet que c'est le méridien de l'œil perpendiculaire à une ligne qui voit cette ligne avec netteté ; et la fente placée dans cette direction empêche l'œil de voir par le méridien parallèle à la ligne : alors tous les rayons lumineux partant du cadran pénètrent dans l'œil par des points qui ont la même réfraction et forment sur la rétine une image nette de toutes les lignes du cadran horaire.

Il est inutile d'ajouter que si l'on voulait avoir la direction parallèle à une ligne du cadran horaire, il faudrait ajouter 90° au chiffre indiqué par le limbe de la monture d'essai, si ce chiffre était inférieur à 90°, ou retrancher cette quantité si le chiffre était supérieur.

Les montures d'essai qui existent dans le commerce ont toutes un plus ou moins grand nombre d'inconvénients : celles qui sont simples présentent généralement des difficultés pour faire tourner le verre cylindrique ou ne permettent pas d'écarter à volonté les verres d'essai ou de les incliner; celles qui sont plus compliquées sont d'un poids qui les rend fort incommodes, lorsque l'examen se prolonge un certain temps ou qu'on a affaire à des personnes délicates.

Frappé de ces divers inconvénients, nous avons fait construire par M. Roulot l'instrument que représente la figure 107 et dont le mécanisme fort simple permet de se faire à l'instant une idée complète de son fonctionnement. Les deux anneaux G, G' portent une bague sertie dans leur intérieur et pouvant tourner facilement de manière à présenter tous les points de sa circonférence aux divisions de 5 en 5 degrés tracées sur un demi-cercle gradué F, F' et soudé à l'anneau porte-verres servant à contenir soit un verre sphérique, soit une fente sténopéique ou un diaphragme percé. La bague tournante contient le verre cylindrique, dans la détermination de l'astigmatisme, et permet de donner à l'axe de ce dernier toutes les inclinaisons possibles. La rotation se fait très-facilement au moyen de deux petits boutons L, L' placés sur les petites pinces de la bague, et la graduation indique à chaque instant la position de l'axe du cylindre. Un petit ressort f, f' maintient le verre dans la bague et l'empêche d'en sortir.

Les anneaux porte-verres sont soudés aux douilles E, E'

qui glissent sur une tige AB divisée en millimètres, et portent un petit bouton D, D″ traversé par la vis CC′. Cette dernière traverse aussi le bouton fixe D′ et présente de chaque côté un petit bourrelet qui l'empêche de se déplacer d'un côté ou de l'autre. En outre, comme on le voit sur la figure, le pas de vis est dirigé en sens inverse des deux côtés, de telle sorte que le mouvement de rotation qui lui est imprimé au moyen du bouton terminal Q, Q′, a pour effet de rapprocher ou d'éloigner en même temps, et de la même quantité, les deux douilles E, E′. La division en millimètres de la tige AB permet à chaque instant de voir la distance qui sépare les centres des verres, d'où l'on a compté les distances, et d'en noter facilement l'écartement dans l'ordonnance des lunettes. Nous avons vu dans

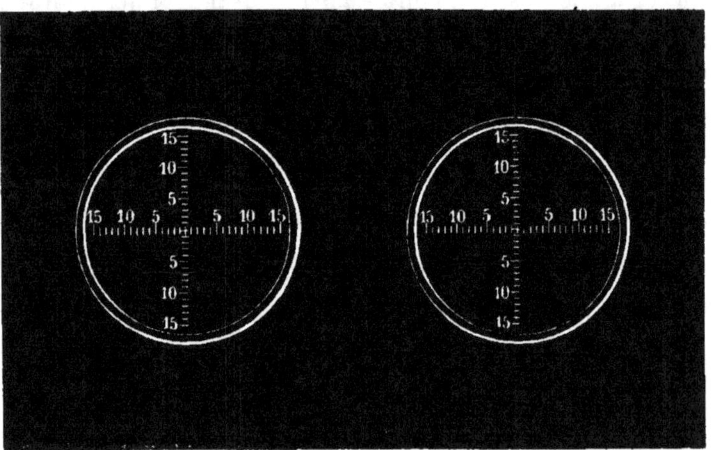

Fig. 108.

une autre partie de cet ouvrage combien l'observation de cette distance a d'importance dans certains cas.

Enfin les branches de la lunette sont fixées d'une manière invariable aux deux extrémités d'une goupille qui traverse à frottement doux la tige AB. Cette disposition permet de donner au plan des verres l'inclinaison que l'on veut et telle qu'elle est nécessaire pour la lecture, l'écriture ou les divers travaux manuels. La petite fourche H peut se rapprocher ou s'éloigner de la tige graduée et être fixée dans une position quelconque par une petite vis de pression O. On a ainsi l'axe horizontal des verres à la hauteur que l'on veut.

Cet instrument, tel que nous venons de le décrire, est très-léger et se prête à toutes les exigences du praticien. Il permet de faire une ordonnance de lunettes dans laquelle figurent tous les éléments de construction relatifs aux verres et à la monture.

En introduisant dans les anneaux deux verres divisés en millimètres, comme ceux que représente la figure 108, on a un *strabomètre*. Il suffit de placer la ligne verticale, où est le O en face du centre de la pupille de l'œil non dévié qui regarde directement en avant. On arrive facilement à ce résultat en faisant tourner la vis CC' d'une quantité suffisante. On n'a qu'à regarder alors sur l'autre verre quelle division correspond au centre de la pupille pour avoir immédiatement la mesure du strabisme, soit en dedans, soit en dehors. S'il y avait une déviation en hauteur, la graduation verticale servirait à l'indiquer. On peut contrôler ou compléter les résultats obtenus en faisant fixer alternativement avec un œil ou avec l'autre et en mesurant la déviation sur celui qui ne fixe pas. De la même manière on pourrait évaluer l'adduction et l'abduction maxima de chaque œil, soit dans la vision monoculaire, soit dans le regard associé.

La division en millimètres des plaques de verre est tout à fait arbitraire et ne représente qu'une quantité relative à la distance de l'œil. La déviation *angulaire*, en effet, est la seule qui soit positive et qui puisse mesurer le strabisme. C'est pour cette raison que le strabomètre ordinaire, qui représente la courbure du globe oculaire, donne, avec des divisions égales entre elles, en même temps la mesure en degrés, et est d'un emploi très-commode et très-exact si la division est bien faite. Une surface plane, au contraire, sur laquelle se projetteront les rayons d'une sphère tangente, devra avoir des divisions d'autant plus grandes qu'elles seront plus éloignées du point de contact. Il sera facile de les calculer mathématiquement ou graphiquement. Avec notre instrument, il faut avoir une table de correction, très-facile à construire du reste, pour transformer en distances angulaires les longueurs données en millimètres. Nous avons voulu dans cet exposé montrer seulement que notre lunette porte-verres peut aussi servir de strabomètre binoculaire, mais il ne saurait remplacer complétement ces derniers qui donnent des indications plus exactes.

Qu'on se serve de notre lunette ou d'une autre, la fente sténopéique étant placée devant l'œil du sujet, il pourra arriver plusieurs choses : ou bien toutes les lignes lui paraîtront brouillées, ou, au contraire, toutes noires. Dans ce dernier cas on essaiera encore de tourner un peu la fente à droite ou à gauche de quelques degrés et l'on notera si les lignes deviennent encore plus distinctes ou si quelques-unes d'entre elles pâlissent un peu. Généralement le sujet placera lui-même la fente dans la direction la plus favorable, et nous avons l'habitude de le lui laisser faire deux ou trois fois pour bien juger de l'exactitude de cette recherche. Nous prenons alors un verre convexe faible, un numéro 30 ou 42 ancien, ou 1^D métrique, et nous le plaçons devant la fente : si la vision reste aussi bonne, ou qu'elle soit améliorée, nous en concluons que ce méridien est hypermétrope, et nous en mesurons le degré de la même manière que pour l'hypermétropie en général, en nous arrêtant au verre convexe *le plus fort* avec lequel le sujet voit aussi bien. Le numéro de ce verre nous donne le degré d'hypermétropie de ce méridien, hypermétropie qui sera *totale* ou *manifeste* suivant qu'on aura employé ou non l'atropine. Disons, en passant, que, s'il s'agit d'un jeune sujet, l'emploi du mydriatique sera nécessaire pour avoir une détermination exacte. Si les verres convexes n'amélioraient pas la vision, on essaierait les verres concaves ; si ces derniers produisaient le même effet négatif, on en conclurait que ce méridien est emmétrope ; dans le cas contraire, on chercherait le verre le *plus faible* avec lequel la vision resterait aussi nette, et sa force nous donnerait le degré de myopie de ce méridien.

Mettant alors la fente perpendiculairement à la direction primitive, nous procédons de la même façon que précédemment, et nous avons ainsi l'état de réfraction des deux méridiens principaux, ce qui nous suffit pour trouver par le calcul les verres correcteurs de l'amétropie, ainsi que nous le verrons dans un instant à propos du traitement.

Au commencement de cet article nous nous sommes assez longuement étendu sur la classification toute naturelle que Donders a faite de l'astigmatisme, et nous avons vu que le degré en est exprimé par la différence de réfraction des deux méridiens principaux. S'il s'agit d'astigmatisme simple myopique ou hypermétropique, il suffira de placer la fente dans la direction du méridien myope ou hypermétrope et de déterminer immédiatement le verre qui corrige ce méridien ; mais s'il s'agit d'astigmatisme composé, qu'il soit myopique ou hypermétropique, quelques praticiens ont l'habitude de déterminer d'abord la myopie ou l'hypermétropie *générale*, c'est-à-dire celle qui est corrigée par les verres sphériques qui procurent la meilleure acuité visuelle, puis l'astigmatisme. Mais on comprendra facilement que cette méthode ne peut pas donner de résultats aussi précis que la précédente, car, s'il s'agit d'astigmatisme composé, myopique ou hypermétropique, le verre sphérique corrigeant l'un quelconque de ces méridiens, le malade ne trouvera pas de différence sensible avec des verres fort différents mais de même signe et corrigeant chacun un méridien principal. Pour ne citer qu'un exemple de notre pratique nous dirons que dernièrement nous avons vu un enfant fort intelligent affecté d'astigmatisme composé hypermétropique, qui voyait aussi bien de loin avec $+$ 2$^\mathrm{D}$,50 qu'avec 5$^\mathrm{D}$,50 ainsi qu'avec les numéros intermédiaires, mais moins bien avec les numéros plus faibles que 2$^\mathrm{D}$,50 ou plus forts que 5$^\mathrm{D}$,50. La détermination au moyen de la fente sténopéique nous donna un résultat remarquable : ses deux méridiens principaux avaient respectivement pour hypermétropie manifeste l'un 2$^\mathrm{D}$,50 et l'autre 5$^\mathrm{D}$,50. L'astigmatisme était donc égal à 3$^\mathrm{D}$. Mais, tandis qu'avec chaque méridien principal corrigé le sujet n'avait que 6/12 d'acuité visuelle, avec les deux à la fois cette acuité devenait normale ou 6/6.

S'il s'agit d'astigmatisme composé myopique et que l'on commence par déterminer la myopie générale, c'est-à-dire celle du méridien le moins myope, il faudra beaucoup de précautions et assez d'intelligence de la part du malade pour s'arrêter au verre concave le plus faible qui corrige le méridien le moins myope. Si l'on corrigeait le plus myope, l'autre deviendrait hypermétrope et exigerait un cylindre convexe. Ce serait tout le contraire pour l'astigmatisme hypermétropique composé. Expliquons-nous par des exemples : 1° Supposons d'abord le premier cas dans lequel le méridien vertical aura, par exemple, — 4$^\mathrm{D}$ ou — 1/9 de myopie, et le méridien horizontal — 6$^\mathrm{D}$ ou — 1/6. Avec un verre — 4$^\mathrm{D}$ sphérique le sujet verra à l'infini avec son méridien vertical ; avec — 6$^\mathrm{D}$ il verra aussi à l'infini mais avec son méridien horizontal, car l'autre aura acquis 2$^\mathrm{D}$ (6$^\mathrm{D}$ — 4$^\mathrm{D}$ = 2$^\mathrm{D}$) d'hypermétropie. Si l'on veut corriger l'astigmatisme, qui égale 2$^\mathrm{D}$, il faudra avec le premier verre un cylindre *concave* — 2$^\mathrm{D}$ qui n'agisse que sur le méridien horizontal, et, avec le second verre, un cylindre *positif* ou convexe $+$ 2$^\mathrm{D}$ qui n'agisse que sur le méridien vertical auquel il retranchera par sa force convergente les deux dioptries de divergence que le verre — 6^D lui avait données de trop.

2° Dans un cas d'astigmatisme hypermétropique composé nous trouvons :

$$\text{Méridien vertical} \dots \dots \dots = 1/14 \text{ ou } 2^D,50.$$
$$\text{Méridien horizontal} \dots \dots \dots = 1/10 \text{ ou } 3^D,50.$$

Avec un verre sphérique $+ 2^D,50$ le méridien vertical est corrigé, mais le méridien horizontal a encore 1^D ($3^D,50 - 2^D,50 = 1^D$) d'hypermétropie et il faudra un cylindre convexe de 1^D qui n'agisse que sur ce méridien. Avec un verre sphérique $+ 3^D,50$ le méridien horizontal sera corrigé, mais le méridien vertical sera devenu myope puisqu'il aura acquis 1^D de convergence de trop, et, pour neutraliser l'astigmatisme, il faudra un cylindre *concave* qui n'agisse que sur le méridien vertical et dont la force sera de 1^D.

Ces exemples démontrent encore que l'astigmatisme composé peut être corrigé tout aussi bien avec un cylindre concave qu'avec un cylindre convexe en variant la force du verre sphérique. Nous trouverons plus loin quelques applications utiles de ce principe, dans les hauts degrés d'astigmatisme ou d'hypermétropie, après l'opération de la cataracte, par exemple.

Une autre méthode, qui se rapproche beaucoup de la précédente, et qui est due à Becker, consiste à faire choisir au malade parmi un grand nombre de lignes diversement orientées celle qu'il voit le mieux, puis à chercher les verres sphériques qui éclaircissent le plus la vision de cette ligne, puis celle de la ligne qui lui est perpendiculaire. Cette méthode a l'avantage d'une grande simplicité, mais, comme la précédente, elle a l'inconvénient d'exiger un temps assez long et l'emploi de l'atropine pour peu que l'œil du sujet ne soit pas myope dans tous ses méridiens.

Thomas Young, peu de temps après avoir découvert l'astigmatisme dans son propre œil, trouva un moyen très-simple et à la fois très-ingénieux pour le mesurer. Il se servit de son optomètre à fils, et, relâchant complétement son accommodation, il observa les doubles images du fil se croiser à 7 pouces de l'œil lorsque l'instrument était tenu horizontalement, et à 10″ au contraire, lorsqu'il le tenait verticalement. Il conclut de là que la différence de réfraction de son méridien vertical et de son méridien horizontal était de 1/23, en pouces anglais, ou 1/25 en pouces de Paris $(1/7 - 1/10 = 1/23)$.

On peut reproduire l'expérience de Young de diverses manières et un certain nombre d'optomètres sont fondés sur ce principe. Le nombre de ces instruments est actuellement très-considérable, ce qui prouve qu'ils ont tous des inconvénients et qu'aucun n'est parfait. Le plus simple et le meilleur marché de tous nous paraît être celui d'un auteur anglais, dont le nom nous échappe, et qui se compose d'une simple règle en bois divisée en centimètres et en pouces, et fixée horizontalement sur un pied. Au 0 de la graduation est fixée une lentille biconvexe verticale, de 12″ de foyer, et qu'on peut enlever ou remplacer à volonté. Sur la règle horizontale se meut un curseur portant un petit cadran horaire comme celui que représente la fig. 106 ou 110 ou un châssis circulaire, muni de fils fins qui se croisent perpendiculairement, et placé dans une rainure demi-circulaire graduée, dans laquelle il peut tourner facilement. Le fonctionnement de l'appareil est fort simple : Si le sujet est fortement myope, on enlève la lentille biconvexe, et, le curseur étant muni du cadran horaire, et très-éloigné, de façon à ce que toutes les lignes soient diffuses, on le rapproche peu à peu jusqu'à ce qu'une des lignes paraisse bien noire. La distance du curseur, mesurée sur la règle, indique le punctum remotum ou le degré de myopie du méridien le moins myope, lequel est perpendiculaire à la ligne qui est vue nettement. Le sujet, continuant de relâcher le plus possible son accommodation, s'il n'est pas atropinisé, on rapproche le curseur jusqu'à ce que la ligne perpendiculaire à la précédente soit vue bien noire et on note la nouvelle distance du curseur qui indique le degré de myopie du méridien le plus myope et qui est perpendiculaire au précédent. La différence des deux distances indique le degré de l'astigmatisme : si la ligne verticale est vue distinctement à 20″ et la ligne horizontale à 10″, l'astigmatisme égale $1/20$ ($1/10 - 1/20 = 1/20$). Pour contrôler ce résultat, on peut remplacer le cadran par le châssis à fils, en ayant soin de placer ces derniers dans les mêmes méridiens que les lignes vues distinctement, ce qui sera facile grâce à la graduation que porte la rainure. Si la première détermination a été bien faite, les fils parallèles aux lignes du cadran vues distinctement apparaîtront avec netteté aux mêmes distances ; et, si l'on emploie deux curseurs portant chacun un châssis avec des fils parallèles et qu'on les place respectivement aux distances où leurs fils sont vus nettement, l'œil les verra distinctement et en même temps.

Si l'œil est emmétrope, ou hypermétrope, ou faiblement myope, on replacera la lentille biconvexe de $1/12$ de manière à produire une myopie égale aussi à $1/12$, et l'on éloignera le curseur muni du cadran horaire jusqu'à ce qu'une seule ligne paraisse encore bien noire. Alors, si en éloignant le cadran toutes les lignes deviennent diffuses, ce sera la première position du curseur qui indiquera le méridien le plus hypermétrope et perpendiculaire à la direction de la ligne *noire*. Cette hypermétropie aura pour mesure la différence entre $1/12$ et la distance du curseur sous forme fractionnaire. Si, à 12″ de distance c'est la ligne perpendiculaire à la première qui est vue nettement, et qu'elle soit moins distincte plus près ou plus loin, cela prouvera que c'est un astigmatisme simple hypermétropique; si cette même ligne est vue plus clairement un peu plus loin que 12″, cette distance indiquera le degré d'hypermétropie du méridien le moins hypermétrope, en la retranchant bien entendu de 1/12, et nous aurons affaire à un astigmatisme composé hypermétropique. La mesure de l'hypermétropie se fait ici de la même manière que nous avons déjà vue indiquée par de Græfe.

Si à 12″ une ligne est vue nettement, et que plus loin toutes deviennent brouillées, mais que plus près celle qui est perpendiculaire à la première paraisse noire à son tour, on en conclura à un astigmatisme simple myopique dont la valeur sera donnée par la différence entre 1/12 et la fraction ayant pour dénominateur la distance inférieure à 12″.

L'astigmatisme mixte serait révélé par ce fait qu'avec la lentille de 12″ de foyer, une ligne serait vue distinctement plus loin que 12″, et la ligne perpendiculaire à la précédente à une distance moindre de 12″. L'amétropie de chacun de ces méridiens se calculerait de la même façon que nous avons indiquée précédemment et de là on déduirait l'astigmatisme.

On voit par les quelques explications que nous venons de donner que le maniement de cet appareil paraît fort simple et semble devoir donner des résultats exacts; mais malheureusement il n'en est pas toujours ainsi, et, pour qu'on puisse compter sur une détermination exacte, il faut, comme dans la méthode de Donders ou de Becker paralyser l'accommodation par l'atropine, et avoir affaire à des malades suffisamment intelligents. Toutefois ce procédé a l'avantage d'exiger peu de temps et un appareil peu coûteux.

Parmi les nombreux optomètres qui ont précédé ou suivi celui que nous venons de décrire, nous mentionnerons la *lentille astigmatique* de Stokes, très-ingénieuse, il est vrai, mais très-infidèle dans ses résultats et fort peu employée aujourd'hui. Elle se compose de deux lentilles plano-cylindriques l'une de $+$ 1/10 et l'autre de $-$ 1/10, tournant l'une sur l'autre et s'appliquant par leur surface plane. Elles sont enchâssées dans des anneaux circulaires tournant l'un dans l'autre, dont l'un est gradué, et dont l'autre porte un index placé à l'extrémité de l'axe d'une des deux lentilles. La rotation de ces verres produit tous les degrés d'astigmatisme ou d'effet cylindrique depuis 0, lorsque les deux axes sont parallèles, jusqu'à 1/5 lorsque ces axes sont perpendiculaires. Pour éviter le calcul de cet astigmatisme correspondant à un nombre donné de degrés de rotation, on a marqué cette transformation sur la monture des lentilles. Nous n'en disons pas davantage sur·cet instrument qui n'a guère plus qu'un intérêt historique, mais nous tenons à décrire l'*optomètre binoculaire* que E. Javal a fait construire en 1864, et qui, grâce aux modifications introduites par son auteur dans ces derniers temps, est devenu d'un emploi extrêmement prompt et exact, et n'exigeant de la part du malade qu'un degré d'intelligence très-médiocre.

Le mode d'emploi de cet instrument est décrit tout au long dans la brochure qui accompagne l'appareil, néanmoins voici comment M. Gavarret, dans sa présentation à l'Académie, en expose l'emploi :

« L'appareil de M. E. Javal représenté fig. 109 est, à proprement parler, un *optomètre binoculaire*. Avec les deux yeux largement ouverts, le malade regarde à travers deux lentilles biconvexes de 5 pouces de distance focale un carton sur lequel sont tracés deux cadrans horaires identiques; l'écartement des centres des cadrans est le même que celui des centres des lentilles et que celui des yeux. L'œil gauche ne peut voir que le cadran de gauche et l'œil droit le cadran de droite.

Ajoutons que du centre du cadran, placé en face de l'œil soumis à l'exploration, partent des rayons noirs indiquant les heures et les demi-heures; l'angle compris entre deux rayons successifs est donc de 15° (fig. 110).

On place d'abord le carton au foyer de l'appareil lenticu-

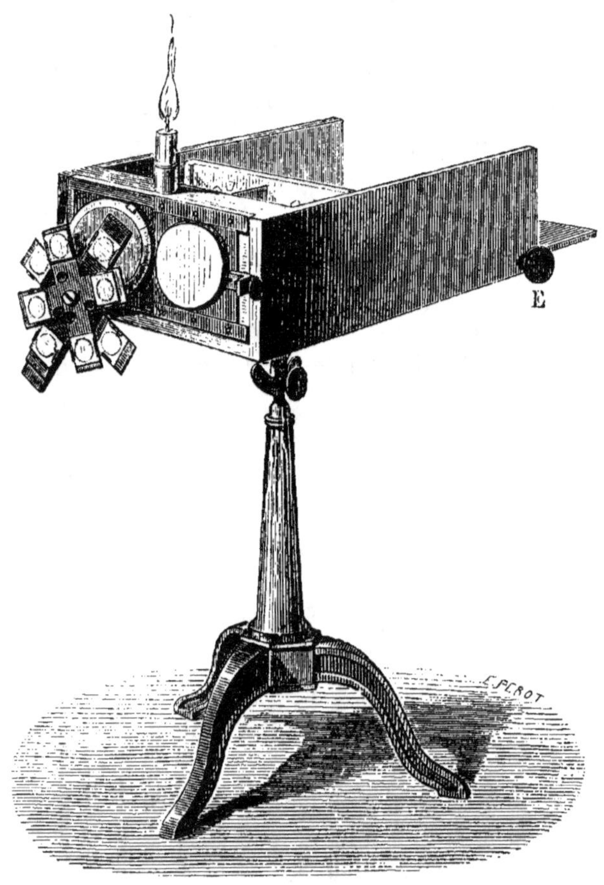

Fig. 109.

laire; le malade fusionne les deux images; les axes de ses yeux sont alors nécessairement parallèles; la fixité de la position relative des axes optiques immobilise suffisamment l'état d'accommodation des yeux.

Cela fait, à l'aide d'un bouton métallique placé sur les parties latérales de l'appareil, on éloigne autant que possible le carton objectif;
les images sont con-
fuses mais restent fu-
sionnées. Puis, on rap-
proche graduellement
le carton objectif jus-
qu'à ce que le ma-
lade *prévenu* dise : *Les*

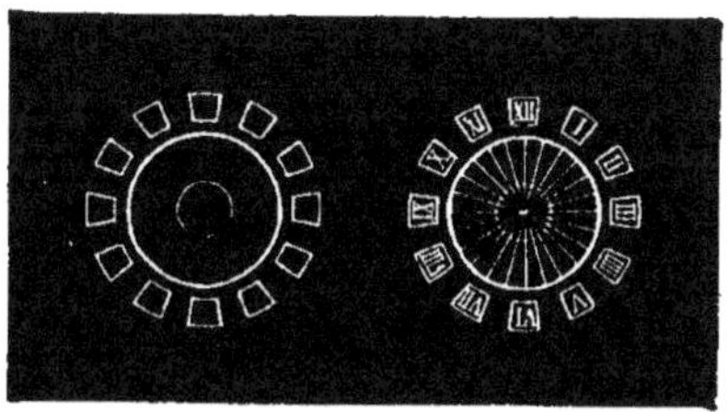

Fig. 110.

rayons en étoile du cadran horaire sont tous grisâtres et confus sauf un que je vois nettement.

Cette réponse indique :

1° Que l'œil observé est astigmate;

2° Que l'image du carton objectif est au foyer du méridien principal à *minimum* de courbure;

3° Que le méridien principal à *maximum* de courbure est dans le plan du rayon horaire, *seul* vu nettement, et le méridien principal à *minimum* de courbure dans un plan perpendiculaire au précédent.

Cela posé, on fait passer devant l'œil à examiner une série de lentilles cylindriques *divergentes*, de puissance successivement croissante depuis 1/96 jusqu'à 1/5; cette série contient 30 combinaisons différentes. L'appareil est disposé de manière qu'au moment où chacune de ces *vingt* combinaisons passe devant l'œil, l'axe de la lentille cylindrique *divergente* est dans le plan du méridien principal à *minimum* de courbure; par conséquent, le verre cylindrique ne *déplace pas* le foyer de ce méridien et recule le foyer du méridien principal à *maximum* de courbure.

On fait successivement passer devant l'œil examiné les diverses combinaisons de la série en commençant par la plus faible jusqu'à ce que le malade dise : *Je vois tous les rayons en étoile du cadran horaire avec la même netteté.*

A ce moment, évidemment le foyer du méridien principal à maximum de courbure est reculé jusqu'à coïncider avec le foyer *non déplacé* du méridien principal à *minimum* de courbure, l'examen est terminé, le praticien possède tous les renseignements nécessaires pour corriger l'astigmatisme. En effet :

1° Il sait que l'œil examiné est astigmate ;

2° Il connaît l'angle que font avec l'horizontale les deux méridiens principaux ;

3° Il a déterminé l'orientation de l'axe et le numéro de la lentille *cylindrique divergente*, suffisante et nécessaire pour faire coïncider les foyers des deux méridiens principaux.

Quand une détermination semblable a été faite pour les deux yeux, il n'y a plus qu'à monter sur des bésicles les deux lentilles cylindriques correctrices en ayant soin de donner à leurs axes les orientations indiquées par l'examen optométrique ; on est certain qu'avec ces bésicles l'astigmatisme est *complétement corrigé.*

La détermination optométrique de l'astigmatisme au moyen de l'appareil de M. E. Javal exige beaucoup moins de temps qu'il n'en faut pour l'expliquer, et, à une grande rapidité d'exécution, elle joint encore l'avantage d'une grande exactitude, d'un maniement facile pour le médecin, commode pour le malade, bien différente en cela de la méthode de Donders qui exige de l'un et de l'autre une véritable patience et un temps souvent fort long.

§ 5. — Traitement de l'astigmatisme.

Après les longs détails dans lesquels nous sommes entré à propos des verres cylindriques et de la cause de l'astigmatisme, nous n'aurons que quelques indications pratiques à donner pour faire comprendre facilement comment on peut corriger cette anomalie. La distance focale d'un verre plan cylindrique est égale au double du rayon de courbure du cylindre dans lequel il a été taillé, c'est-à-dire de la circonférence ou du cercle formant la base dudit cylindre. On sait que toute section de cylindre perpendiculaire à l'axe donne un cercle toujours identique quel que soit le point de section, tandis que toute section oblique par rapport à cet axe donne une ellipse dont le petit axe est toujours égal au diamètre du cylindre mais dont le grand axe devient d'autant plus grand qu'il se rapproche davantage de l'axe du cylindre, et, si la coïncidence a lieu, cet axe est infini. Il résulte de là que la courbure *maximum* d'une surface cylindrique a lieu dans le plan perpendiculaire à l'axe, et la courbure *minimum*, ou nulle, dans le, plan parallèle à l'axe ; cas dans lequel les rayons lumineux rencontrent deux surfaces parallèles et ne sont pas déviés. La distance focale d'un verre cylindrique sera donc variable avec les divers méridiens, et son *minimum* correspondra à celui qui aura la plus grande courbure, c'est-à-dire au méridien perpendiculaire à l'axe ; c'est cette distance qu'on est convenu de prendre pour distance focale ou désignation du verre cylindrique. Ainsi, si l'on dit un verre cylindrique + 1/8 ou — 1/8, cela voudra dire que le rayon du cylindre dans lequel aura été taillé le premier avait 8 pouces, et que sa surface est convexe ; tandis que le second est concave et de même courbure (1). Le premier fera converger à 8″ tous les rayons parallèles qui tomberont sur sa surface dans un plan perpendiculaire à l'axe ; le second donnera à ces mêmes rayons une divergence telle qu'ils sembleront venir d'un point situé à 8″ du verre et qui sera le foyer *virtuel*

---

(1) Il ne faut pas oublier qu'un tel verre doit être *bicylindrique* à axes parallèles pour donner un pareil résultat ; s'il était plan-cylindrique, il devrait avoir une courbure plus grande, c'est-à-dire un rayon deux fois plus petit, comme pour les verres sphériques.

du cylindre. De tels verres n'agissent donc pas d'une manière uniforme sur tous les méridiens de l'œil : leur maximum d'effet correspond au plan perpendiculaire à l'axe, que le cylindre soit concave ou convexe, et leur minimum au plan de l'axe ; la puissance réfringente variera donc avec l'obliquité de ces plans et deviendra nulle quand le plan sera parallèle à l'axe. Ceci nous explique pourquoi, un méridien de l'œil étant emmétrope, c'est toujours dans la direction de ce méridien qu'on doit placer l'axe du cylindre pour corriger l'astigmatisme. On pourrait démontrer géométriquement que, dans l'astigmatisme régulier, si le méridien principal est corrigé par le verre cylindrique, tous les autres méridiens le seront également. Ceci étant admis, nous voyons que la correction de l'astigmatisme se réduit à la correction du méridien principal, ce qui simplifie beaucoup la question.

Si l'astigmatisme est *simple myopique*, le cylindre divergent sera placé de telle sorte que son plan perpendiculaire à l'axe corresponde au méridien le plus myope de l'œil, et que son axe soit dans la direction du méridien emmétrope. De la sorte, l'effet divergent du verre diminuera avec l'obliquité des plans réfringents jusqu'à devenir nul ; de même la myopie suivra une marche décroissante à mesure que le méridien considéré sera plus voisin du plan de l'axe et ainsi tous les méridiens se trouveront corrigés. Il en serait absolument de même dans le cas d'astigmatisme *simple hypermétropique* où l'axe du cylindre correcteur convergent serait placé dans le plan du méridien emmétrope de l'œil. Dans un cas comme dans l'autre, l'œil sera devenu emmétrope dans tous ses méridiens.

S'il s'agit d'astigmatisme *composé myopique*, on pourra corriger l'anomalie de deux manières : soit en rendant le méridien le moins myope aussi myope que l'autre au moyen d'un cylindre *convexe* ou convergent, soit en diminuant la myopie du méridien le plus myope de façon à la rendre égale à celle du méridien le moins myope, et cela au moyen d'un cylindre divergent. Des deux manières l'astigmatisme sera corrigé, mais dans le premier cas il restera après l'apposition du verre cylindrique une myopie générale dans tous les méridiens, et égale à celle du méridien primitivement le plus myope, tandis que dans le second cas, cette myopie générale sera égale à celle du méridien primitivement le moins myope. L'emploi du verre cylindrique convergent seul, quoique corrigeant l'astigmatisme, serait mal supporté par le malade attendu qu'il augmenterait sa myopie et le priverait d'avoir recours aux moyens qu'il employait précédemment, et dont nous avons déjà parlé, pour voir avec son méridien le moins myope. Le verre cylindrique concave, même seul, serait utile au contraire, car le malade n'aurait plus besoin de recourir à ces artifices dont il a déjà été question pour voir avec tel ou tel méridien de son œil, et avec tous les méridiens il verrait aussi bien qu'avec celui qui était primitivement le moins myope, attendu que tous les autres lui seraient devenus égaux.

Expliquons ce fait par un exemple.

Soit un œil affecté d'astigmatisme composé myopique dans lequel le méridien *vertical* a 1/6 ou 6ᴰ de myopie, et le méridien horizontal 1/4 ou 9ᴰ. Si nous plaçons devant cet œil un verre cylindrique convexe de 1/12 ou 3ᴰ, avec l'axe horizontal nous corrigeons l'astigmatisme, qui égale 1/12 (1/4 — 1/6 = 1/12) ou 3ᴰ (9ᴰ — 6ᴰ = 3ᴰ). En effet, le méridien horizontal de l'œil, dont la myopie est 1/4, n'est pas influencé par le verre cylindrique, qui a son axe dans ce sens, et reste tel qu'auparavant; mais le méridien vertical qui n'avait que 1/6 de myopie en acquiert 1/12 de plus par l'action du verre convexe et devient alors semblable au méridien horizontal, c'est-à-dire qu'il a aussi 1/4 de myopie; par suite, comme nous l'avons déjà dit, tous les autres mé-

22.

ridiens ont aussi la même réfraction et le sujet possède une myopie 1/4 qui sera corrigée par un verre sphérique — 1/4 ou — 9ᴰ (1). Il a donc perdu l'avantage de n'avoir que 1/6 de myopie dans un méridien de son œil, et, en corrigeant son astigmatisme, il a acquis une myopie 1/4 qui exigera, pour être neutralisée, un verre sphérique assez fort.

Mais, si au lieu d'un verre cylindrique *convexe* à axe *horizontal*, nous employons un cylindrique *concave* — 1/12 à axe *vertical*, qu'arrivera-t-il? Le méridien vertical de l'œil conservera la même myopie, soit 1/6 ou 6ᴰ, tandis que le méridien horizontal sera corrigé en partie par le verre concave — 1/12 et deviendra 1/4 — 1/12 = 1/6, c'est-à-dire égal au méridien vertical. L'astigmatisme sera encore corrigé et le malade aura l'avantage de n'avoir plus qu'une myopie 1/6 dans tous ses méridiens, myopie qui exigera l'emploi d'un verre sphérique — 1/6 ou 6ᴰ, c'est-à-dire moins fort que 1/4 ou 9ᴰ, qu'il fallait tout à l'heure avec le cylindre convexe. On voit par là que l'astigmatisme peut être corrigé aussi bien avec un cylindre positif qu'avec un cylindre négatif, mais qu'il n'est pas indifférent, au point de vue pratique, d'employer l'un ou l'autre.

La même démonstration que ci-dessus s'appliquerait à l'astigmatisme composé *hypermétropique* et nous verrions qu'il faudrait employer un cylindre *convexe* correcteur de l'astigmatisme, et dont l'axe fût dans le méridien, *le moins* hypermétrope, pour obtenir un effet utile et n'avoir besoin que d'un verre sphérique égal à l'amétropie du méridien le moins hypermétrope.

Lorsque l'astigmatisme est très-peu considérable, la distinction ci-dessus n'a que peu d'importance, mais dans les

____

(1) La transformation des fractions ordinaires en dioptries donne pour celles-ci une petite fraction décimale que nous avons omise à dessein à cause de son peu d'importance.

forts degrés l'emploi des verres, tel que nous venons de l'indiquer, est de toute nécessité.

Pour résumer ce que nous avons dit jusqu'ici, il suffit de rappeler les propositions suivantes :

1° Dans l'astigmatisme simple myopique placer l'axe du cylindre concave correcteur dans le sens du méridien emmétrope.

2° Dans l'astigmatisme simple hypermétropique placer l'axe du cylindre convexe dans le même sens que précédemment. Dans les deux cas, l'autre face du verre sera plane et tournée en dehors pour les verres concaves comme pour les verres convexes.

3° Dans l'astigmatisme composé myopique ou hypermétropique placer toujours l'axe dans le sens du méridien le moins amétrope; employer un cylindre concave dans le premier cas, un cylindre convexe dans le second; tailler l'autre face du verre comme un verre sphérique dont le numéro sera égal à l'amétropie du méridien le moins amétrope et de même signe. Placer vers l'œil la face cylindrique.

§ 6. — Transformation des verres sphéro-cylindriques en bicylindriques et réciproquement.

Il est un autre moyen de corriger l'astigmatisme qui consiste dans l'emploi de verres dits *bicylindriques*, c'est-à-dire taillés en cylindres sur leurs deux faces.

Ces verres peuvent corriger non-seulement toutes les formes d'astigmatisme mais encore les autres anomalies de la réfraction ou de l'accommodation; la myopie, l'hypermétropie et la presbytie. Remarquons, en effet, que si nous superposons deux verres cylindriques positifs de 12 pouces de foyer, par exemple, et avec les axes parallèles, nous obtenons un effet cylindrique $+ 1/6$ $(1/12 + 1/12 = 1/6)$

dans le sens perpendiculaire à l'axe. Si les deux cylindres sont concaves, de même foyer, et également placés, nous obtenons un effet cylindrique — 1/6. Mais si les axes sont croisés il n'en sera plus de même, et selon les combinaisons, nous obtiendrons des verres ayant un effet sphérique (verres à la Chamblant) ou un effet sphéro-cylindrique. Dans le premier cas, il faudra employer des cylindres de même signe et de même force. Ainsi *cy.* + 1/8 à axes croisés produira le même effet que *sph.* 1/8; *cy.* — 1/8, toujours à axes croisés, sera équivalent à *sph.* — 1/8.

Si, au lieu d'être égaux et de même signe, les cylindres croisés sont inégaux ou de signe contraire, ils pourront produire tous les effets sphéro-cylindriques que l'on voudra, et, dans l'astigmatisme mixte surtout, ils rendront de très-grands services, car il suffira de corriger chaque méridien principal par le cylindre neutralisant. Sans doute on pourrait obtenir le même effet au moyen de verres sphéro-cylindriques, mais ceux-ci sont plus lourds, plus difficiles à faire et moins exacts. Un exemple fera saisir cette différence : Supposons un œil avec un astigmatisme mixte hypermétropique dans lequel

$$\text{Méridien vertical} \dots\dots\dots\dots \text{H.} = 8^D$$
$$\text{Méridien horizontal} \dots\dots\dots\dots \text{M.} = 4^D$$

Si nous employons un verre sphérique convexe + 8^D, nous corrigerons bien le méridien vertical, mais nous donnerons au méridien horizontal 8^D de myopie de plus, et nous aurons besoin d'un cylindre concave — 12^D ($8^D + 4^D = 12^D$) à axe vertical.

Si nous employons un verre sphérique concave — 4^D, nous corrigerons bien le diamètre horizontal, mais nous donnerons au méridien vertical 4^D d'hypermétropie de plus, et il nous faudra, pour corriger l'astigmatisme, employer un cylindre + 12^D à axe horizontal.

Avec un verre bicylindrique $+ 8^D$ et $- 8^D$ à axes croisés nous obtiendrons facilement le même effet et nous n'aurons qu'à placer les axes de chaque cylindre, ou de chaque face cylindrique, perpendiculairement au méridien que celle-ci doit corriger.

Tous les cas d'astigmatisme, avons-nous dit, peuvent être corrigés par des verres bicylindriques, quand ils sont associés à un degré quelconque de myopie ou d'hypermétropie. M. Javal, à qui l'on doit un important mémoire sur l'astigmatisme inséré dans le *Traité des maladies des yeux* de M. de Wecker, s'est occupé longuement de la question des verres bicylindriques et a donné un tableau très-ingénieux pour la conversion des verres sphéro-cylindriques en bicylindriques et réciproquement, mais ce tableau est assez difficile à comprendre, et, comme cet article s'adresse surtout aux *spécialistes*, il faudra toujours qu'on sache faire cette conversion par le calcul. Avec la notation ancienne c'est un peu plus long, mais avec la notation en dioptries, c'est extrêmement facile. En agissant par raisonnement, on ne peut pas oublier la manière de procéder, et, au moyen de quelques exemples, nous allons tâcher de faire comprendre la manière d'opérer dans tous les cas qui peuvent se présenter. Il est évident que l'astigmatisme simple myopique ou hypermétropique exigeant un verre plano-cylindrique n'a besoin d'aucune explication. Toutefois, s'il existe chez un presbyte, nous retombons dans les cas d'astigmatisme composé hypermétropique ou mixte, et la transformation est la même.

Quelle que soit la manière dont on ait déterminé l'astigmatisme, il faudra toujours connaître l'état de réfraction des méridiens principaux pour pouvoir corriger chacun d'eux par le cylindre correspondant; ou bien, si l'on connaît l'état de ces méridiens et qu'on veuille employer un verre sphéro-cylindrique, il faudra encore savoir procéder à cette substitution. Prenons le premier cas et supposons qu'on ait trouvé dans un œil atteint d'astigmatisme composé hypermétropique :

$$\text{Hypermétropie générale} \ldots \ldots \ldots = 1/6 \text{ ou } 6^D$$
$$\text{Astigmatisme hypermétropique} \ldots = 1/12 \text{ ou } 3^D$$

et que cet astigmatisme existe dans le méridien vertical.

Nous écrirons la formule :

$$\text{H } \frac{1}{6} + \text{Ash. } 0^o + \frac{1}{12},$$

ou, en dioptries :

$$\text{H } 6^D + \text{Ash. } 0^o \, 3^D.$$

Qu'est-ce que cela veut dire? Le raisonnement étant absolument le même dans ces deux formules, prenons la dernière comme plus simple.

L'hypermétropie générale, c'est-à-dire dans le méridien le moins hypermétrope, a pour valeur 6^D et l'hypermétropie du méridien horizontal a 3 dioptries de plus, c'est-à-dire 9^D d'hypermétropie, et nous avons :

$$\text{Méridien vertical} \ldots \ldots \ldots \ldots \ldots \text{H.} = 6^D$$
$$\text{Méridien horizontal} \ldots \ldots \ldots \ldots \text{H.} = 9^D$$

Le verre correcteur sphéro-cylindrique serait dans ce cas :

$$sph. + 6^D + cy. \, 90^o + 3^D$$

l'axe devant être placé toujours dans le méridien sur lequel on ne veut pas qu'agisse le cylindre.

Le verre bicylindrique aurait évidemment chacune de ses faces taillée de façon à neutraliser chacun des méridiens et se formulerait :

$$cy \, 0^o + 6^D \supset cy \, 90^o + 9^D.$$

Inversement, si l'on voulait transformer en sphéro-cylindrique un verre bicylindrique donné tel que :

$$0^o + 4^D \bigcirc 90^o + 6^D$$

nous ferions le raisonnement suivant :

Le méridien vertical a 4^D d'hypermétropie; le méridien horizontal a 6^D d'hypermétropie. Si nous employons un verre sphérique $+ 4^D$, nous corrigerons le méridien vertical, mais il restera encore 2^D d'hypermétropie au méridien horizontal, que nous corrigerons, avec un cylindre de 2^D à axe vertical, et nous formulerons le verre de la manière suivante :

$$sph. + 4^D + cy. 90^o + 2^D.$$

Nous avons déjà vu comment on pouvait remplacer le cylindre convexe par un cylindre concave, et réciproquement, ainsi que le verre sphérique positif par un verre négatif. Ce sera la pratique et l'habitude qui indiqueront les cas où ces transformations seront avantageuses; il serait trop long de donner des règles à cet égard.

L'astigmatisme composé myopique donnerait lieu au même raisonnement que précédemment. Citons-en un exemple :

Un œil est corrigé par la combinaison suivante :

$$sph. - \frac{1}{8} \bigcirc cy. 90^o - \frac{1}{12}.$$

Cela signifie que le méridien vertical a 1/8 de myopie, et le méridien horizontal 1/12 en plus, c'est-à-dire $1/8 + 1/12$, ce qui égale $1/4\,^4/_5$.
Alors

Méridien vertical . . . . ,. . . M. $= 1/8$
Méridien horizontal. . . . . M. $= 1/4\,^4/_5$

et le verre bicylindrique correcteur sera :

$$cy.\ 0° - \frac{1}{8} \supset cy.\ 90° - \frac{1}{4\,^1/_5}.$$

Nous savons maintenant comment se fait la transformation des verres bicylindriques en verres sphéro-cylindriques et réciproquement. Voyons maintenant dans quels cas il convient mieux d'employer les cylindres concaves et ceux dans lesquels les convexes sont préférables, car nous savons que les uns comme les autres peuvent corriger l'astigmatisme.

Comme l'emploi des verres cylindriques se répand de plus en plus chaque jour, nous nous sommes vu obligé de nous étendre un peu plus que nous ne l'aurions voulu et le lecteur nous pardonnera si, pour cet article, nous avons cessé un peu d'être élémentaire. Autrement il eût été difficile de nous faire comprendre et d'exposer clairement des choses un peu moins faciles que ce que nous avons vu jusqu'ici et qu'on ne peut pas savoir incomplétement.

§ 7. — **Des cas particuliers où les verres cylindriques convexes doivent être employés de préférence aux cylindres concaves et réciproquement.**

Quelques auteurs, dans le but de diminuer un peu le poids des verres sphéro-cylindriques, ont conseillé dans certains cas l'emploi de cylindres convexes de préférence aux cylindres concaves parce que cela permet de diminuer la courbure de la face sphérique. « Cela convient, dit M. Javal, pour les verres à cataracte. Supposons qu'après l'opération on ait trouvé 90° — 16 + 4 $^1/_2$, et qu'on veuille employer le cylindre + 16 au lieu de — 16. Ce cylindre doit être mis à angle droit sur la position qu'occupait le cylindre concave ; en effet, si au lieu d'augmenter de 1/16 l'hypermétropie d'un méridien, nous diminuons de 1/16 celle du méridien qui lui est perpendiculaire, nous aurons encore corrigé l'astigmatisme ; quant au verre sphérique, il faut le diminuer de 1/16. En effet, par le changement du cylindre, nous avons : 1° ajouté 1/16 dans l'un des méridiens par suppression du cylindre — 1/16 et, 2° ajouté 1/16 dans le méridien perpendiculaire par addition du cylindre + 1/16. Donc, nous avons augmenté de 1/16 la réfraction de tous les méridiens. Il reste à faire le calcul de 1/4 $^1/_2$, — 1/16, ce qui donne 1/6 $^1/_4$ environ, et nous prescrivons le sphérique + 6 ou + 6 $^1/_2$, qui est sensiblement moins convexe que 4 $^1/_2$ employé précédemment. Il est convenu qu'en faisant la substitution on doit placer le verre cylindrique convexe à angle droit de la position qu'occupait le cylindre concave. »

Si une telle substitution est avantageuse au point de vue de la correction, il n'en est pas de même pour le poids du verre qui reste sensiblement le même dans les deux cas, comme on pourra s'en rendre compte par l'expérience. En effet pour ne citer que l'exemple ci-dessus, si la face sphérique devient un peu moins convexe (1/6 $^1/_4$ au lieu de 1/4 $^1/_2$), d'un autre côté la face cylindrique au lieu d'être *concave* est devenue *convexe*. Le verre a diminué d'épaisseur sur les bords, il est vrai, mais il a augmenté au centre et son volume est resté *à peu près* le même. Nous disons à peu près parce que le poids d'un verre sphéro-cylindrique dépend du soin et de l'habileté de celui qui le taille et qui choisit pour cela un morceau de glace plus ou moins épaisse. Si la glace est trop épaisse, l'ouvrier sera obligé, pour l'amincir au minimum de l'user beaucoup et de passer un temps assez long pour la confection du verre, ce qui diminue son bénéfice, aussi le plus souvent il se contente de lui donner les courbures demandées sans s'inquiéter de son épaisseur.

Il nous est arrivé plusieurs fois à nous-même de commander des verres sphéro-cylindriques avec les mêmes foyers et de trouver les uns deux fois plus lourds que les autres. C'est donc purement une question de fabrication et qui regarde l'opticien encore plus que le médecin.

Dans l'astigmatisme mixte, nous avons déjà dit que l'on devait employer les verres bicylindriques à axes croisés et dont chacun corrigeait le méridien principal perpendiculaire à son axe.

§ 8. — Détermination et emploi des verres cylindriques pour la vision de près et à diverses distances.

Tout ce que nous avons dit jusqu'ici des verres destinés à corriger l'astigmatisme, ainsi que les autres vices de réfraction qui peuvent exister simultanément, s'appliquait à la vision de loin, or un grand nombre de sujets atteints de cette affection auront aussi besoin de verres pour voir de près, pour lire, écrire ou travailler, et il faut que nous sachions les transformations que nous devrons faire subir à leurs lunettes. Commençons par les cas les plus simples : Un sujet avec astigmatisme simple hypermétropique égal à 3^D a, en raison de son âge, 2^D de presbyopie. Ce défaut d'accommodation, entraînant un défaut de réfraction égal à 2^D dans tous les méridiens, sera évidemment corrigé par un verre sphérique convexe de 2^D ajouté au plano-cylindrique $+ 3$. Il suffira donc de superposer un binocle avec des verres sphériques $+ 2^D$ aux lunettes cylindriques pour corriger la presbyopie, ou bien de faire tailler la face plane du cylindre en sphérique convexe $+ 2^D$.

Un autre sujet avec astigmatisme simple myopique $-1/12$, ou -3^D, voit bien de loin avec des plano-cylindriques concaves de $- 1/12$, quels verres lui faudra-t-il pour lire à $12''$? Si son accommodation est suffisante, il n'aura pas besoin de changer de lunettes, car en accommodant il ajoutera 1/12 de réfraction à tous les méridiens, et l'œil rendu emmétrope par le cylindre restera tel quel. Mais si ce même individu veut lire à 6″ et qu'il n'ait que 1/12 d'accommodation, il lui manquera $1/6 - 1/12 = 1/12$, et il sera obligé de superposer à ses lunettes un binocle avec des verres $+ 1/12$, ou 3ᴰ, ou de faire tailler la face plane de ses cylindres en sphérique convexe $+ 1/12$.

A-t-on affaire à un astigmate hypermétrope presbyte avec

$$\text{H } \frac{1}{16} + Ash. \ \frac{1}{10} + Pr. \ \frac{1}{24} \ (1)$$

ou, en dioptries,

$$\text{H} = 2^\text{D},25 + Ash. \ 3^\text{D},50 + Pr. \ 1^\text{D},50.$$

on laissera le cylindre comme il était auparavant et l'on ajoutera à la face sphérique le degré de presbyopie, de sorte que le verre deviendra

$$cy. \ \frac{1}{10} \ sph. + \frac{1}{9^3/_5} \qquad \left(\frac{1}{16} + \frac{1}{24} = \frac{1}{9^3/_5} \right)$$

en dioptries,

$$cy. \ 3^\text{D},50 \ sph. + 3^\text{D},75 \quad (2,25 + 1,50 = 3,75).$$

S'il s'agissait d'un astigmatisme composé myopique $M - 6^\text{D} + Asm, - 3^\text{D}$, et qu'on voulût faire lire le sujet à 12″, ou 0ᵐ,32, nous devrions toujours laisser le cylindre intact, mais la face sphérique concave serait diminuée de 1/12 ou 3ᴰ et le verre deviendrait

$$cy. - 3^\text{D} \ sph. - 3^\text{D}.$$

Au lieu d'être 1/6 si la myopie générale était 1/12, on supprimerait la face sphérique et l'on emploierait le plano-cylindrique — 3ᴰ. Si l'on voulait faire voir le même sujet à 24″ ou 0ᵐ,64, on ajouterait au cylindre un verre sphérique

(1) Pr. signifie presbyopie.

concave 1/24 ou 1ᴰ,50 (1/12 — 1/24 = 1/24), et ainsi de suite, comme s'il s'agissait d'une myopie simple.

Dans l'hypermétropie avec restriction de l'accommodation ou avec presbyopie, nous venons de voir qu'il faut laisser intacte la notation du cylindre, et augmenter la convexité de la face sphérique selon la distance à laquelle on veut faire voir le malade. En effet, quel que soit l'effort d'accommodation ou le verre convexe ajouté, la différence entre les deux méridiens principaux restera toujours la même et devra toujours être corrigée par un verre cylindrique de même valeur.

Dans l'aphakie, où l'accommodation n'existe plus, il faut pour toutes les distances (à moins de cas extrêmement rares où il existait avant l'opération une myopie 1/3 ou au-dessus) des verres convexes d'autant plus forts que la distance sera plus courte, et, si l'on a employé un cylindre concave, on pourra toujours faire la substitution d'un cylindre convexe, comme nous l'avons indiqué précédemment. Dans des cas extraordinaires où, pour la vision de loin, un des méridiens aurait besoin de verres concaves, on laisserait toujours le cylindre positif, et l'on ferait tailler la face sphérique de telle sorte que sa concavité corrigeât la myopie du méridien trop convergent. Soit, par exemple, un œil opéré de cataracte, qui, après l'opération, présente l'état de réfraction suivant :

Méridien vertical .... M — 1/24 ou — 1ᴰ,50
Méridien horizontal............... H + 1/24 ou + 1ᴰ,50

c'est, comme on le voit, un astigmatisme mixte; mais, comme il n'y a plus d'accommodation, c'est au moyen de verres appropriés que nous permettrons à cet œil de voir à diverses distances. Constatons d'abord que son astigmatisme est égal à 1/12 (1/24 + 1/24 = 1/12). Pour plus de facilité il convient toujours de chercher d'abord les verres nécessaires pour voir à l'infini. Pour les distances plus rapprochées, il suffit d'augmenter la convexité de la face sphérique proportionnellement à la distance ainsi que nous l'avons déjà vu. Dans l'exemple ci-dessus le méridien vertical dont le *punctum remotum* est à 24″ aura besoin pour voir à l'infini, d'un verre — 1/24, et le méridien horizontal nécessitera + 1/24, puisqu'il a une hypermétropie exprimée par 1/24.

Le verre correcteur sera un bicylindrique + 1/24 — 1/24 avec la position suivante :

$$90° \mathbin{|} + \frac{1}{24} \, 0° - \frac{1}{24} -$$

ou le sphéro-cylindrique

$$90° + \frac{1}{12} \, sph. - \frac{1}{24}$$

qui aura le même effet, puisque la face sphérique concave corrigera la myopie du méridien vertical et ôtera au cylindre qui agit sur le méridien horizontal 1/24 de convergence ; il n'en restera donc plus que 1/24 et le verre produira l'effet demandé, puisqu'il aura 1/24 de convergence dans un méridien et 1/24 de divergence dans l'autre.

Voulons-nous que cet œil voie à 12″ ? nous devons ajouter 1/12, à la face sphérique du verre sphéro-cylindrique destiné à voir à l'infini, et ce verre deviendra

$$90° \mathbin{|} + \frac{1}{12} \, sph. + \frac{1}{24} (1)$$

(1) Dans tous les exemples qui vont suivre il est convenu que 90° désignera la direction verticale, et 0° la direction horizontale. Dans les prescriptions de lunettes, afin d'éviter tout malentendu, il convient d'indiquer par un trait la direction de l'axe du cylindre, comme dans cet exemple. Il est à peine utile de dire que cette direction sera toujours par rapport à la face externe des lunettes, c'est-à-dire du même côté que se trouve la graduation dans les montures d'essai. Toutefois si l'axe des cylindres est vertical ou horizontal on comprend qu'il sera inutile de tenir compte de cette recommandation, l'axe ayant la même direction quelle que soit la face des lunettes que l'on considère.

car la face sphérique convexe donnera au méridien vertical 1/24 de convergence qui est suffisante à cause de la myopie — 1/24 qu'il possède : (— 1/24 + 1/12 = + 1/24) et au méridien horizontal 1/24, également qui s'ajoutera à l'effet du cylindre 1/12, et produira 1/8 qui est nécessaire pour voir à 12″ à cause de 1/24 d'hypermétropie qui existe dans ce méridien.

Le calcul en dioptries serait encore plus simple : 12″ correspondent à 0^m,32; c'est-à-dire à 3^p; 1/24 correspond à 1^p,50, et la réfraction à ajouter à l'œil pour voir à 32 centimètres sera donc + 3^p dans tous les méridiens; le verre correcteur sera alors :

$$90^o + 3^p \; sph. \; + 1^p,50.$$

Voulons-nous maintenant que ce même œil voie à 24″? nous devrons ajouter à chacun de ses méridiens + 1/24, et alors ils deviendront :

$$\text{Méridien vertical...} \quad -\frac{1}{24} + \frac{1}{24} = 0$$

$$\text{Méridien horizontal.} \quad +\frac{1}{24} + \frac{1}{24} = \frac{1}{12}.$$

Il nous faudra donc un verre qui n'agisse pas sur le méridien vertical et qui donne au méridien horizontal 1/12 de convergence. Ce sera un verre plano-cylindrique convexe + 1/12 à axe vertical de 1/12 de foyer; nous le désignerons par la notation suivante :

$$90^o + \frac{1}{12}.$$

Si nous voulions parler de tous les cas qui peuvent se présenter, il nous faudrait tout un volume, et ce que nous avons dit suffit, ce nous semble, pour faire comprendre toutes les variétés d'astigmatisme et pour apprendre à y remédier. Toutefois, il en est une dont la correction pourrait peut-être embarrasser un peu et sur laquelle il n'est pas inutile d'appeler l'attention, car ce que nous en dirons servira d'exemple pour d'autres cas plus ou moins analogues.

Supposons un astigmatisme composé myopique dans lequel

$$\text{Méridien vertical} \ldots \ldots = -\ 1/20 \text{ ou } 1^{D},75$$
$$\text{Méridien horizontal} \ldots \ldots = -\ 1/10 \text{ ou } 3^{D},50$$

et où l'accommodation est nulle ou fort restreinte. Avec quels verres cet œil verra-t-il à diverses distances? Sans doute nous avons vu que l'astigmatisme restant toujours le même, il fallait d'abord calculer le verre qui faisait voir à l'infini, puis ajouter un verre convexe ayant pour foyer la distance à laquelle on veut faire voir. Mais si l'on ne veut pas faire porter deux paires de lunettes, ni compliquer inutilement les verres, voyons quelles seront les combinaisons les plus simples.

Dans l'exemple ci-dessus il faudra, pour voir à l'infini, un verre concave — 1/20 ou — 1^{D},75 pour le méridien vertical, et un verre — 1/10 ou — 3^{D},50 pour le méridien horizontal. Le verre bicylindrique correcteur serait donc :

$$90^{\circ} - 1/10 \smile 0^{\circ} - 1/20.$$

à axes croisés, et le sphéro-cylindrique :

$$90^{\circ} - \frac{1}{20}\ sph. - \frac{1}{20}$$

ou, en dioptries,

$$90^{\circ} - 1^{D},75\ sph. - 1^{D},75.$$

et le raisonnement nous apprend qu'un tel verre possède bien dans chaque méridien principal la divergence nécessaire pour voir à l'infini.

Si maintenant cet œil veut voir à 20″, il faudra ajouter au verre précédent un sphérique convexe + 1/20 qui augmente de la même quantité la réfraction de tous les méridiens, et nous aurons :

$$90^{\circ} - \overset{1}{}\ sph. - \frac{1}{20} + \frac{1}{20}$$

et, les deux verres sphériques de même force et de signe contraire se neutralisant, il restera :

$$90^o - \frac{1}{20},$$

c'est-à-dire un verre plan concave cylindrique de 1/20 de foyer à axe vertical. Il ne saurait en être autrement, puisque le méridien vertical ayant 1/20 de myopie n'a pas besoin de verres pour voir à 20″. Il suffit donc de corriger le méridien horizontal par un cylindre concave à axe vertical, et l'effet divergent nécessaire est bien 1/20, puisque le calcul ordinaire de la myopie nous donne, pour voir à 20″ avec une myopie 1/10,

$$\frac{1}{10} - \frac{1}{20} = \frac{1}{20}.$$

Un tel verre plano-cylindrique sera donc très-facile à tailler et très-simple.

Ce même œil veut-il voir à 10″? le même calcul que ci-dessus nous donne pour le verre nécessaire la notation suivante :

$$0^o + \frac{1}{20},$$

car il suffit d'ajouter 1/20 de réfraction au méridien vertical, puisque le méridien horizontal, avec $= M$ 1/10, a son punctum remotum à 10″ et n'a pas besoin de verre pour voir à cette distance. On arriverait du reste au même résultat par le calcul ordinaire. Si au verre $90^o - 1/20 \bigcirc - 1/20$ servant à voir à l'infini, nous ajoutons le sphérique convexe 1/10, destiné à faire voir à 10″, nous avons :

$$90^o - \frac{1}{20} \bigcirc - \frac{1}{20} + \frac{1}{10} = 90^o - \frac{1}{20} \bigcirc + \frac{1}{20} = 0^o + \frac{1}{20}$$

ou, en dioptries,

$$90^o - 1^D,75 \bigcirc -- 1^D,75 + 3^D,50 = 90^o - 1^D,75 \bigcirc + 1^D,75 = 0^o + 1^D,75.$$

Pour voir à toute autre distance, à 5″ par exemple, le calcul serait toujours le même et donnerait :

$$90^o - \frac{1}{20} \smallsmile - \frac{1}{20} + \frac{1}{5} = 90^o - \frac{1}{20} \smallsmile + \frac{3}{20} = 0^o + \frac{1}{20} \smallsmile \frac{1}{10}$$

ou en dioptries :

$$90^o - 1^{\mathrm{D}},75 \smallsmile - 1^{\mathrm{D}},75 + 7^{\mathrm{D}} = 90^o - 1^{\mathrm{D}},75 \smallsmile + 5^{\mathrm{D}},25$$
$$= 0^o + 1^{\mathrm{D}}75 \smallsmile + 3^{\mathrm{D}},50$$

Si l'on voulait transformer ce dernier verre en un bicylindrique, on chercherait la réfraction des deux méridiens principaux qui auraient pour valeur :

$$\text{Méridien vertical.... } = 3^{\mathrm{D}},50 + 1^{\mathrm{D}},75 = 5^{\mathrm{D}},25$$
$$\text{Méridien horizontal . } = 3^{\mathrm{D}},50$$

et le verre bicylindrique correcteur serait :

$$0^o + 5^{\mathrm{D}},25 \smallsmile 90^o + 3^{\mathrm{D}},50.$$

La face du verre la plus courbe sera généralement dirigée avec avantage du côté de l'œil, dans la monture des verres sphéro-cylindriques. A courbure égale, ce sera la face cylindrique, surtout si elle est concave. Du reste il n'existe pas à ce sujet un accord parfait entre les auteurs, et la question demande de nouvelles recherches cliniques.

Le traitement de l'astigmatisme ne convient que lorsque cette anomalie est portée à un certain degré, et sur la valeur duquel on est loin de s'entendre, car cela dépend évidemment des occupations du sujet : si c'est un paysan illettré, à qui une vue très-médiocre peut suffire pour ses occupations habituelles, la correction non-seulement de l'astigmatisme, mais même de toute autre anomalie de la réfraction, à moins qu'elle ne soit portée à un haut degré, est tout à fait inutile. Pour l'homme dont la vue ne s'exerce pas habituellement sur des objets fins ou délicats, comme

23.

cela se voit dans un grand nombre de professions, la correction de l'astigmatisme est aussi tout à fait négligeable; mais chez les graveurs, les horlogers, les géomètres, les astronomes, les micrographes et même chez ceux dont l'occupation est de lire ou écrire une grande partie de la journée, l'emploi des verres rendra de très-grands services. L'acuité de la vue normale a donné les dimensions des petits objets dont nous nous servons habituellement sans l'aide d'aucun instrument grossissant, mais il ne faut pas croire que la vision avec un seul œil normal soit plus mauvaise que celle qui s'exerce avec deux yeux atteints de vices de réfraction ou d'accommodation. Nous connaissons pour notre part d'habiles musiciens, un officier supérieur distingué et plusieurs artistes qui, ayant été privés d'un œil dès leur enfance, ont pu néanmoins continuer toutes leurs études ou apprendre une profession assez délicate, tandis que d'autres personnes ont dû interrompre leurs études, cesser leurs occupations ou changer de métier parce que leurs deux yeux étaient affectés d'un vice de réfraction souvent assez peu considérable, et l'hypermétropie, liée ou non à l'astigmatisme, se place au premier rang. C'est par un excès de précaution que la nature nous a donné deux yeux et une puissance visuelle relativement assez grande, afin qu'en cas d'accident ou de maladie la vision demeurât encore suffisante. Il est du reste remarquable, et c'est une loi assez générale en physiologie, que tous les organes importants, dont la fonction n'est pas, d'une manière immédiate, absolument indispensable à la vie, existent en double ou peuvent être suppléés par d'autres dans les limites compatibles avec l'existence.

La correction exacte de l'astigmatisme ne peut donc qu'être subordonnée à certaines circonstances spéciales et, comme le dit fort bien M. Javal, de même qu'un de ses amis, astronome à l'observatoire, éprouve une amélioration notable de sa vue avec des verres cylindriques de 60″ de foyer, que lui-même, qui ne possède qu'un astigmatisme égal à 1/24, avait dû interrompre ses études à vingt et un ans à cause d'une conjonctivite et d'une asthénopie opiniâtres entretenues par un défaut d'usage de lunettes correctrices, de même un chirurgien dont il rapporte l'observation, et qui possède un astigmatisme 1/18 sur un œil et 1/11 sur l'autre, se trouve tellement satisfait de sa vue qu'il ne veut pas se faire faire de verres correcteurs ni pour voir de près ni pour voir de loin. Young lui-même, qui possédait un astigmatisme égal à 1/25, déclare n'en avoir jamais été incommodé. Néanmoins nous croyons qu'il est bon de corriger cette anomalie toutes les fois qu'elle atteint un certain degré, que le sujet a besoin pour ses occupations d'une assez grande application de la vue, et que les verres cylindriques procurent une augmentation notable de l'acuité visuelle ou font disparaître, en tout ou en partie, l'asthénopie. Il sera donc très-important de s'assurer de l'amélioration produite par les verres cylindriques qui, parfois nulle ou insensible, peut dans d'autres cas *décupler* l'acuité, ainsi que M. Javal en a observé un cas dans lequel cette anomalie n'atteignait que 1/18. Parfois aussi ce ne sera qu'après un certain temps d'usage que les verres cylindriques manifesteront leurs bons effets; il en est souvent de même pour toutes sortes de lunettes. L'influence de l'éclairage a une grande importance, et tel individu qui verra très-bien sans lunettes avec une lumière intense, quoique affecté d'astigmatisme, se fatiguera très-promptement sans verres avec un faible éclairage, et verra baisser considérablement son acuité sans proportion avec l'intensité lumineuse.

Remarque. — Dans tout cet article nous avons supposé, pour plus de commodité dans l'exposition, que les méridiens principaux étaient l'un *vertical* et l'autre *horizontal*. En pratique il est assez rare qu'il en soit exactement ainsi, et ces méridiens sont presque toujours plus ou moins inclinés. Dans tous les cas cela ne change rien à la prescription des verres, et il est clair qu'il suffira d'ajouter 90° à l'angle trouvé pour un méridien pour avoir le méridien perpendiculaire au premier, ou retrancher 90° si cet angle est supérieur à l'angle droit : le méridien perpendiculaire à 15° sera 105° ; le méridien perpendiculaire à 125° sera 35°, etc.

Donders avait cru remarquer qu'en général le méridien vertical de l'œil avait un rayon de courbure plus court que le méridien horizontal, et que par conséquent la ligne verticale du cadran était celle qui, à distance, restait plus longtemps nette que les autres ; et cette règle était censée si générale que lorsque le contraire avait lieu on disait que l'astigmatisme était *contraire à la règle*. Toutefois, il résulte d'un grand nombre d'observations faites par M. Javal et par nous-même que cette règle n'a aucune exactitude et que la ligne qui reste nette est tout aussi souvent horizontale que verticale.

CHAPITRE IV

ANISOMÉTROPIE OU DIFFÉRENCE
DE RÉFRACTION DANS LES DEUX YEUX

§ 1. — Définition. — Vision des anisométropes.

La loi de symétrie qui régit les deux moitiés droite et
gauche du corps fait que les yeux d'un même individu sont
généralement semblables : si l'un est emmétrope ou amétrope, l'autre l'est aussi et très-souvent au même degré; la
construction anatomique ne fait pas exception, et presque
toujours on observe des deux côtés les mêmes particularités
non-seulement quant à l'ensemble de l'organe, mais encore
relativement aux détails. C'est ainsi que si un œil est saillant et volumineux ou d'un petit volume, au contraire,
l'autre est dans le même cas ; la couleur des iris, la disposition des vaisseaux sous-conjonctivaux ou du fond de l'œil,
la pigmentation de la choroïde, etc., n'offrent que peu de
différence. Les lésions elles-mêmes, surtout celles qui se
rattachent à des troubles trophiques, se présentent souvent
avec une symétrie remarquable, et, sans entrer dans le domaine de la pathologie, nous dirons néanmoins que les cataractes congénitales, les kératites parenchymateuses, les
kératoconus ou kératoglobus, les ptérigions, etc., existent
presque constamment des deux côtés.

Comme conséquence de la construction symétrique des

deux yeux, il est évident que les vices de réfraction causés par ces anomalies doivent exister simultanément, et c'est ce qui a lieu en effet. Si un œil est myope, l'autre l'est aussi ; si l'un est hypermétrope, l'hypermétropie existe également du côté opposé, et l'affection a à peu près le même degré. L'astigmatisme cependant est très-souvent unilatéral, mais presque toujours il est hypermétropique ou myopique si l'autre œil est hypermétrope ou myope, et coexiste en même temps qu'une asymétrie des os de la face.

Tout ce que nous venons de dire se rapporte aux lésions congénitales, et il est clair que chacune de ces affections ou de ces anomalies peut être la conséquence d'un traumatisme ou d'une autre maladie, et par conséquent n'altère en rien la loi de symétrie.

Mais cette loi, comme toutes les lois physiologiques, présente assez souvent des exceptions, et au point de vue de la réfraction nous devons les signaler dans cet article.

On observe toutes les combinaisons de réfraction imaginables : un œil étant emmétrope, l'autre peut être myope ou hypermétrope, ou astigmate; l'hypermétropie ou la myopie peut exister à des degrés très-différents sur les deux yeux; enfin un œil peut être myope et l'autre hypermétrope.

De la vision dans l'anisométropie. — La réfraction étant inégale dans les deux yeux, la vision peut se faire de trois manières : 1° binoculairement; 2° alternativement avec un œil ou avec l'autre; 3° avec exclusion constante d'un œil. Examinons séparément chacune de ces conditions.

1° *Vision binoculaire.* — On a nié pendant longtemps la vision simultanée avec les deux yeux, bien que leur état de réfraction et leur acuité visuelle fût la même. A plus forte raison ne croyait-on pas possible la vision binoculaire avec des yeux inégaux. On pensait que, dans un cas comme dans l'autre, et bien que les deux axes visuels fussent dirigés vers l'objet, celui-ci était vu alternativement tantôt par un œil et tantôt par l'autre. Cette assertion, quoique soutenue par des naturalistes et des physiciens éminents, a été réfutée depuis longtemps, et les beaux travaux de Giraud Teulon sur la vision binoculaire ont achevé d'en démontrer surabondamment la fausseté. Sans doute nous ne voulons pas dire que la vision binoculaire ait toujours lieu forcément, mais bien qu'elle est possible, habituelle; en effet, nous voyons souvent des individus, atteints de cataracte, de glaucôme chronique simple, de décollement de la rétine ou de toute autre maladie qui leur a fait perdre peu à peu la vue d'un œil tandis que l'autre restait bon, et qui ne s'en sont aperçus qu'au bout d'un certain temps, ou même lorsque l'œil malade était arrivé à un état de cécité complète. Certainement ces cas sont rares, mais ils existent.

On a dit que la vision binoculaire était indispensable pour donner la sensation du relief. Malgré l'autorité et la compétence des auteurs qui ont soutenu cette assertion, nous persistons à croire que la sensation du *relief* des objets est parfaitement obtenue avec un seul œil, et que, si en cachant l'autre, nous éprouvons une certaine difficulté pour apprécier exactement la direction et la distance, cela tient tout simplement à un défaut d'habitude et à ce que dans la vision binoculaire ordinaire, l'image unique qui résulte du fusionnement des deux images, perçues une par chaque œil, est précisément dans une situation intermédiaire aux deux autres. On peut facilement reproduire ce phénomène en fixant avec les deux yeux un objet rapproché : si l'on passe la main alternativement devant un œil et devant l'autre, on voit chaque fois l'objet fuir du côté de l'œil caché et occuper une position moyenne lorsqu'il est fixé binoculairement. Tout le monde sait que pour avoir la sensation de relief d'un tableau bien fait et dont les ombres et les demiteintes sont exactes, il suffit de le regarder en fermant un œil, ou avec les deux yeux en mettant les axes parallèles et en accommodant pour l'infini.

Quand on a l'habitude d'employer la vision binoculaire, l'acuité diminue un peu si l'on vient à fermer un œil, surtout le droit (à cause de la plus grande fréquence de la vision monoculaire avec cet œil-là), et cela s'observe non-seulement lorsque les deux yeux sont égaux, mais même, lorsque les deux images rétiniennes sont assez dissemblables, et le malade préfère souvent voir avec les deux yeux qu'exclure l'image la moins nette. La symétrie absolue, tant des parties où se forme l'image que de la grandeur de celles-ci, n'est pas indispensable, et la sensibilité rétinienne peut devenir assez grande en dehors de la macula pour permettre la vision binoculaire dans certains cas de strabisme, et causer de la diplopie après le redressement de l'œil dévié. L'exercice et l'habitude ont donc ici une très-grande influence. Il en est de même de l'asymétrie des images rétiniennes résultant d'une notable différence de réfraction dans les deux yeux, et l'expérience prouve que dans un cas comme dans l'autre, les images dissemblables ou asymétriques des deux rétines peuvent s'entr'aider de telle sorte que non-seulement l'appréciation de la solidité et de la distance des objets en soit plus correcte, mais encore que l'acuité de la vue en soit augmentée, la lecture et l'écriture facilitées.

Ce qui prouve encore qu'une image diffuse ne gêne pas beaucoup l'autre, c'est qu'il est fort rare qu'un œil affecté de cataracte se dévie, et, comme nous l'avons déjà dit, qu'il est possible qu'une cataracte se développe sur un œil sans que le sujet s'en aperçoive le moins du monde.

Pour s'assurer que la vision binoculaire existe réellement il suffit de couvrir alternativement les deux yeux en faisant fixer un objet. Quel que soit l'œil que l'on couvre, celui qui reste découvert doit continuer à fixer l'objet sans éprouver de déplacement, tandis que l'autre, s'il est dévié derrière la main ou l'écran qui le masquait, doit reprendre immédiatement sa position primitive dès qu'on cesse de le cacher. Si, après cet examen, il restait quelques doutes, on place devant un des yeux un prisme faible ayant l'angle tourné en dedans, ce qui donne lieu, lorsque la vision est binoculaire, à une diplopie, bientôt vaincue par un mouvement d'adduction manifeste.

Lorsqu'il existe une différence de réfraction des deux yeux, généralement une partie de leur champ d'accommodation est commune, et le *punctum proximum* de l'un est moins éloigné que le *punctum remotum* de l'autre. Il résulte de là que plus la partie commune est étendue, plus sont grandes les limites du champ de la vision binoculaire possible; en deçà et au delà, l'un des deux yeux est toujours exclu de la vision. L'intégrité et l'amplitude de l'accommodation des deux yeux peuvent rester normales et sont, on le comprend, d'un grand secours pour augmenter l'étendue du champ de la vision binoculaire. Jamais cependant les deux images rétiniennes ne sont égales en étendue ou en netteté, car la tension accommodatrice est toujours synergique des deux côtés et ne se répart pas dans chaque œil proportionnellement à la distance de l'objet, comme le croyait Buffon, et comme la théorie et la logique semblent l'indiquer. Une expérience bien simple le démontre : qu'un emmétrope place devant l'un de ses yeux un verre faible positif ou négatif et qu'il regarde un objet en masquant alternativement chacun des yeux; on remarquera alors qu'un seul donne une image nette, c'est celui qui est obligé de faire, pour s'accommoder à la distance de l'objet, le plus petit effort d'accommodation. Avec un verre négatif ce sera l'œil resté sans verre, pour la vision de loin comme de près; avec un verre positif, ce sera l'œil muni de verre, pour la vision de près, parce que l'effet convergent de ce

verre soulagera d'autant l'effort d'accommodation nécessaire pour voir à cette distance. Ce qui prouve que c'est
bien l'œil muni de verre qui est exactement accommodé,
c'est que l'image de l'objet devient diffuse si on couvre
cet œil, tandis qu'elle reste nette si on couvre l'autre. Dans
tous les cas où il y a une différence de réfraction dans les
deux yeux, l'un d'eux accommode donc exactement, et
cherche à obtenir une image nette au détriment de l'autre
plutôt que de recevoir, par une tension moyenne de l'accommodation, des images à moitié nettes sur les deux
yeux. Maintenant il faut bien dire que ces expériences ne
sont pas entièrement concluantes, si on les applique à un
individu chez lequel existe une véritable différence de réfraction dans les deux yeux, et l'anisométropie artificielle,
comme toutes les autres anomalies, la myopie, l'hypermétropie, l'astigmatisme, est bien plus gênante, quoique de
même degré, que l'anisométropie naturelle. Comme le dit
fort bien M. Javal, 1/24 d'astigmatisme qu'il possède normalement le gêne beaucoup moins que le même degré
d'amétropie communiqué à un emmétrope à qui il prête
ses lunettes armées de verres cylindriques de 1/24. L'habitude joue ici un grand rôle, et il arrive souvent comme
nous le verrons un peu plus loin, que certains anisomé-
tropes voient beaucoup moins bien lorsqu'on produit sur
leurs deux rétines des images nettes au moyen de verres
correcteurs exacts, ou bien mettent un temps plus ou moins
long pour s'habituer à ces lunettes.

L'anisométropie, avec conservation de la vision binoculaire, ne produit point habituellement de déviation, mais
celle-ci n'est pas empêchée si elle a de la tendance à survenir. Si le sujet se sert habituellement de l'œil myope, et
que l'autre soit hypermétrope, ce dernier se déviera généralement en dehors, comme il arrive pour un œil atteint de
cécité. Mais le strabisme divergent agrandissant le champ

visuel du côté de la divergence, fera perdre à l'œil dévié bien moins vite son acuité, parce que cet organe sera sans cesse impressionné par des images qui, par leur excentricité, ne viennent pas se peindre dans l'autre œil. Si l'œil est dévié en dedans, au contraire, la presque totalité ou la totalité de son champ visuel est commune avec l'autre œil, et, cessant d'être impressionné, il perd peu à peu son acuité, devient amblyope par défaut d'usage, et cesse complétement d'être utile pour la vision binoculaire.

2° *Vision alternante.* — Dans certains cas où la différence de réfraction des deux yeux permet à l'un de voir de loin et à l'autre de voir de près, la vision binoculaire ne peut avoir lieu, et il existe en général un certain degré de déviation. Cette alternance fait que le sujet se sert tantôt d'un œil, tantôt de l'autre, suivant la distance de l'objet, et que son acuité reste normale des deux côtés.

Cet état particulier explique comment certaines personnes peuvent se passer de lunettes à un âge très-avancé et voient cependant parfaitement de loin et de près, simulant ainsi une amplitude d'accommodation extrêmement étendue et qui pourrait paraître extraordinaire si l'on n'était pas prévenu. C'est ainsi qu'un ami de Donders se flattait, tout en voyant très-exactement à distance, de ne le céder à personne pour la vue de près. A l'examen tout s'expliqua. L'œil droit était emmétrope tandis que le gauche avait $M = 1/5\,^1/_2$. Il ne s'en doutait pas. Dans la thèse du docteur Gard (Paris, 1877) nous trouvons l'observation d'un médecin militaire qui, ayant un œil myope et l'autre hypermétrope, s'amusait à mettre dans l'embarras le plus grand certain conseiller de préfecture, très-ferré sur le diagnostic de la myopie chez les recrues, et qui ne pouvait pas comprendre qu'on pût lire indistinctement avec toutes ses lunettes.

3° *Vision monoculaire.* — Les cas dans lesquels la vision est abolie d'un côté par suite d'un état morbide ne rentrent pas dans l'anisométropie, et nous ne devons pas nous en occuper ici; mais lorsqu'il existe une déviation telle que l'œil est dirigé fortement en dedans ou en dehors, l'autre peut continuer ses fonctions et l'individu faire abstraction complète de l'image qui se produit dans le premier. Si la déviation a lieu en dehors, cette seconde image ne se produit pas, mais l'œil continue à être impressionné par les objets situés de ce côté, et la faculté visuelle peut se conserver d'une manière assez satisfaisante, même si l'on n'exerce pas l'œil dévié. Si, au contraire, la déviation a lieu en dedans, le champ visuel est rétréci, et celui de l'œil dévié, coïncidant en grande partie avec celui de l'autre, il en résulte une certaine confusion qui fait que le sujet néglige psychiquement les impressions reçues sur l'œil dévié et devient amblyopique de ce côté par défaut d'usage, comme nous l'avons dit tout à l'heure.

La différence de réfraction des deux yeux peut être *acquise* et résulter, par exemple, d'une opération de cataracte. Il est très-important de savoir ce qui advient en pareil cas. L'accommodation étant détruite du côté de l'œil privé de cristallin, il n'y aura de vision nette pour cet œil qu'aux distances correspondantes aux verres employés, et, en pareil cas, le point nodal étant considérablement déplacé, il doit en résulter une différence notable dans la grandeur des images rétiniennes. Cette grave question a été étudiée surtout par de Græfe qui a cherché comment se fait l'acte de la vision, lorsqu'il existe une aphakie unilatérale, dans le but de savoir s'il convient d'opérer la cataracte sur un œil, l'autre étant encore sain. Sa réponse est que « tout étant pris en considération, l'opération de la cataracte faite d'un côté seulement, présente d'importants avantages, et est, par conséquent, toujours indiquée lorsqu'on possède un espoir assez assuré de succès ». Tout le monde aujourd'hui partage l'opinion du savant ophthalmo-

logiste allemand, et personne · n'hésite plus à opérer un
seul œil dans la crainte de produire l'anisométropie. Dans
ce cas, sans doute, il est peu probable que la vision binoculaire soit rétablie, mais l'œil opéré peut parfaitement
servir seul, et surtout protéger l'autre contre les risques
des accidents extérieurs, en agrandissant le champ visuel.
Un semblable état ne donne lieu que très-rarement à des
troubles visuels et n'est nullement une cause de strabisme.
Il faut toutefois un certain temps avant de s'habituer à
l'usage des lunettes correctrices de manière à ce qu'elles
ne produisent pas de gêne, surtout si la pupille est large du
côté opéré et l'éclairage intense ; parce qu'alors il se produit des cercles de diffusion plus étendus.

§ 2. — Accidents qui sont la conséquence de l'anisométropie.

Les inconvénients de l'anisométropie seront relatifs et
subordonnés à la forme et au degré de cette anomalie. Tantôt les sujets n'en éprouveront qu'une gêne peu accusée
ou même nulle, tantôt, au contraire, il y aura une diminution
plus ou moins notable de l'acuité visuelle, et, si la vision
est alternante ou monoculaire, l'œil perdra en partie la
faculté de la sensation de *relief* et de distance pour les
objets rapprochés, mais seulement d'une façon temporaire.

Nous avons vu, à propos de l'hypermétropie, que les
efforts continuels d'accommodation avaient un retentissement fâcheux non-seulement sur les membranes profondes
de l'œil, mais encore sur les parties externes, la conjonctive, les paupières, que l'on voit souvent être le siége d'inflammation chronique résistant à tous les traitements.
Dans ces mêmes circonstances, les malades accusent fréquemment des douleurs et des tiraillements ayant leur
lieu d'élection dans l'orbite ou au niveau du sourcil. Dans

l'affection qui nous occupe, il en est souvent de même, et M. Badal a attiré l'attention sur la fréquence des maladies des paupières ou des voies lacrymales, telles que le chalazion, la blépharite ciliaire, l'épiphora, la tumeur lacrymale, etc., chez les sujets affectés d'anisométropie. La relation de ces maladies avec les anomalies de réfraction peut s'expliquer par les troubles apportés dans le jeu de l'organe, sur les muscles moteurs ou ciliaire, par la congestion des membranes profondes qui en résulte, et la propagation de cette congestion aux parties externes, qui, gênées elles-mêmes dans leur fonctionnement régulier, ne tardent pas à s'enflammer et à produire les accidents dont nous venons de parler.

§ 3. — **Traitement de l'anisométropie.**

Les moyens à employer dans les cas où la réfraction est différente dans les deux yeux, sont surtout des moyens optiques, soit seuls, soit combinés, dans quelques cas, avec la ténotomie. Le traitement varie avec la manière dont la vision s'effectue et diffère beaucoup suivant que l'individu possède ou non la vision binoculaire. Dans le premier cas, surtout si la vue s'exerce avec les deux yeux à toute distance, nous devons faire tous nos efforts pour la conserver et l'étendre autant que possible sur un plus grand parcours.

Le but du traitement optique est d'améliorer l'*acuité* et non de corriger mathématiquement la réfraction, et la pratique nous enseigne que l'on doit parfois s'éloigner passablement des règles indiquées par la théorie. Il semble que, la réfraction étant inégale dans chaque œil, il suffise de l'égaliser, en la corrigeant exactement, pour avoir une vision binoculaire meilleure, mais il n'en est presque jamais ainsi, et il y a dans la question un nouveau facteur sur lequel il faut compter, c'est l'habitude. Si l'accommodation est intacte et égale des deux côtés, elle doit s'exercer synergiquement, et, pour toutes les distances, la différence de netteté des deux images rétiniennes reste constante. Le sujet est habitué à voir ainsi; l'œil avec lequel il voit le moins nettement est subordonné à l'autre, et son image a moins d'importance que celle de l'autre à laquelle elle sert pour ainsi dire d'*adjuvante*. Si nous améliorons la vue du meilleur œil en laissant subsister entre les deux images la même différence, c'est-à-dire si nous améliorons la vision de la même quantité des deux côtés, l'harmonie primitive subsistera, et le sujet n'aura à prendre aucune habitude nouvelle. Si, au contraire, nous cherchons à rendre les deux images le plus nettes possible, nous brisons à l'instant cette harmonie, et les yeux ont alors besoin d'une nouvelle éducation pour voir binoculairement en fusionnant les deux images rétiniennes. Ils y parviennent rarement, parce que les malades peut-être manquent de persévérance, et ce n'est que dans le cas où la seconde correction procurerait une meilleure acuité que la première qu'on devrait lui donner la préférence.

Comme le dit Donders, on ne doit pas se laisser trop guider par la théorie, et, parce que les yeux sont différents, il ne s'ensuit pas qu'on doive donner des verres différents, ainsi qu'on serait tenté de le croire. La vision binoculaire diffère tellement de la vision monoculaire, elle exige une telle fixité dans les rapports des deux images rétiniennes, qu'il suffit souvent du moindre dérangement pour l'empêcher d'avoir lieu, comme on le voit dans la simple parésie musculaire qui entraîne une déviation en apparence insignifiante et qui suffit pour produire la diplopie.

Ordinairement c'est l'œil qui nécessite pour la correction le verre le plus faible qui jouit de la plus grande acuité, et c'est aussi de ce dernier que nous devons partir pour le choix des lentilles. Si la différence de réfraction est faible, il suffira le plus souvent de choisir le verre correcteur de la même manière que pour l'hypermétropie ou la myopie en général, en tenant compte de la force d'accommodation et des diverses conditions générales dont nous avons parlé à propos de ces anomalies.

Quant au second œil, il faut, ainsi que nous l'avons déjà fait pressentir, ne pas altérer ses rapports de vision avec le premier, comme cela arriverait si l'on donnait un verre exactement correcteur, et essayer d'abord des lunettes avec les deux verres pareils. Puis on augmente un peu la force de la lentille placée devant l'œil le plus amétrope, et l'on voit si une correction plus exacte entraîne une meilleure acuité. Si cela n'a pas lieu, ce moyen doit être abandonné, et c'est ce qui arrive généralement. Dans quelques cas, lorsque la différence de réfraction est faible et ne dépasse pas 1/48 ou 1/36 ($0^D,75$ ou 1^D) on peut se trouver mieux de l'emploi de verres différents et corrigeant chacun l'amétropie de l'œil correspondant; mais lorsque la différence de réfraction est beaucoup plus grande il est rarement possible d'employer deux verres dont la différence dépasse 1^D ou $1^D,50$.

Tout ce que nous venons de dire jusqu'ici s'applique aux cas dans lesquels le même vice de réfraction existe dans les deux yeux à des degrés différents; lorsque tous les deux sont myopes ou hypermétropes, ou bien que l'un est emmétrope et presbyte et l'autre myope ou hypermétrope, et lorsque la vision binoculaire est conservée dans une assez grande étendue.

Si on est emmétrope et qu'on place devant un œil un verre concave faible et devant l'autre un verre convexe également faible, on éprouvera tout d'abord un trouble de la vue, mais au bout d'un certain temps d'exercice on s'y habituera assez facilement, et la vision binoculaire ne sera pas détruite malgré la différence de grandeur qui se produit dans les deux images rétiniennes. Si la différence de grandeur dépasse une certaine limite, il se produira de la diplopie et les deux images ne seront plus fusionnées. Dans l'anisométropie naturelle, lorsqu'un œil est myope et l'autre emmétrope ou hypermétrope, la différence de grandeur des images doit pouvoir aller bien plus loin que dans l'anisométropie artificielle, sans produire d'images doubles, à cause de l'habitude, et c'est pour cela que nous voyons des individus possédant la vision binoculaire, malgré une différence très-notable dans la réfraction des deux yeux.

Nous savons que les lentilles concaves rapetissent les images parce qu'elles reportent en arrière le centre optique de l'appareil réfringent, tandis que les lentilles convexes agissent en sens inverse par le déplacement en avant du centre optique. Si donc on corrige la myopie d'un côté et l'hypermétropie de l'autre, un œil recevra des images petites et l'autre des images grandes. La différence de grandeur sera d'autant plus considérable que les verres employés seront plus forts.

Un tel changement dans la grandeur et la netteté des deux images affectera désagréablement le sujet la première fois qu'il se servira de verres exactement correcteurs. Cependant il pourra souvent s'y habituer assez facilement et d'autant mieux que son acuité sera meilleure.

Pour diminuer la différence de grandeur des images rétiniennes dans les cas d'anisométropie, on a eu l'idée d'employer des verres fortement périscopiques et calculés de telle sorte que le point nodal se trouve de chaque côté à égale distance de la rétine, de façon à donner des images égales; « mais cette méthode est très-délicate et il est peu probable qu'elle fasse son chemin dans la pratique », dit Donders.

Dans les cas où une légère déviation des axes optiques ou un véritable strabisme existerait, on pourrait essayer les verres *décentrés* ou prismatiques, ou bien même faire la strabotomie ou l'avancement musculaire. Dans ce cas, même si on ne pouvait pas rétablir la fonction de la vision binoculaire, l'opération serait encore utile pour l'harmonie du visage et la régularité de l'expression, ce qui, pour certaines personnes, peut être d'une grande importance. De plus, un œil fortement dévié en dedans peut devenir amblyopique par défaut d'usage.

Le traitement de l'anisométropie avec vision franchement monoculaire ou alternante n'offre rien de particulier, chaque œil devant être corrigé de la façon indiquée pour l'anomalie dont il est affecté et d'après les règles générales que nous avons données précédemment.

CHAPITRE V

ANOMALIES DE L'ACCOMMODATION

De la presbyopie ou presbytie

INTRODUCTION

Les *anomalies* de l'accommodation sont généralement décrites par les auteurs dans le même chapitre que la paralysie, la parésie, le spasme de cette fonction, et avec les anomalies de la réfraction ; mais nous avons cru préférable de ranger ces divers états pathologiques parmi les *maladies* de l'accommodation, dont nous nous sommes occupé Livre III, chap. II ; et, sous le nom d'anomalie, nous ne décrirons que la *presbytie* ou *presbyopie*, qui dépend de l'état anatomique de l'œil ; car, de même que ce dernier ne voit pas bien de loin, parce qu'il est trop long (myopie) ou de près, et même de loin, parce qu'il est trop court (hypermétropie), de même le presbyte ne voit pas de près parce que son accommodation n'est pas assez puissante, en vertu de causes purement anatomiques, comme cela a lieu pour les anomalies de la réfraction dont nous avons déjà parlé.

§ 1. — **Étiologie, marche, symptômes de la presbyopie.**

a. Étiologie. — L'influence de l'âge sur la vision est

AGES	10	15	20	25	30	35	40	45	50	55	60	65	70	75	80
en pouces. Distance du punctum proximum.	$2''\frac{2}{3}$	$3''\frac{1}{8}$	$3''\frac{9}{13}$	$4''\frac{8}{11}$	$5''\frac{1}{3}$	$6''\frac{6}{7}$	$9''$	$12''$	$16''$	$24''$	$36''$	$48''$	$72''$	∞	$- 72''$
en pouces. Amplitude d'accommodation.	$\frac{1}{2\frac{2}{3}}$	$\frac{1}{3\frac{1}{8}}$	$\frac{1}{3\frac{9}{13}}$	$\frac{1}{4\frac{8}{11}}$	$\frac{1}{5\frac{1}{3}}$	$\frac{1}{6\frac{6}{7}}$	$\frac{1}{9}$	$\frac{1}{11}$	$\frac{1}{14}$	$\frac{1}{19}$	$\frac{1}{22}$	$\frac{1}{24}$	$\frac{1}{24}$	$\frac{1}{32}$	$\frac{1}{32}$
en mètres. Distance du punctum proximum.	0.072	0.084	0.099	0.127	0.144	0.185	0.243	0.324	0.432	0.648	0.972	1.296	1.944	∞	$- 1.944$
en dioptries. Amplitude d'accommodation.	13.88	11.90	10.10	7.87	6.94	5.40	4.31	3.36	2.62	1.92	1.63	1.54	1.50	1.45	1.15
Acuité visuelle.	$\frac{22}{20}$	$\frac{22}{20}$	$\frac{22}{20}$	$\frac{22}{20}$	$\frac{22}{20}$	$\frac{20}{20}$	$\frac{18}{20}$	$\frac{18}{20}$	$\frac{18}{20}$	$\frac{17}{20}$	$\frac{16}{20}$	$\frac{14}{20}$	$\frac{13}{20}$	$\frac{12}{20}$	$\frac{11}{20}$

très-sensible, beaucoup plus même qu'on ne le pense généralement, et est caractérisée par la diminution de l'acuité
visuelle, par l'éloignement du point le plus rapproché de la
vision distincte et par la diminution de l'étendue du champ
d'accommodation. Ainsi, il résulte d'un très-grand nombre
d'observations faites par Donders, que, pour l'œil emmétrope,
le punctum proximum, l'amplitude d'accommodation et
l'acuité visuelle, varient, depuis l'âge de dix ans jusqu'à
quatre-vingts ans, comme l'indique le tableau ci-contre :

On voit que le punctum proximum, qui était à $2''\,^2/_3$ de
l'œil à l'âge de dix ans, se trouve à $3''\,^1/_8$ à l'âge de
quinze ans; à $3''\,^9/_{13}$ ou $0^m,099$, à l'âge de vingt ans; à $9''$
ou $0^m,24$ à quarante ans; à $24''$, ou $0^m,64$, à cinquante-cinq
ans; à $72''$, ou $1^m\,94$, à soixante-dix ans; enfin à l'infini à
soixante-quinze ans, ce qui correspondrait à une paralysie
de l'accommodation, si le punctum remotum ne s'était pas
éloigné et que l'œil ne fût pas devenu hypermétrope. Mais
ce degré d'hypermétropie, très-faible, puisque d'après
Donders, il n'atteindrait guère, à quatre-vingts ans, que
1/24 ou 1/10, c'est-à-dire $1^D,50$, ou $3^D,50$, fait que, même
avec le punctum proximum à l'infini, il existe encore un
certain degré d'accommodation. D'après le même auteur,
cette hypermétropie commencerait à se manifester dès l'âge
de trente-cinq ans; cependant il nous semble bien difficile
de résoudre expérimentalement cette question, et, malgré les
bonnes raisons et l'autorité imposante du célèbre professeur
d'Utrecht, nous sommes peu porté à admettre un commencement d'hypermétropie à un âge aussi peu avancé. Le
degré de cette anomalie, du reste, est si insignifiant, qu'il
faudrait non-seulement des malades très-intelligents pour le
noter, mais encore qu'on eût pu constater chez eux, dans
leur jeunesse, qu'ils étaient parfaitement emmétropes. D'un
autre côté, l'œil doit être atropinisé pour déterminer le
punctum remotum; or, quoi qu'on dise, ce n'est plus alors

l'état normal, et la paralysie du muscle ciliaire doit avoir pour conséquence la suppression de la force tonique de ce muscle, qui existe normalement, et par suite une tendance à une rupture d'équilibre entre la force élastique de la capsule cristallinienne et le tonus ciliaire.

Il ne peut en résulter qu'un recul du foyer du système dioptrique, et, par conséquent, une certaine hypermétropie. A un âge plus avancé, si l'hypermétropie est très-fréquente, on peut l'attribuer aux changements survenus dans la constitution anatomique de l'œil. Cependant, on sait que, dans la vieillesse, le cristallin se porte en avant, ainsi que l'iris, ce qui fait paraître la chambre antérieure moins profonde ; or, un semblable déplacement devrait produire, tout restant égal d'ailleurs, de la myopie. Mais en même temps la constitution intime de la lentille change : les couches périphériques deviennent plus denses et présentent moins de différence avec le noyau. Thomas Young avait déjà annoncé, ce qui a été pleinement démontré par Senff, Listing et autres, qu'une lentille de même forme que le cristallin et d'une densité uniforme, égale à celle du noyau, aurait une distance focale supérieure à celle d'une autre lentille dont la densité irait en décroissant du centre à la périphérie.

Cette augmentation de densité des couches corticales du cristallin est démontrée, dit Donders, par ce fait, que les images réfléchies par les surfaces antérieure et postérieure du cristallin deviennent plus distinctes avec l'âge ; distinction qui est d'autant plus prononcée, que les différences entre les coefficients de réfraction des couches externes du cristallin et de l'humeur aqueuse, d'une part, et du corps vitré et du cristallin, d'autre part, sont plus grandes. Les changements qui surviennent aussi, à un certain âge, dans la capsule cristallinienne doivent sans doute avoir une certaine importance dans la formation des images réflé hies. Les recherches anatomiques, du reste, confirment aussi ces données expérimentales et nous montrent le cristallin un peu aplati, ce qui est encore une cause d'augmentation de sa distance focale.

b. Marche. — Le diagramme suivant, emprunté au Traité des maladies des yeux de M. Wecker montre, d'une manière saisissante, la marche que suit l'amplitude de l'accommo-

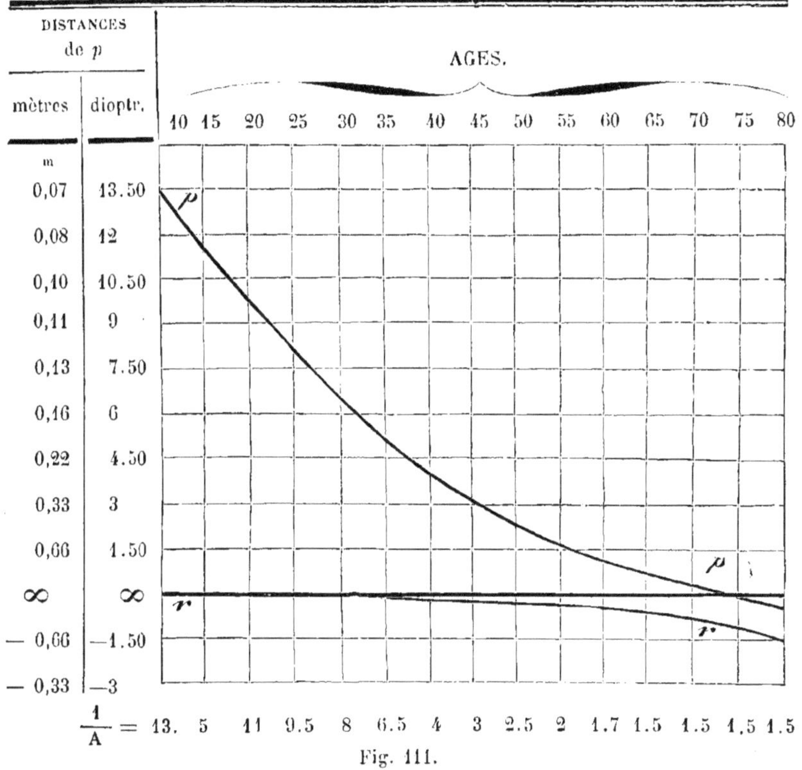

$$\frac{1}{A} = 13. \quad 5 \quad 11 \quad 9.5 \quad 8 \quad 6.5 \quad 4 \quad 3 \quad 2.5 \quad 2 \quad 1.7 \quad 1.5 \quad 1.5 \quad 1.5 \quad 1.5$$

Fig. 111.

dation, depuis l'âge de dix ans jusqu'à quatre-vingts ans. La courbe *p p* indique à la fois la position du punctum proximum aux différents âges et l'étendue de l'accommodation, dont l'autre limite est donnée par la ligne du punctum remotum rr. La longueur des lignes verticales comprises entre les deux lignes pp, rr, représente cette étendue de l'accommodation, et comprend un certain nombre d'intervalles horizontaux dont l'écartement est de 1/24 ancien ou de 1ᴰ,54. Il suffit donc de multiplier par 1/24, ou par 1ᴰ,54, le nombre d'espaces comprises entre les deux grosses lignes courbes, pour avoir, en pouces ou en dioptries, l'amplitude de l'accommodation correspondant à chaque âge. Le calcul, du reste, a été fait, et en bas du tableau on voit en regard de chaque âge l'amplitude d'accommodation qui lui correspond.

L'acuité visuelle diminue aussi graduellement avec l'âge. On peut voir, dans le tableau de la page 424, que cette acuité, étant 22/20 jusqu'à 30 ans, tombe à 18/20 à 40 ans, à 12/20 à 75 ans et à 11/20 à 80 ans : c'est juste la moitié de la valeur qui correspond à la jeunesse. Il ne faut pas se dissimuler, cependant, qu'il existe des différences individuelles considérables, et que malgré un âge assez avancé, la vue peut rester très-bonne. Nous avons connu, en Amérique, un soldat de 45 ans environ, qui étonnait tout le monde par la puissance de sa vue. Dans la *pampa* il reconnaissait, à une distance considérable, les objets ou les personnes, et donnait le signalement du cheval et du costume du cavalier, avant que personne pût voir autre chose qu'une masse noire ou à peine distincte. Ce soldat, comme éclaireur ou comme vigie, rendait de très-grands services et était fort apprécié dans la garnison.

Généralement on désigne la presbytie, dans le public non médical, s'entend, par l'expression de *vue longue*. Cette locution est très-mauvaise et donne souvent une fausse idée, attendu que beaucoup de personnes croient que ce qui manque pour la vue de près se reporte sur la vue de loin, et que les personnes âgées voient les mêmes objets distinctement à une distance plus grande que les autres.

C'est une erreur contre laquelle il faut se prémunir, puisque nous savons que l'acuité visuelle diminue aussi avec l'âge, et lorsqu'une personne âgée viendra vous dire, pour faire l'éloge de sa vue, qu'elle distingue nettement tel ou tel objet à telle distance, vous devrez en conclure tout simplement que son acuité n'a pas diminué, et vous verrez qu'elle ne dépasse pas la limite d'une bonne vue ordinaire. Si la même personne voit distinctement de près et de loin, c'est qu'il existera chez elle un faible degré de myopie.

La *vue longue* est donc plutôt courte, ou *plus courte*, puisque son parcours s'étend entre deux points moins éloignés l'un de l'autre qu'auparavant. Dans la myopie cela est encore plus manifeste, car le punctum remotum reste fixe, ou à peu près, tandis que le punctum proximum s'éloigne. Le sujet atteint de myopie faible aura donc besoin, à un certain âge, de verres convexes pour ramener son punctum proximum à 8 pouces lorsque son accommodation n'y suffira plus; il sera aussi presbyte, mais n'aura nullement une *vue longue.*

Quel que soit l'état de réfraction de l'œil, son pouvoir d'accommodation diminue et le point r s'éloigne, d'autant plus que l'individu est plus hypermétrope et d'autant moins qu'il est plus myope.

On comprend facilement que si la myopie égale 1/15 ou 1/12, 2^D ou 3^D, c'est-à-dire que le punctum remotum soit à 15 ou 12 pouces, 30 ou 40 centim., l'abolition complète de l'accommodation n'aura d'autre effet que de reculer à cette distance le point le plus rapproché de la vision distincte; mais si peu qu'il reste d'amplitude d'accommodation, le sujet verra encore à une distance assez peu éloignée. Si la myopie est de 1/8, ou 5^D, et au-dessus, il n'y aura pas, à proprement parler, de presbyopie, lors même que tout pouvoir d'accommodation aura disparu, puisque le punctum proximum ne sera pas à plus de 8″ de l'œil, distance à partir de laquelle on compte la presbyopie. Le sujet n'aura donc pas besoin de lunettes convexes pour voir de près, et les lunettes concaves, pour voir au delà de 8″, seront déterminées pour chaque distance de la manière que nous avons indiquée à l'article *Myopie*.

Du reste, à moins d'aphakie, les cas de paralysie complète de l'accommodation sont extrêmement rares, et c'est la parésie qu'on observe généralement.

Avec une diminution notable de son accommodation, un individu atteint d'une myopie même assez faible ne réclamera jamais de lunettes pour voir de près, et comme il survient dans la vieillesse un léger degré d'hypermétropie, le punctum remotum lui-même s'éloignera un peu, et, par suite, la vue s'étendra un peu plus loin.

En règle générale, on peut dire que la presbyopie, chez les myopes, est diminuée de la quantité qui représente leur myopie.

La figure 112 nous montre qu'à partir de 10 ans l'amplitude d'accommodation diminue graduellement, sans arrêt, sans soubresauts. Il était donc impossible de fixer une limite précise à la presbyopie, même en se rapportant à l'étymologie du mot ($\pi\rho\acute{\epsilon}\sigma\theta\upsilon\varsigma$, vieux, $\ddot{\omega}\psi$ œil), car, si on faisait commencer cet état au moment où l'œil est *vieux*, les mêmes difficultés se présentaient : d'abord, le mot vieux n'est que relatif, et, d'un autre côté, les personnes de même âge peuvent jouir d'une vue bien différente. Dans l'œil lui-même, il n'y a pas de raison pour établir une distinction entre l'œil presbyte et celui qui ne l'est pas. Il fallait donc fixer une limite artificielle, de convention, et dire que jusque-là l'accommodation était normale, et, à partir de là au-dessous de la normale, ce qui revenait à en mesurer l'amplitude.

Or, nous avons vu que pour une même amplitude d'accommodation, le punctum proximum, et par conséquent la distance moyenne de la vision distincte, était à une distance très-variable, selon l'état de réfraction de l'œil. C'est donc plutôt le *parcours* de l'accommodation qui doit servir de règle pour mesurer la presbytie, ou, si l'on aime mieux, la situation du punctum proximum. Toutefois, pour avoir une quantité constante et applicable à tous les cas, on a pris pour chaque âge, chez l'emmétrope, la quantité d'accommodation qui lui manque pour ramener à 8″ le punctum proximum, et on a appelé *presbytie* ou *presbyopie* cette quantité ou ce défaut d'accommodation. Cette détermination a été faite en prenant la moyenne d'un grand nombre d'observations. L'expérience ayant démontré que la presbytie suit la même marche, malgré les états différents de la réfraction (excepté les états pathologiques bien entendu) il suffira donc, pour un cas quelconque d'amétropie avec presbyopie, d'ajouter à celle-ci l'amétropie, avec le signe qui lui correspond et qui est, comme on sait, positif pour l'hypermétropie et négatif pour la myopie. Nous reviendrons sur ce sujet à propos du traitement de la presbyopie, mais on comprend déjà que, dans ce cas, l'hypermétrope devra porter plus tôt des verres convexes que l'emmétrope et, à plus forte raison que le myope.

Les conditions sociales de la vie nous obligent à être en rapport avec des objets dont les dimensions sont, en proportion avec l'acuité visuelle et la distance de la vision distincte de l'œil normal. C'est ainsi que les caractères d'imprimerie ont une grandeur moyenne, qui varie très-peu, tant pour les livres que pour les journaux. On observe la même règle pour les productions de l'art ou de l'industrie qui doivent être vues ou exécutées sans l'aide d'instruments grossissants. Tant que l'œil peut voir nettement ces objets à une distance de 8 pouces, ou 21 centimètres, les détails, même très-fins, ne lui échappent pas, parce qu'ils donnent encore sur la rétine une image suffisamment grande; mais, dès que cette distance augmente, l'image rétinienne diminue, et il arrive un moment où elle ne peut plus être perçue. C'est encore pour la même raison que les myopes recherchent les petits caractères d'imprimerie, les petits objets, parce qu'ils peuvent les rapprocher suffisamment pour avoir encore de grandes images rétiniennes qui sont encore plus nettes parce que la convergence entraîne le rétrécissement de l'ouverture pupillaire, et par suite la diminution d'étendue des cercles de diffusion qui forment ces images.

Nous avons vu quelles étaient les causes que l'on a invoquées pour expliquer le changement de réfraction de l'œil presbyte; voyons maintenant, ce qui est beaucoup plus important, à quoi tient la diminution de l'amplitude d'accommodation, qui constitue, à proprement parler, la presbyopie, lorsqu'elle est une conséquence de l'âge.

On a attribué à une diminution d'énergie du muscle de Brücke, la diminution du pouvoir d'accommodation; cependant rien n'est moins prouvé, car l'activité fonctionnelle, loin d'affaiblir un muscle, en accroît, au contraire, la puissance, ou au moins la maintient égale, l'empêche de s'affaiblir lorsque cette activité n'est pas excessive. Dès lors, il serait étonnant que le muscle ciliaire fît exception, surtout à une époque où le système musculaire est encore dans la plénitude de sa force. Plus tard, on peut à la rigueur admettre cette hypothèse, car un certain degré de faiblesse s'empare de tous les organes; mais, ce qui semble plus important encore, ce sont les changements survenus dans le cristallin et dont nous avons déjà parlé. Cet organe, devenant plus dense et plus dur, est moins apte à changer de courbure, et la même contraction musculaire ne suffit plus à produire le même effet.

Symptômes. — La presbytie n'a pas de début bien nettement accusé. Le premier symptôme qui se présente est caractérisé par une fatigue qui survient assez vite lorsque le sujet veut lire, le soir, des caractères un peu fins, surtout lorsqu'il a déjà fatigué son accommodation pendant la journée. De plus, il cherche à éclairer son livre le plus posble, pour rétrécir sa pupille, et l'éloigne un peu, mais bientôt, à cette distance, les caractères fins ne peuvent plus être lus, et la nécessité de lunettes se fait plus impérieusement sentir. Ces mêmes caractères peuvent cependant être lus pendant un certain temps encore à la lumière du jour, mais, au bout de quelque temps, cela devient impossible également, et c'est alors que l'on diagnostique la presbyopie. Une semblable succession de phénomènes pourrait aussi se montrer et se montre fréquemment dans la jeunesse, ou vers l'âge de trente ou trente-cinq ans, mais alors ce n'est pas de la presbyopie, mais bien de l'asthénopie ou de l'amblyopie, conséquence de l'hypermétropie, de l'astigmatisme, de l'insuffisance musculaire, ou de tout autre état anormal ou pathologique de la réfraction ou de l'accommodation. Parfois aussi le besoin de lunettes ne se fait sentir que beaucoup plus tard, même pour les emmétropes, et il y a, à ce sujet, de très-grandes différences individuelles. C'est habituellement vers l'âge de quarante à cinquante ans que débute la presbytie chez l'emmétrope. Chez le myope et l'hypermétrope, il n'en est plus de même, et ce que nous avons dit, à ce sujet, dans le courant de cet article, nous dispense d'y insister davantage.

§ 2. — **Traitement de la presbyopie.**

On a pris comme limite initiale de la presbyopie la distance de 8″, ou 21 centimètres, pour le punctum proximum, ce qui ne veut pas dire que l'usage des lunettes soit indispensable ni même utile quand le point p est à cette distance ou en est très-peu éloigné, attendu que ce n'est qu'exceptionnellement que nous appliquons notre attention aussi près. Toutefois, en convenant ainsi d'une distance déterminée servant de point de départ pour la presbyopie, on a le moyen d'en fixer le degré et de pouvoir, au besoin, la corriger et ramener à 8″ le point p. Le traitement de la presbytie n'a pas d'autre but. Voyons d'abord la détermination du degré de cette anomalie de l'accommodation, et nous indiquerons ensuite ce qu'il convient d'en corriger dans la pratique.

Nous avons dit, page 174 et suivantes, que l'effort d'accommodation nécessaire pour ramener le point p en p' était équivalent à une lentille positive exprimée par la différence d'accommodation, pour les points p et p'. C'est donc une fraction résultant de la soustraction de deux autres fractions ayant pour dénominateurs les distances p et p' et pour numérateurs l'unité. Ce n'est autre chose que la formule de l'amplitude de l'accommodation modifiée,

$$\frac{1}{A} = \frac{1}{P'} - \frac{1}{P}$$

dans laquelle p' ou $\frac{1}{P'}$ est la distance à laquelle on veut voir, c'est-à-dire 8″ ou $1/8$; p ou $\frac{1}{P}$ la distance à laquelle on voit; et $\frac{1}{A}$ l'amplitude d'accommodation, ou plutôt l'effort d'accommodation qui serait nécessaire pour voir, comme venant de 8″, les rayons partant de p; effort musculaire qui est ici remplacé par la lentille $\frac{1}{A}$, et qui représente le degré de presbyopie. Si nous appelons n la distance à laquelle on voit, on aura, pour la presbyopie :

$$\mathrm{Pr.} = \frac{1}{8} - \frac{1}{n}.$$

Si $n = 16″$ ou 16 centim., le verre correcteur sera :

$$\frac{1}{8} - \frac{1}{16} = \frac{1}{16}$$

c'est-à-dire un verre convexe de 16″ ou de 16 centimètres de foyer, soit $2^D,31$ ou 6^D, suivant que $\frac{1}{16}$ représente des pouces ou des centim. Si $n = 12''$ le verre correcteur sera

$$\frac{1}{8} - \frac{1}{12} = \frac{1}{24},$$

c'est-à-dire un verre convexe de 24 pouces de foyer.

En dioptries, $8''$ correspond à 216 millimètres, soit $1000\,216 = 4^D,62$, et si n est exprimé en millimètres, nous aurons, pour la distance à laquelle le sujet voit, $\frac{1000}{n}$. La soustraction de ces deux rapports donnerait, en dioptries, le degré de la presbyopie. Dans le premier exemple ci-dessus, où $n = 16''$ ou 432^{mm}, on aurait

$$Pr. = \frac{1000}{216} - \frac{1000}{432} = 2^D,31.$$

Dans le second exemple, où $n = 12''$ ou 324^{mm}, on aurait

$$Pr = \frac{1000}{216} - \frac{1000}{324} = 2^D,54.$$

Cette détermination de la presbyopie, telle que nous venons de l'indiquer, est exacte; mais, en pratique, il se présente des cas dans lesquels nous avons besoin de ramener à $8''$, ou en deçà, le punctum proximum, tandis que dans d'autres la distance de 12 ou 14 pouces est suffisante; cela varie, bien entendu, avec la nature des occupations et l'amplitude de l'accommodation. Ce n'est pas tout. L'état emmétrope, myope ou hypermétrope de l'œil presbyte a aussi une grande importance, et on peut dire que, malgré l'influence de l'âge, à peu près égale chez tous les individus, on ne saurait donner de table fixe de presbyopie convenant à tout le monde. Pour l'œil emmétrope lui-même on a cherché empiriquement les numéros des verres convexes qui convenaient aux différents âges, et, si l'on consulte à cet égard les auteurs, on trouve de grandes différences. Le tableau suivant en donne une idée.

PRESBYOPIE AUX DIFFÉRENTS AGES

D'APRÈS MACKENZIE.			D'APRÈS DONDERS.		
AGES.	LONGUEURS FOCALES des verres.		AGES.	LONGUEURS FOCALES des verres.	
	en pouces.	en dioptries.		en pouces.	en dioptries.
40 ans.	36	1	48 ans.	60	0.50
45 —	30	1.25	50 —	40	0.75
50 —	24	1.50	55 —	30	1.25
55 —	20	1.75	58 —	22	1.75
58 —	18	2	60 —	18	2
60 —	16	2.25	62 —	14	2.50
65 —	14	2.50	65 —	13	2.75
70 —	12	3	70 —	10	3.50
75 —	10	3.50	75 —	9	4
80 —	9	4	78 —	8	4.50
85 —	8	4.50	80 —	7	5
90 —	7	5			
100 —	6	6			

Cependant, on voit que la différence n'existe que pour les numéros faibles, et qu'à partir de 60 ou 65 ans les deux tableaux se ressemblent beaucoup.

Connaissant le degré de l'amétropie, il suffit d'en ajouter la valeur aux numéros précédents, s'il s'agit d'hypermétropie, ou de l'en retrancher, s'il est question de myopie ; mais tout cela ne donne que des approximations, et il n'est pas rare qu'on ne puisse s'en tenir là. D'un autre côté, la recherche du degré d'hypermétropie est au moins aussi longue que celle de la presbyopie et n'offre pas beaucoup d'avantages dans les cas ordinaires. Le moyen vraiment pratique, avec lequel les influences d'amétropie, de convergence, d'action binoculaire, etc., se trouvent neutralisées, consiste à rechercher par tâtonnement, et en commençant par des numéros faibles, avec quels verres le sujet voit distinctement et sans fatigue, à la distance ordinaire de ses occupations, des lettres en rapport avec les objets de son travail : si l'individu ne fait que lire ou écrire, on prendra pour l'essai les N°s 5 ou 6 de Jæger ou les N°s 0,80 ou 1 des échelles métriques de Snellen; s'il exerce sa vue sur des objets fins, comme dans l'horlogerie, la gravure, etc., on prendra les N°s 1 ou 2 de Jæger ou 0,50 métrique de Snellen. Il faudra rechercher, en outre, dans quelle étendue ces lettres sont vues nettement, c'est-à-dire mesurer le pouvoir d'accommodation. En effet, avec une même amplitude, l'objet sera vu distinctement d'autant plus près, que le verre convexe sera plus fort, mais ce sera au détriment d'une distance plus éloignée, et on a tout intérêt à ne pas trop rapprocher le point de la vision distincte et à permettre à l'œil de voir encore de petits objets à une assez grande distance. Celle-ci sera déterminée, chez l'emmétrope, par le numéro du verre, car on sait que les rayons lumineux partant de son foyer arriveront parallèles dans l'œil, tandis que ceux qui viendront d'un point plus éloigné seront convergents, et l'accommodation se chargera de former sur la rétine les foyers des points situés plus ou moins en deçà, selon qu'elle sera plus ou moins énergique. Mais cette fonction diminuant d'énergie avec l'âge, il arrivera un moment où l'objet ne sera guère vu en deçà de la distance focale des lunettes. Du reste, les verres convexes amenant une myopie artificielle, dont le degré est exprimé par leur numéro, il est évident que cette distance deviendra le punctum remotum de l'œil armé de verres, et l'accommodation commencera à s'exercer à partir de cette distance.

Le tableau suivant indique l'amplitude d'accommodation aux différents âges, et, par suite, la distance du punctum proximum absolu, ainsi que les numéros des verres nécessaires pour voir sans fatigue à 12 ou 14 pouces, mais permettant cependant de voir à 8 ou 10 pouces en employant toute l'accommodation. Si l'on voulait trouver le verre nécessaire pour voir à une distance plus rapprochée, on ferait le calcul que nous avons indiqué pages 273 et 299.

AGES.	NUMÉROS DES VERRES correcteurs		PARCOURS DE L'ACCOMMODATION avec les verres correcteurs		AMPLITUDE D'ACCOMMODATION et distance de p aux différents âges.	
	En pouces.	En dioptries.	EN POUCES.	EN MÈTRES.	En pouces.	En dioptries.
48 ans	60	0.50	de 60 à 10	de 1.62 à 0.27	1/12	3
50 —	40	0.75	— 40 — 10	— 1.03 — 0.27	1/13	2.75
55 —	30	1.25	— 30 — 10	— 0.81 — 0.27	1/15	2.50
60 —	22	1.50	— 22 — 10	— 0.60 — 0.27	1/18	2
65 —	13	2.75	— 13 — 10	— 0.35 — 0.27	1/48	0.75
70 —	11	3.50	— 11 — 10	— 0.30 — 0.27	1/96	0.25
75 —	9	4	— 10 — 9	— 0.24 — 0.24	0	0
78 —	8	4.50	— 8 — 8	— 0.21 — 0.21	0	0
80 —	7	5	— 7 — 7	— 0.21 — 0.21	0	0
90 —	7	5	— 7 — 7	— 0.21 — 0.21	0	0

Si l'acuïté visuelle est diminuée, ou que la petitesse des objets oblige à les rapprocher davantage pour les voir nettement, il faudra employer des verres convexes plus forts. Dans le cas opposé, ce serait tout le contraire.

Il résulte de l'examen du tableau ci-dessus que les verres convexes amenant une myopie artificielle mesurée par le numéro du verre correspondant à chaque âge, les myopes à ce degré, et avec leur accommodation normale, n'auront besoin de lunettes qu'après l'âge qui correspond à ces numéros. Ainsi, un individu atteint de $M = 1/60$ n'aura besoin de lunettes qu'après 48 ans; un autre, avec $M = 1/18$, après 60 ans; avec $M = 1/10$, après 70 ans. Mais si l'accommodation est diminuée ou que ces individus travaillent sur des objets fins ou délicats, il faudra employer des lunettes convexes un peu plus tôt.

Une faiblesse générale de l'organisme, résultant d'une maladie ou d'une cachexie, un commencement de cataracte, une glaucome simple, sont autant de causes de presbyopie prématurée, et toutes les fois qu'un sujet relativement jeune se plaindra de ne plus voir de près, on devra porter son attention sur les causes que nous venons de signaler et bien examiner l'œil à ce point de vue.

Il est inutile d'ajouter que les verres employés pour la presbytie ne doivent pas servir pour la vision de loin. Leurs axes seront dirigés parallèlement aux lignes visuelles dans la vision de près, c'est-à-dire convergents en avant et inclinés en bas. L'écartement des centres des verres sera très-peu considérable, de manière à ce que la ligne du regard ne traverse que la moitié externe du verre. Cette dernière condition est très-importante, et toutes les personnes qui se servent de semblables lunettes savent l'apprécier. Toutes les montures en ⋈ destinées à porter des verres convexes pour voir de près devraient avoir les anneaux très-rapprochés; mais on peut y remédier très-facilement en décentrant les verres en dedans, ainsi que nous l'avons indiqué dans un autre paragraphe, et utiliser ainsi toutes les montures.

Lorsque l'acuïté visuelle est très-diminuée, que les lettres ou les détails fins échappent à la vue, les lunettes convexes sont parfois insuffisantes, et il convient alors de se servir de loupes à lire (*reading glasses*), qui augmentent l'angle visuel et communiquent aux rayons venant d'un certain point une direction telle qu'ils semblent venir d'un point plus éloigné. Aussi, les myopes ne peuvent-ils se servir de ces verres que quand ils se sont rapprochés de l'objet, en deçà même de leur punctum remotum. L'image virtuelle s'éloigne en même temps que s'accroît la distance qui sépare l'objet du verre. Lorsque cette distance est égale à la distance focale de ce dernier, les rayons semblent venir de l'infini et l'œil doit relâcher complétement son accommodation.

Les loupes destinées à voir, pendant un temps assez court, certains détails, des objets d'art par exemple, peuvent être rondes, achromatiques ou non, et de 15 à 20 centimètres de foyer. Les loupes employées pour la lecture sont souvent coupées en forme de rectangle dont la grande base est parallèle aux lignes d'écriture; mais ces instruments, dès qu'ils atteignent certaines dimensions, ont l'inconvénient de déformer les images périphériques à cause de leur aberration de sphéricité. Il est de beaucoup préférable de leur substituer des verres convexes bicylindriques de même forme, et dont les axes sont placés perpendiculairement l'un à l'autre. L'action dioptrique de ces verres est presque égale à celle des verres sphériques, mais ils présentent, de plus, cet avantage, que le champ de la vision distincte le plus étendu est dans une direction perpendiculaire à l'axe de la surface qui regarde l'œil; de sorte qu'en tournant vers le livre la face de la lentille, dont l'axe est horizontal, on a, pour lire, une image nette s'étendant dans ce sens sur un espace assez étendu qui embrasse un certain nombre de lignes.

On craint quelquefois d'employer des lunettes convexes trop tôt, et on fatigue inutilement ses yeux. Cette croyance populaire, qu'il faut retarder le plus possible l'emploi des lunettes, n'a aucun fondement, et est, au contraire, dangereuse, car elle est cause d'une fatigue immodérée et inutile de l'accommodation, pouvant avoir de fâcheuses conséquences. Quel que soit l'âge du sujet (s'il est hypermétrope, par exemple), on doit employer les verres positifs dès que le besoin s'en fait sentir, pour distinguer nettement, et pendant un temps assez long, les lettres et les petits objets à une distance de 20 à 30 centimètres.

Les personnes qui craignent, en commençant trop tôt, de ne plus trouver de verres assez forts dans la suite, peuvent se rassurer, et, en soulageant leur accommodation au moyen de lunettes convenables, elles n'auront jamais besoin de verres plus forts que les autres et auront l'avantage de voir toujours distinctement.

Quant à la manière dont agissent les lunettes convexes dans la presbyopie, il serait inutile d'en parler plus longuement, après les explications que nous avons déjà données. Qu'il nous suffise de dire que c'est en rapprochant le punctum remotum, c'est-à-dire en produisant une myopie artificielle, qu'elles agissent sur le punctum proximum. Leur action convergente remplace le déficit d'accommodation de l'œil presbyte et en déplace le *parcours* du côté du sujet. Si celui-ci est emmétrope, il voit sans verres, depuis l'infini jusqu'à son punctum proximum absolu p, et depuis le foyer de ses lunettes jusqu'à son punctum proximum relatif p' avec les verres.

Ainsi, dans le tableau (page 438), on voit qu'à quarante-huit ans l'amplitude d'accommodation égale 1/12 ou 3ᴰ. Le sujet voit donc distinctement, sans verres, depuis ∞ jusqu'à 12″ de son œil, ou 0^m,32. S'il se sert de verres de 1/60 ou 0^p,50, son punctum remotum relatif p' sera à 60″, ou 1^m,62, et, en employant toute son accommodation, c'est-à-dire 1/12, ou 3^p, il verra jusqu'à 10″, car

$$\frac{1}{12} + \frac{1}{60} = \frac{1}{10} = 10''$$

ou, en dioptries,

$$3^p + 0^p,50 = 3^p,50 = 0^m,28.$$

Le même raisonnement et les mêmes calculs s'appliqueraient à tous les autres cas; mais, nous le répétons, la presbyopie présente de grandes différences individuelles, et, dans la plupart des cas, tant à cause des occupations spéciales du sujet que de l'amétropie qui peut exister simultanément, le numéro nécessaire n'est pas celui que donne le tableau, et il convient toujours d'examiner, d'abord l'état de la réfraction, puis la distance à laquelle le sujet peut lire ou travailler sans fatigue avec des lunettes. Il faut toujours commencer par des numéros très-faibles, afin que l'accommodation ne perde pas de son énergie par défaut d'usage.

A partir de soixante-dix ou soixante-quinze ans, le punctum proximum est à l'infini (voir fig. 112); mais il s'est développé une légère hypermétropie égale précisément au degré de puissance d'accommodation, qui subsiste encore et qui est employée alors pour percevoir les rayons parallèles. C'est pour cette raison qu'à partir de cet âge il faut des verres dont le foyer ne soit qu'à 7 ou 8 pouces, et qui remplacent presque en entier l'effort d'accommodation nécessaire pour voir à cette distance. Comme il existe un peu d'hypermétropie et que les rayons lumineux partant de points peu éloignés du foyer de la lunette, soit en deçà, soit au delà,

forment sur la rétine de petits cercles de diffusion qui
n'altèrent pas sensiblement la netteté des images, la vision
distincte existe encore dans une étendue de quelques centimètres, bien que nous ne l'ayons pas indiqué dans le tableau.

APPENDICE

DE L'AMAUROSE ET DE L'AMBLYOPIE SIMULÉES

Après avoir décrit les vices de réfraction et les anomalies qui peuvent attendre de l'art un secours utile, il nous semble indispensable d'ajouter quelques mots sur la simulation dans ces sortes d'affection, d'autant plus qu'il n'est même pas nécessaire d'être médecin, et encore moins spécialiste, pour reconnaître la fraude. Il arrive souvent que des individus se disent atteints de cécité complète ou partielle, afin d'avoir les secours de l'assistance publique ou d'entrer dans les établissements hospitaliers. D'autres fois, ce sont des ouvriers victimes d'accidents dans les ateliers ou dans les chemins de fer, qui viennent réclamer de leurs patrons ou des compagnies des indemnités ou des pensions. Enfin, quelquefois, ce sont des conscrits qui cherchent, par ce moyen, à se soustraire au service militaire.

Autant il serait injuste et cruel de ne pas faire droit à ces réclamations lorsqu'elles sont fondées, autant il serait honteux d'être joué par un imposteur, lorsque la science nous fournit des moyens si simples et si sûrs pour reconnaître la simulation.

Il peut se présenter différents cas : 1° le sujet peut se plaindre d'une diminution de la vue ou de l'abolition de la fonction visuelle des deux côtés; 2° il peut n'accuser ces symptômes que d'un seul côté. Examinons chaque cas particulier.

1° Dans toute circonstance il faudra commencer par examiner les yeux à l'éclairage oblique, afin de s'assurer qu'il n'y a rien, dans la cornée ou dans le cristallin, qui puisse intercepter les rayons lumineux. Après cela on procédera à l'examen ophthalmoscopique. Si ces deux modes d'investigation ne donnent qu'un résultat négatif, et que le malade ait intérêt à nous tromper, nous devrons être d'une grande réserve pour nous prononcer, surtout si les commémoratifs ne nous donnent pas à supposer une amblyopie toxique, *sine materia*, comme on l'observe souvent chez ceux qui font abus du tabac ou des alcooliques. Il est rare, du reste, que les sujets accusent une cécité complète. Dans ce cas, il y a plusieurs moyens de reconnaître s'il en est ainsi : le premier, qui est d'un emploi vulgaire, consiste à approcher vivement la main de l'œil du sujet, comme si on voulait le frapper ; s'il voit, il fera involontairement un mouvement d'occlusion des paupières, ou de clignement qui trahira la fraude. Cependant, avec de l'exercice, on peut arriver à conserver aux paupières une immobilité absolue, de sorte que ce moyen est souvent imparfait et insuffisant ; il a toutefois uue certaine valeur surtout à cause de sa simplicité.

Un second moyen consiste à projeter sur l'œil du sujet, enfermé dans la chambre noire, la lumière d'une lampe au moyen d'une lentille convergente de deux ou trois pouces de foyer : si l'iris se contracte, la sensibilité rétinienne est conservée et la vision n'est pas abolie en entier ; si la pupille reste dilatée, il faudra s'assurer que le sujet n'a pas employé d'atropine, et, dans le cas de certitude, on aura de très-grandes présomptions pour croire à la cécité.

Si le sujet ne se plaint que d'une diminution de l'acuïté visuelle, et que l'examen à l'éclairage latéral ou à l'aide de l'ophthalmoscope n'ait rien dévoilé, il faudra l'interroger au point de vue des intoxications, puis procéder à l'examen de l'état de la réfraction, soit au moyen de l'ophthalmoscope à réfraction, si on a assez d'habitude de s'en servir, soit au moyen des verres d'essai, ou de l'optomètre du docteur Badal. Si aucun verre n'améliore la vue et que l'ophthalmoscope ait démontré que l'œil est emmétrope, il sera presque impossible de dire si l'amblyopie est réelle ou simulée; mais, dans tous les cas, il ne faudra jamais se hâter de se prononcer dans un sens ou dans l'autre.

2° Le sujet se plaint de ne voir qu'imparfaitement ou pas du tout d'un côté, la vue étant conservée de l'autre. Ici, nous avons des moyens de contrôle autrement puissants que dans les cas précédents, et il est bien rare qu'on ne découvre pas immédiatement la vérité. Si le sujet accuse une amblyopie qui ne soit pas améliorée par l'emploi des verres concaves, convexes, ou cylindriques, et que n'explique aucune lésion apparente externe ou interne (taies de la cornée, troubles de l'humeur aqueuse, du cristallin ou du corps vitré, hémorrhagies rétiniennes, atrophie du nerf optique, rétinite, etc.), on prendra un carton blanc de stéréoscope sur lequel on disposera, à 3 centimètres environ de la ligne verticale médiane, deux lettres ou des petits morceaux de papier de différentes couleurs, de 1 centimètre de largeur environ, et arrangés comme l'indiquent les figures suivantes :

Le carton n° 1 (fig. 113) devra donner dans le stéréoscope, si la vision binoculaire a lieu, l'aspect que représente le n° 2, les deux lettres étant superposées plus ou moins exactement, selon le degré de convergence du sujet. Si celui-ci dit ne voir qu'une lettre, il sera obligé de la nommer au hasard, aucune raison ne le portant à indiquer l'une plutôt que l'autre, s'il les voit également bien toutes les deux. S'il se plaint d'amblyopie de l'œil droit et qu'il dise voir seulement la lettre B, il se condamnera immédiatement, puisque c'est avec cet œil qu'il voit cette lettre ; s'il dit ne voir que la lettre A, on procédera à la contre-épreuve en retournant le carton, sur l'autre face duquel les lettres seront disposées en sens inverse, c'est-à-dire la lettre A à droite et en haut, la lettre B à gauche et en bas. La fusion des deux images dans le stéréoscope donnera la

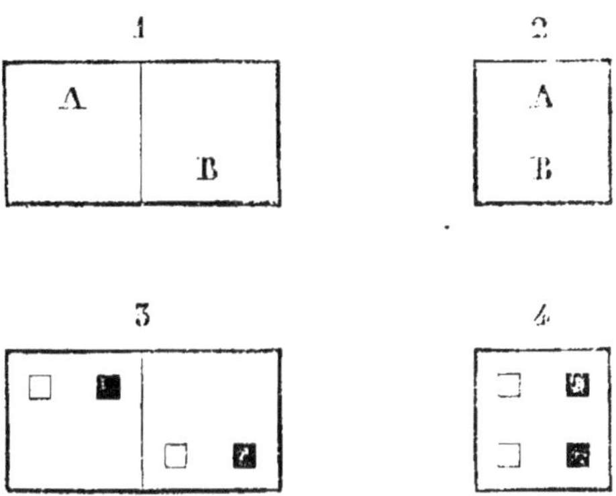

Fig. 113.

même disposition que précédemment, et si le malade persiste dans sa première affirmation, la simulation sera découverte, attendu que maintenant, c'est avec l'œil droit qu'il voit la lettre A. Cette expérience donnera toujours une certitude absolue, mais on peut encore la varier en remplaçant le carton précédent par un autre sur lequel seront disposés, à 3 centimètres du centre, de petits carrés de papier comme l'indique le n° 3 (fig. 113), les carrés blancs de la figure étant rouges et les noirs étant bleus, par exemple. L'image stéréoscopique sera celle que représente le n° 4, pour celui qui aura la vision binoculaire, tandis qu'elle sera formée d'un carré bleu et d'un carré rouge, comme cela est figuré à droite ou à gauche du carton n° 3, suivant que le sujet ne verra qu'avec l'œil droit ou avec l'œil gauche. Comme rien ne lui indique le stratagème, il sera porté, naturellement, à dire qu'il voit deux points super-posés, deux rouges s'il se plaint de l'œil droit, deux bleus s'il se plaint de l'œil gauche. Une telle réponse suffirait pour découvrir la simulation, attendu qu'avec un seul œil il ne peut voir à la fois deux points rouges ou deux points bleus. S'il a répondu d'une manière exacte, on peut varier l'expérience, comme précédemment, en renversant la position des petits carrés colorés, de manière à ce qu'ils donnent toujours la même image, tout en étant disposés comme dans la figure 114, n°s 1 et 3.

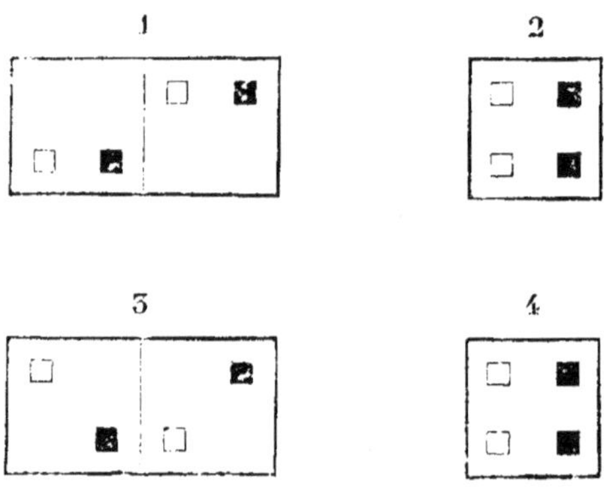

Fig. 114.

L'expérience que nous venons de signaler a sur toutes les autres l'avantage d'une grande simplicité, en même temps qu'elle donne une certitude absolue. Le stéréoscope, que l'on fabrique aujourd'hui à vil prix, se trouve entre les mains de tout le monde et rien n'est plus facile que de faire soi-même les cartons, dont on peut varier la disposition presque indéfiniment.

Un autre procédé, également fort simple pour découvrir l'amblyopie monoculaire, consiste à présenter inopinément au malade, devant l'œil sain duquel on aura placé un prisme de 10°, avec la base tournée en haut ou en bas, un carton sur lequel sera représentée la figure 115. Si la vision binoculaire existe, le sujet verra deux points disposés sur la même ligne verticale, et se trahira s'il les accuse; s'il dit n'en voir qu'un, on mettra dans une monture de lunettes, d'un côté un verre rouge foncé, de l'autre un prisme de 10 à 12 degrés, la base tournée en haut et en dehors, et on fera fixer une bougie placée à un mètre de distance. Si la fonction binoculaire existe, le sujet verra deux bougies, une rouge et une blanche; s'il n'en accuse qu'une, ce sera presque toujours celle du côté de l'œil sain, et qu'il croira voir avec cet œil; mais, ici, la diplopie étant croisée, il sera induit en erreur, et une telle réponse fera découvrir la fraude.

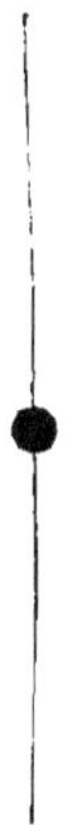

Il est bon d'ajouter, toutefois, qu'une diminution même assez sensible de l'acuïté visuelle d'un côté, est très-difficile à démontrer, et que le médecin sera, le plus souvent, obligé de croire le malade sur parole, à moins que ses réponses contradictoires n'aient inspiré un doute suffisamment justifié; aussi, pour les cas d'amblyopie monolatérale partielle, les expériences dont nous venons de parler sont très-peu probantes, et ce n'est que l'ensemble des réponses du sujet qui peut former l'opinion du médecin.

Fig. 115.

Si la vue est complétement abolie d'un côté, cela sera beaucoup plus facile à démontrer et, dans ce cas, l'expérience avec le stéréoscope sera décisive. Cependant, il est d'autres moyens qu'il faut connaître et que nous allons exposer. En premier lieu, l'expérience avec le prisme, de la même manière que précédemment, puis la projection, sur l'œil amaurotique, d'un faisceau lumineux, l'autre étant caché avec la main. Si la pupille se contracte, c'est que la rétine est sensible; si elle ne se contracte pas, c'est que l'œil ne voit pas ou que le sujet se sera administré de l'atropine. Pour distinguer s'il en est ainsi, on projettera sur l'œil supposé atteint de cécité un faisceau lumineux et on examinera ce qui se passe sur l'autre, garanti de la lumière par un écran ou par la main. Si le premier voit, l'excitation lumineuse de la rétine amènera, par sympathie, la contraction de l'iris du second, malgré l'immobilité de la pupille du premier, et la fraude sera ainsi découverte; si, au contraire, la pupille du second reste immobile, il y aura tout lieu de croire à la cécité absolue du premier.

Un dernier moyen, que nous devons signaler pour reconnaître l'amaurose monolatérale simulée, c'est l'emploi du miroir trompeur du docteur Flees, modifié ou non. Cet appareil, tel qu'on le construit habituellement, se compose d'une petite caisse carrée ou rectangulaire, de 12 centimètres de largeur sur 3 d'épaisseur, et dont la figure 116 re-

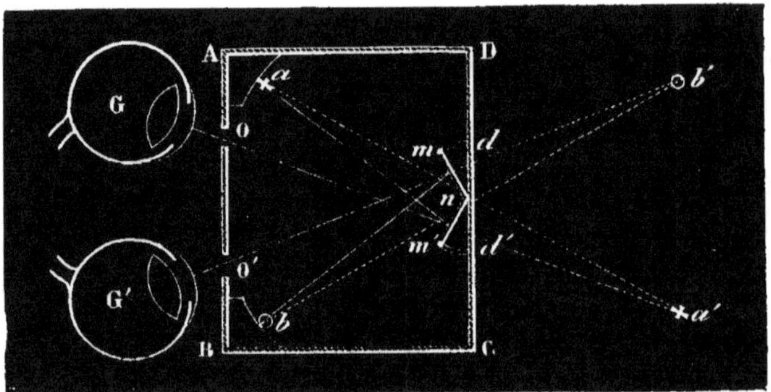

Fig. 116.

présente la coupe horizontale à l'échelle de 1/4. La paroi antérieure HB est percée de deux ouvertures O, O' éloignées de 6 centimètres l'une de l'autre et par lesquelles regarde le sujet en expérience. La paroi postérieure CD porte à sa partie médiane deux petits miroirs plans $m\,n$, $m'\,n$, formant entre eux un angle de 120°, et sur esquels viennent se réfléchir les images d'une petite croix a et d'un petit cercle b dessinés en blanc sur un carré noir placé verticalement dans les angles rentrants A et B de la boîte,

dont l'intérieur est peint également en noir et le couvercle
muni d'un verre dépoli. Si l'observateur applique ses yeux
aux ouvertures O et O', que se passe-t-il? L'image de la croix
a se réfléchit sur le miroir *m' n* et revient dans l'œil G suivant *n* O, de sorte que l'image virtuelle de *a* se produit en
a, co'mme l'indique la construction. L'image du cercle *b*
subit la même réflexion sur le miroir *m n* et donne en *b'*
l'image virtuelle du point *b*. Le sujet *se figure* voir la croix
qui est à droite avec son œil droit, et le cercle qui est à
gauche avec son œil gauche, de sorte que, s'il veut faire
croire qu'il ne voit pas avec l'œil droit, il dira qu'il ne voit que
le cercle; s'il veut simuler l'amaurose de l'œil gauche, il
accusera seulement la présence de la croix, et, dans les deux
cas, la simulation sera absolument démontrée.

Il peut arriver que le sujet connaisse l'appareil et donne
des réponses en rapport avec ses premières assertions. C'est
pour obvier à cette possibilité d'erreur que nous avons eu
l'idée de modifier l'instrument de la manière suivante : nous
avons fait disposer les miroirs dans une monture en cuivre
en forme de charnière mobile autour du point *n*, c'est-à-dire
perpendiculairement à l'épaisseur de la boîte et suivant la
direction de l'arête de l'angle dièdre *m n m'*. Les miroirs
peuvent se mouvoir de *m* en *d* et de *m'* en *d'*, au moyen de
petits boutons fixés à leurs angles externes et dont le collet
passe dans les rainures *m d, m' d'*, pratiquées sur le couvercle et le fond de la boîte. Si, le miroir *m n* restant
incliné de 30° sur le fond CD, on fait mouvoir le second
de manière à le rapprocher de *d'*, l'image du cercle *b* viendra
toujours se peindre dans l'œil G', mais l'image de *a* ne sera
plus perçue par l'œil G et viendra aussi se peindre dans l'œil
G', qui percevra les deux images s'il voit, et aucune s'il est
amaurotique; de sorte que si le sujet répond alors qu'il ne
voit qu'une image, que ce soit le cercle ou la croix, la
simulation sera également manifeste. On peut répéter la

même expérience pour l'œil gauche. De plus, les mouvements combinés des deux miroirs produisent des effets tellement variés qu'il est impossible de savoir quelles sont les images perçues par un œil ou par l'autre, si on ne ferme pas l'un des deux. Cet appareil ainsi modifié permettra donc de reconnaître, d'une façon absolue, si l'amaurose existe ou non. Dans son application, comme dans celle des divers appareils dont nous avons parlé précédemment, il faudra bien s'assurer que le malade regarde bien avec les deux yeux, car, ne fermât-il qu'un seul instant l'œil déclaré amaurotique, que cela suffirait pour donner ensuite une réponse en rapport avec l'infirmité déclarée. Il faut aussi que la vision binoculaire existe, car dans le strabisme, par exemple, le sujet regardera tantôt avec un œil, tantôt avec l'autre, et pourra ainsi parfaitement faire abstraction des images perçues par l'œil déclaré atteint de cécité et induire en erreur le médecin. Du reste, ces cas sont rares, car le malade porteur d'un strabisme aura rarement besoin de simuler une amaurose.

FIN.

TABLE DES MATIÈRES

LIVRE II.

LIVRE III.

ACCOMMODATION.

LIVRE IV.

OPTOMÉTRIE.

LIVRE V.

ANOMALIES DE LA RÉFRACTON ET DE L'ACCOMMODATION.

FIN DE LA TABLE DES MATIÈRES.

TABLE ALPHABÉTIQUE

A

FIN DE LA TABLE ALPHABÉTIQUE.

PARIS. — IMPRIMERIE DE E. MARTINET, RUE MIGNON, 2

DU MÊME AUTEUR

Tratado elemental de Oftalmoscopia, Optometria y Refraccion ocular, por Enrique ARMAIGNAC. Vertido al castellano, por el Dr RODOLFO DEL CASTILLO Y QUARTIELLERZ. — Barcelona...................................... **6f**

De la Greffe animale et de son application à la chirurgie oculaire. 1 vol. de 160 p., avec planches. — A. DELAHAYE, Paris 1876.. **3f**

Revue Clinique d'Oculistique 1880-87. 7 vol. gr. in-8º, avec planches et figures intercalées dans le texte, comprenant ensemble plus de 2000 pages. — O. DOIN, éditeur............. **25f**

Mémoires et Observations d'Ophthalmologie pratique. 1 vol. gr. in-8º, 560 p., avec figures et planches chromolithographiques. Paris, 1889. — F. ALCAN, éditeur............ **12f**